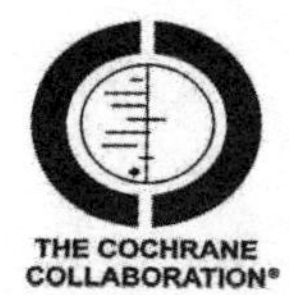


常见疾病最新诊治指南解读丛书

总主编◎ 吴尚洁

# 呼吸系统常见疾病最新诊治指南解读

HUXI XITONG CHANGJIAN JIBING ZUIXIN ZHENZHI ZHINAN JIEDU

主编◎ 罗 红 吴尚洁

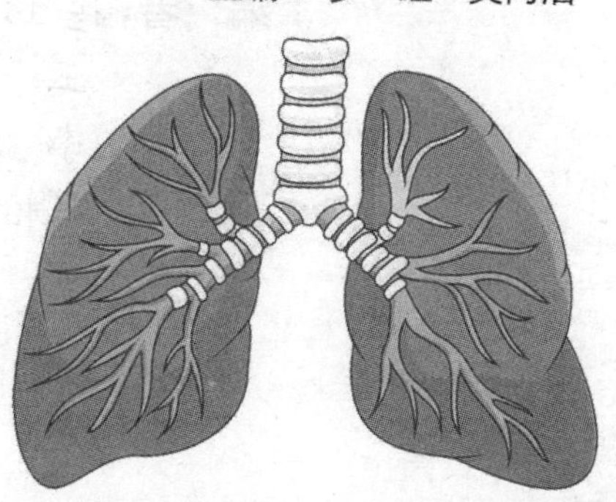

中南大學出版社
www.csupress.com.cn

## 《呼吸系统常见疾病最新诊治指南解读》
## 编写人员名单


**主　编**　罗　红　吴尚洁

**副主编**　张　艳　郭　婷　雷　思

**编　者**（按姓氏笔划排序）

王　桥　许念茹　吴尚洁

李　城　何龙培　张　艳

张怡清　肖小翠　杨　耸

罗　红　罗细红　金　岚

袁　玉　柳　律　郭　婷

唐豆豆　雷　思

# 出版说明

由于医疗资源的不平衡，我国基层临床医生医学知识的更新频率低，获取信息的渠道少，导致目前基层医生对于常见疾病的诊疗欠规范，对于罕见疾病的诊疗更加陌生。尤其是相比于大型教学医院，中、小型医院以及专科医院发展不足。因此，提高基层医生、全科医生对于专科疾病的诊治水平，加强临床工作者执业继续教育迫在眉睫。

全国或全球通用的《临床常见疾病诊治指南》(以下简称指南)是政府机构或学术组织形成的医疗文件，这些医疗文件是以循证医学为基础，规范化与个体化医疗相结合所形成的指南及专家共识，是规范行医、提高医疗质量、临床工作者决策的指南针。临床医生学会解读指南、科学应用指南，是目前提高我国基层医院医疗诊治水平的关键一步；这一执业继续教育工作，也是隶属于湖南省卫计委的学术组织“湖南省循证医学中心”的责任和义务。

基于此，湖南省循证医学中心将携手省内外临床学科专家，编写了临床各专业《常见疾病最新诊治指南解读丛书》，并将之推广普及到基层医院，为我省基层医生、全科医生送去执业继续教育的方法和规范行医的锦囊。

本套丛书中归纳了各种疾病的分类，出版时我们对大多数诊治指南中出现的推荐分类做了以下说明：①Ⅰ类：已经证实和(或)一致公认有益、有用和(或)有效的操作和治疗；②Ⅱ类：有用性和(或)有效性的证据相矛盾或存在不同观点的操作和治疗；③Ⅲ类：有关证据/观点倾向于有用和(或)有效；④ⅡB类：有关证据/观点不能充分说明有用和(或)有效；⑤Ⅲ类：已证实和一致公认无和(或)无效，并对有些病例可能是有害的操作和治疗。

推荐的证据级别：①A级：证据资料来源于多个随机的临床试验，并包含大量病例；②B级：资料来源于资料有限的试验，且所包含的病例数相对较少，或来源于设计合理的非随机试验的资料分析或者是观察性注册资料；③C级：以专家们的一致意见作为建议的主要依据。为了避免重复，本书所列出指南中的推荐分类和证据均是基于上述原则。

由于各种疾病的自身特点，以及不同指南格式并不完全一样，所以其解读的方式也不尽相同。此外，作者对指南的理解程度和角度也存在差别，所以书中的解读内容很可能是不全面的，错误之处也会在所难免，敬请广大读者提出宝贵意见或建议。

湖南省循证医学中心

2016年10月

# 前 言

近年来，呼吸系统疾病日益引起关注，尤其是慢性呼吸系统疾病，其患病率、致残率高，病症负担沉重，死亡率高达68/10万人，已成为我国突出的公共卫生问题之一。由于人口老龄化、吸烟、空气污染、新病原与耐药原等问题的长期存在，慢性呼吸系统疾病的防治形势已非常严峻。

在第十六次全国呼吸病学学术会议上，提出了以“携手基层医生，推动呼吸疾病防治”为主题，成立了中国基层呼吸疾病防治联盟。

基于此，我们将率先联合呼吸学科专家编写《呼吸系统常见疾病最新诊治指南解读》，本书将深入解读呼吸系统疾病最新指南，详述该类疾病国际、国内最新标准化诊疗方案，重点突出临床实用性，可供广大基层医生、全科医生、医学研究生、进修医生掌握指南和科学应用指南，本书尤其适合呼吸专科及大内科临床医生进行继续学习和作为临床指导参考。

罗红　吴尚洁

2016年12月

# 目　录

# 第一章　慢性阻塞性肺疾病诊治指南解读

慢性阻塞性肺疾病(chronic obstructive pulmonary disease, COPD),简称慢阻肺,是一种严重危害人类健康的常见病、多发病,是全世界范围内发病率和死亡率最高的疾病之一,严重影响患者的生命质量,并给患者及其家庭以及社会带来沉重的经济负担。为了规范慢阻肺的诊治,保证医疗质量,提高临床工作水平,从而更有效地减轻患者的病痛,提高生命质量,降低病死率,减轻疾病负担,中华医学会呼吸病学分会制定并多次修订了《慢性阻塞性肺疾病诊治指南(2013 年修订版)》《慢性阻塞性肺疾病急性加重(AECOPD)诊治中国专家共识(2014 年修订版)》以及《无创正压通气临床应用专家共识》等。本章以国内最新相关指南共识为基础,并结合 2015 年、2016 年慢性阻塞性肺疾病全球倡议(global initiative for chronic obstructive lung disease, GOLD)更新[1][2],对慢阻肺的诊断、处理和预防作详细的阐述。

## 第一节　指南要点

### 一、定义

慢阻肺是一种以持续气流受限为特征的可以预防和治疗的疾病,其气流受限多呈进行性发展,与气道和肺组织对烟草烟雾等有害气体或有害颗粒的慢性炎症反应增强有关。慢阻肺主要累及肺脏，但也可引起全身（或称肺外）的不良效应。慢阻肺可存在多种合并症。肺功能检查对确定气流受限有重要意义，在吸入支气管舒张药后，1 秒钟用力呼气量（$FEV_1$）与最大肺活量（FVC）< 70% 表明存在持续气流受限。

慢性支气管炎是指在除外慢性咳嗽的其他已知原因后，患者每年咳嗽、咳痰 3 个月以上，并连续 2 年以上者。

## 二、流行病学

我国对 7 个地区 20245 名成年人进行调查，结果显示 40 岁以上人群中慢阻肺的患病率高达 8.2%。据全球疾病负担研究项目（the global burden of disease study）估计，2020 年慢阻肺将位居全球死亡原因的第 3 位。世界银行和世界卫生组织的资料表明，至 2020 年，慢阻肺将位居世界疾病经济负担的第 5 位。

## 三、发病机制

慢阻肺的发病机制尚未完全明了。目前认为其发病机制包括：肺内氧化应激、蛋白酶和抗蛋白酶失衡、肺部炎症反应以及自主神经系统功能紊乱，等。

## 四、病理学表现

慢阻肺特征性的病理学改变存在于气道、肺实质和肺血管。

（1）在中央气道，黏液分泌增加；在外周气道内，气道壁结构重塑，气道狭窄，引起固定性气道阻塞。

（2）肺实质破坏表现为小叶中央型肺气肿，涉及呼吸性细支气管的扩张和破坏。

（3）肺血管改变以血管壁增厚为特征，内膜增厚是最早的结构改变。

## 五、病理生理学改变

慢阻肺特征性病理生理学改变，包括黏液高分泌、纤毛功能失调、小气道炎症、纤维化及管腔内渗出、气流受限和气体陷闭引起的肺过度充气、气体交换异常、肺动脉高压和肺心病，以及全身的不良效应。

## 六、危险因素

引起慢阻肺的危险因素包括个体易感因素和环境因素，其中环境因素包括：①吸烟，吸烟是慢阻肺最重要的环境发病因素，是世界范围内引起慢阻肺最常见的危险因素；②空气污染；③职业性粉尘和化学物质；④生物燃料烟雾；⑤感染；⑥社会经济地位，等。

## 七、临床表现

(1)症状：慢阻肺的特征性症状是慢性和进行性加重的呼吸困难，咳嗽和咳痰。慢性咳嗽和咳痰常先于气流受限多年而存在，然而有些患者也可以无慢性咳嗽和咳痰的症状。

(2)病史：包括危险因素、既往史、家族史、发病年龄和好发季节、合并症、慢性肺源性心脏病史等。

(3)体征：慢阻肺的早期体征可不明显。随着疾病进展，常出现以下体征：胸廓形态异常、呼吸浅快、辅助呼吸肌参与呼吸运动、胸腹矛盾运动、黏膜和皮肤发绀、下肢水肿、肝脏增大、肝下界降低，肺叩诊可呈过清音，双肺呼吸音可减低、呼气延长、平静呼吸时可闻及干性啰音，双肺底或其他肺野可闻及湿啰音。

## 八、实验室及辅助检查

(1)肺功能检查：肺功能是临床诊断的金标准，吸入支气管舒张药后，$FEV_1/FVC<70\%$，即为持续性气流受限。

(2)胸部X线检查：X线检查对确定肺部并发症及与其他疾病(如肺间质纤维化、肺结核等)鉴别具有重要意义。

(3)胸部CT检查：CT检查一般不作为常规检查，但是在鉴别诊断时，CT检查有益。

(4)手指脉血氧饱和度($SPO_2$)监测和血气分析。

(5)其他实验室检查：如血常规、痰涂片、痰培养。

## 九、诊断与鉴别诊断

(1)诊断：慢阻肺的诊断应根据临床表现、危险因素接触史、体征及实验室检查等资料综合分析确定。任何有呼吸困难、慢性咳嗽或咳痰，且有暴露于危险因素病史的患者，临床上需要考虑慢阻肺的诊断。肺功能是临床诊断的金标准：吸入支气管舒张药后，$FEV_1/FVC<70\%$，即为持续性气流受限。

(2)鉴别诊断：慢阻肺应与哮喘、支气管扩张症、充血性心力衰竭、肺结核和弥漫性泛P9细支气管炎等疾病相鉴别，尤其要注意与哮喘进行鉴别。

## 十、慢阻肺的评估

慢阻肺评估是根据患者的临床症状、急性加重风险、气流受限的程度(肺功能检查)及合并症情况进行综合评估，其目的是确定疾病的严重程度，包括气流受限的严重程度，患者的健康状况和未来急性加重的风险程度，最终目的是指导治疗。

## 十一、慢阻肺稳定期的管理

### 1. 教育与管理

教育与管理主要内容包括：①教育与督促患者戒烟；②使患者了解慢阻肺的病理生理与临床基础知识；③掌握一般和某些特

殊的管理方法；④学会自我控制病情的技巧，如腹式呼吸及缩唇呼吸锻炼等；⑤了解赴医院就诊的时机；⑥社区医生定期随访管理。

2. 控制职业性或环境污染

避免或防止吸入粉尘、烟雾及有害气体。

3. 药物治疗

(1)支气管舒张药：主要的支气管舒张药有 $\beta_2$ 受体激动药、抗胆碱药及甲基黄嘌呤类，根据药物作用及患者的治疗反应选用。

(2)糖皮质激素：慢阻肺稳定期长期应用吸入糖皮质激素治疗并不能阻止其 $FEV_1$ 的降低趋势。不推荐对慢阻肺患者采用单一吸入糖皮质激素治疗，建议联合使用吸入糖皮质激素和长效 $\beta_2$ 受体激动药治疗。目前吸入糖皮质激素和长效 $\beta_2$ 受体激动药的联合制剂有：氟地卡松与沙美特罗、布地奈德与福莫特罗等。在吸入糖皮质激素联合长效 $\beta_2$ 受体激动药的基础上，加用噻托溴铵可以使患者额外获益。

(3)磷酸二酯酶-4(PDE-4)抑制药：PDE-4 抑制药的主要作用是通过抑制细胞内环腺苷酸降解来减轻炎症。该类药物中罗氟司特(roflumilast)已在某些国家被批准使用，每日 1 次口服罗氟司特虽无直接舒张支气管的作用，但能够改善应用沙美特罗或噻托溴铵治疗患者的 $FEV_1$，并减少急性发作次数。

(4)其他药物：①祛痰药(黏液溶解剂)；②抗氧化药，如 N-乙酰半胱氨酸、羧甲司坦等；③免疫调节剂；④疫苗：流行性感冒(流感)疫苗，其有灭活疫苗和减毒活疫苗两种；⑤中医药治疗等。

4. 氧疗

长期氧疗的指征如下：①动脉氧分压($PaO_2$)≤7.3 kPa(55 mmHg)或者动脉血氧饱和度($SaO_2$)≤88%，伴有或不伴有在 3

周时间内至少发生两次的高碳酸血症；② $PaO_2$ 在 7.3 kPa 和 8.0 kPa(60 mmHg)之间，或者动脉血氧饱和度($SaO_2$)≤88%；合并有肺动脉高压，提示充血性心力衰竭的外周水肿或者红细胞增多症(血细胞比容>55%)的证据。

5. 无创通气支持

无创通气可以改善生存率但不能改善生命质量，其联合长期氧疗对某些患者或许有一定益处。

6. 康复治疗

康复治疗包括呼吸生理治疗、肌肉训练、营养支持、精神治疗和教育等多方面措施。

7. 外科治疗

外科治疗包括肺大疱切除术、肺减容术、支气管镜肺减容术、肺移植术等。

## 十二、慢阻肺急性加重期的管理

1. 慢阻肺急性加重的原因

慢阻肺急性加重可由多种原因所致，最常见的有气管、支气管感染，主要为病毒、细菌感染。环境、理化因素改变，稳定期治疗不规范等均可导致急性加重。

2. 慢阻肺急性加重的诊断和严重程度评价

慢阻肺急性加重的诊断主要依靠患者急性起病的临床过程，其特征是呼吸系统症状恶化超出日间的变异，并由此需要改变其药物治疗。主要表现有气促加重，常伴有喘息、胸闷、咳嗽加剧、痰量增加、痰液颜色和(或)黏度改变及发热等。

慢阻肺急性加重的评价基于患者的病史、反映严重程度的体征及实验室检查。

3. 慢阻肺急性加重的分级治疗

根据慢阻肺急性加重和(或)伴随疾病的严重程度，患者可以院外治疗、普通病房住院治疗和入住 ICU 治疗。

4. 慢阻肺急性加重的治疗

(1)控制性氧疗。

(2)支气管舒张药：单一吸入短效 $\beta_2$ 受体激动药，或短效 $\beta_2$ 受体激动药和短效抗胆碱能药物联合吸入，通常在慢阻肺急性加重时为优先选择的支气管扩张药。

(3)糖皮质激素：住院的慢阻肺急性加重患者宜在应用支气管舒张药基础上，口服或静脉滴注糖皮质激素，推荐剂量为：泼尼松 40 mg/d，疗程 5 天。

(4)抗菌药物：目前推荐抗菌药物治疗的指征：①呼吸困难加重、痰量增加和脓性痰是 3 个必要症状；②脓性痰在内的 2 个必要症状；③需要有创或无创机械通气治疗。3 种临床表现出现 2 种加重但无痰液脓性变或者只有 1 种临床表现加重的慢阻肺急性加重，一般不建议应用抗菌药物。

(5)抗病毒治疗：目前不推荐应用抗病毒药物治疗慢阻肺急性加重。

(6)呼吸兴奋药：目前慢阻肺急性加重患者发生呼吸衰竭时不推荐使用呼吸兴奋药。

(7)机械通气：可通过无创或有创方式实施机械通气，具体应用指征见表 1－1、表 1－2。

(8)辅助治疗：维持液体和电解质平衡；注意营养支持；注意痰液引流；识别及治疗合并症及并发症等。

(9)姑息治疗、终末期护理和临终关怀。

5. 慢阻肺急性加重并发症的处理

(1)慢阻肺急性加重并发心力衰竭：慢阻肺急性加重并发右心衰竭时，有效地控制呼吸道感染，应用支气管扩张药，改善缺氧和高碳酸血症，再配合适当应用利尿药，即可控制右心衰竭，通常无需使用强心药。

(2)慢阻肺急性加重并发心律失常：慢阻肺急性加重患者出现心律失常，主要治疗方法是识别和治疗引起心律紊乱的代谢原因，如低氧血症、低钾血症、低镁血症、呼吸性酸中毒或碱中毒，以及治疗原发病。一般避免使用β受体阻滞药，因其能损害肺通气功能，但可应用选择性 $\beta_1$ 受体阻滞药治疗，如美托洛尔(metoprolol)或比索洛尔(bisoprolol)，这些药物在特定情况下使用是安全的。

(3)慢阻肺急性加重并发肺栓塞：慢阻肺急性加重并发肺栓塞的诊断和治疗是临床工作中的难题，其诊断往往被延误，而且并发存在的肺栓塞常常为致死性的。如果高度怀疑慢阻肺急性加重并发肺栓塞，临床上需同时处理慢阻肺急性加重和肺栓塞。

6. 慢阻肺急性加重的预防

慢阻肺急性加重通常是可以预防的。戒烟、流感疫苗接种和肺炎球菌疫苗接种、掌握药物吸入技术等治疗的相关知识，长效支气管扩张药治疗联合或不联合吸入糖皮质激素，应用磷酸二酯酶-4抑制药，均可减少慢阻肺急性加重的发生和住院次数。

## 十三、慢阻肺与合并症

慢阻肺常与其他疾病并存(合并症)，合并症会对慢阻肺的预后产生重大影响。最常见的是心血管疾病(包括缺血性心脏病、心力衰竭、心房颤动、高血压等)、抑郁和骨质疏松等，这些合并症可发生在轻度、中度、重度及严重气流受限的患者中。治疗合并症应依据各种疾病指南，治疗方法与未合并慢阻肺者相同，总体来说，合并症的存在不应改变慢阻肺的治疗，而合并症治疗也不应受到慢阻肺的影响。

## 第二节　指南解读

### 一、定义

（一）指南要点

慢阻肺是一种以持续气流受限为特征的可以预防和治疗的疾病，其气流受限多呈进行性发展，与气道和肺组织对烟草烟雾等有害气体或有害颗粒的慢性炎症反应增强有关。慢阻肺主要累及肺脏，但也可引起全身（或称肺外）的不良效应。慢阻肺可存在多种合并症。肺功能检查对确定气流受限有重要意义，在吸入支气管舒张药后，$FEV_1/FVC<70\%$ 表明存在持续气流受限。

慢性支气管炎是指在除外慢性咳嗽的其他已知原因后，患者每年咳嗽、咳痰 3 个月以上，并连续 2 年以上者。

（二）指南解读

慢阻肺是一种可以预防和治疗的疾病。其气流受限以持续性为特征，呈进行性发展，目前通过肺功能来确定，在吸入支气管舒张药后，$FEV_1/FVC<70\%$ 表明存在持续气流受限。慢阻肺是一种全身性疾病，主要累及肺脏，与气道和肺脏对有毒颗粒或气体的慢性炎性反应增强有关，急性加重和并发症影响着疾病的严重程度和对个体的预后。慢阻肺可存在多种合并症。一些已知病因或具有特征性病理表现的气流受限疾病，如支气管扩张症、肺结核、弥漫性泛细支气管炎和闭塞性细支气管炎等均不属于慢阻肺。

慢阻肺与慢性支气管炎和肺气肿密切相关。通常慢性支气管炎是指在除外慢性咳嗽的其他已知原因后，患者每年咳嗽、咳痰 3 个月以上，并连续 2 年以上者。肺气肿则是指肺部终末细支气管远端气腔出现异常持久的扩张，并伴有肺泡壁和细支气管破坏而无明显的肺纤维化。当慢性支气管炎和肺气肿患者的肺功能检查出现持续气流受限时，则能诊断为慢阻肺；如患者仅有“慢性支气管炎”和(或)“肺气肿”，而无持续气流受限，则不能诊断为慢阻肺。所以，慢阻肺并非慢性支气管炎和肺气肿的结合，需排除以可逆性气流受限为特征的哮喘。

虽然支气管哮喘(简称哮喘)与慢阻肺都是慢性气道炎症性疾病，但两者的发病机制不同，临床表现及对治疗的反应性也有明显差别。大多数哮喘患者的气流受限具有显著的可逆性，这是其不同于慢阻肺的一个关键特征。但是，部分哮喘患者随着病程延长，可出现较明显的气道重塑，导致气流受限的可逆性明显减小，临床很难与慢阻肺相鉴别。慢阻肺和哮喘可以发生于同一位患者，且由于两者都是常见病、多发病，这种发病概率并不低。

## 二、流行病学

### (一)指南要点

我国对 7 个地区 20245 名成年人进行调查，结果显示 40 岁以上人群中慢阻肺的患病率高达 8.2%。据全球疾病负担研究项目(the global burden of disease study)估计，2020 年慢阻肺将位居全球死亡原因的第 3 位。世界银行和世界卫生组织的资料表明，至 2020 年，慢阻肺将位居世界疾病经济负担的第 5 位。

### (二)指南解读

总的来说，我国慢阻肺的患病率男性人群显著高于女性人群，农村地区高于城市地区。各地区所报告的慢阻肺患病率存在较大差异，目前我国全人群慢阻肺的患病率约为 2.9%[3]，我国北部及中部地区农村 102230 名成年人的调查发现我国 15 岁以上人群慢阻肺患病人数约为 2500 万[4]。2012 年对湖南城乡的 8269 名调查对象的调查显示，农村慢阻肺患病率为 5.3%[5]。2013 年对上海市嘉定区的调查发现，高危人群的慢阻肺患病率达

11%[6]。2007 年我国七省(市)(北京、上海、广东、辽宁、天津、重庆和陕西)40 岁以上人群慢阻肺的患病率为 8.2%，其中男性为 12.4%，女性为 5.1%，且各地患病率存在差异，最高达 13.7%，最低为 3.9%[7]。刘朔等[8]对辽宁省大棚作业农民调查发现，慢阻肺的患病率为 17.5%，其中男性为 18.1%，女性为 16.9%，患病率男性高于女性。大棚作业等特殊职业人群的患病率高于我国七省市 40 岁以上普通人群的患病率。洪秀琴等[5]对湖南部分地区居民调查发现，慢阻肺的总患病率为 5.06%，其中男性(7.6%)高于女性(2.6%)，农村地区(5.3%)高于城市地区(4.8%)，其中有咳嗽、咳痰症状者占 78.7%。

许多慢阻肺患者甚至在严重致残致死后，诊断尚不明确[9]。2013 年卫生部发布的《中国卫生统计年鉴》中，2012 年呼吸系统疾病(主要是慢阻肺)位居城市人口死亡原因第 4 位，农村人口死亡原因第 4 位[10]。现阶段我国慢阻肺的死亡率仍有逐年上升趋势，但目前我国尚缺乏较全面的慢阻肺死因分析资料，总体死亡率男性高于女性，农村高于城市。

世界各地慢阻肺的患病率、死亡率等情况各不相同。

## 三、发病机制

### (一)指南要点

慢阻肺的发病机制尚未完全明了。目前认为，其发病机制包括：肺内氧化应激、蛋白酶和抗蛋白酶失衡、肺部炎症反应以及自主神经系统功能紊乱等。

### (二)指南解读

慢阻肺的发病机制尚未完全明了，吸入有害颗粒或气体可引起肺内氧化应激、蛋白酶和抗蛋白酶失衡及肺部炎症反应。慢阻肺患者肺内炎症细胞以肺泡巨噬细胞、中性粒细胞和 $CD_8^+$ T 细胞为主，激活的炎症细胞释放多种炎性介质，包括白三烯 $B_4$、

IL－8、肿瘤坏死因子－α(TNF－α)等，这些炎性介质能够破坏肺的结构和(或)促进中性粒细胞炎症反应。自主神经系统功能紊乱(如胆碱能神经受体分布异常)等也在慢阻肺的发病中起重要作用。

## 四、病理学表现

(一)指南要点

慢阻肺特征性的病理学改变存在于气道、肺实质和肺血管。

(1)在中央气道，黏液分泌增加。在外周气道内，气道壁结构重塑，气道狭窄，引起固定性气道阻塞。

(2)肺实质破坏表现为小叶中央型肺气肿，涉及呼吸性细支气管的扩张和破坏。

(3)肺血管改变以血管壁增厚为特征，内膜增厚是最早的结构改变。

(二)指南解读

(1)慢阻肺特征性的病理学改变存在于气道、肺实质和肺血管。在中央气道，炎症细胞浸润表层上皮，黏液分泌腺增大和杯状细胞增多使黏液分泌增加。在外周气道内，慢性炎症反应导致气道壁损伤和修复的过程反复发生。修复过程导致气道壁结构重塑，胶原含量增加及瘢痕组织形成，这些病理改变造成气道狭窄，引起固定性气道阻塞。

(2)慢阻肺患者典型的肺实质破坏表现为小叶中央型肺气肿，涉及呼吸性细支气管的扩张和破坏。病情较轻时这些破坏常发生于肺的上部区域，但随着病情的发展，可弥漫分布于全肺并破坏毛细血管床。

(3)慢阻肺的肺血管改变以血管壁增厚为特征，内膜增厚是最早的结构改变，接着出现平滑肌增加和血管壁炎症细胞浸润。慢阻肺加重时，平滑肌细胞增生肥大、蛋白多糖和胶原的增多进一步使血管壁增厚。慢阻肺晚期继发肺心病时，部分患者可见多发性肺细小动脉原位血栓形成。

## 五、病理生理学改变

（一）指南要点

慢阻肺特征性病理生理学改变，包括黏液高分泌、纤毛功能失调、小气道炎症、纤维化及管腔内渗出、气流受限和气体陷闭引起的肺过度充气、气体交换异常、肺动脉高压和肺心病，以及全身的不良效应。

（二）指南解读

在慢阻肺的肺部病理学改变基础上，出现相应的慢阻肺特征性病理生理学改变，包括黏液高分泌、纤毛功能失调、小气道炎症、纤维化及管腔内渗出、气流受限和气体陷闭引起的肺过度充气、气体交换异常、肺动脉高压和肺心病，以及全身的不良效应。黏液高分泌和纤毛功能失调导致慢性咳嗽和多痰，这些症状可出现在其他症状和病理生理异常发生之前。肺泡附着的破坏使小气道维持开放能力受损，这在气流受限的发生中也有一定作用。

随着慢阻肺的进展，外周气道阻塞、肺实质破坏和肺血管异常等降低了肺气体交换能力，产生低氧血症，并可出现高碳酸血症。长期慢性缺氧可导致肺血管广泛收缩和肺动脉高压，常伴有血管内膜增生，某些血管发生纤维化和闭塞，导致肺循环的结构重组。慢阻肺晚期出现肺动脉高压，进而产生慢性肺源性心脏病及右心衰竭，提示预后不良。

慢阻肺可以导致全身不良效应，包括全身炎症反应和骨骼肌功能不良，并促进或加重合并症的发生等。全身炎症表现有全身氧化负荷异常增高、循环血液中促炎症细胞因子浓度异常增高及炎症细胞异常活化等，骨骼肌功能不良表现为骨骼肌重量逐渐减轻等。慢阻肺的全身不良效应可使患者的活动能力受限加剧，生命质量下降，预后变差，因此具有重要的临床意义。

## 六、危险因素

（一）指南要点

引起慢阻肺的危险因素包括个体易感因素和环境因素，两者相互影响。其中环境因素包括：①吸烟，吸烟是慢阻肺最重要的环境发病因素，是世界范围内引起慢阻肺最常见的危险因素；②空气污染；③职业性粉尘和化学物质；④生物燃料烟雾；⑤感染；⑥社会经济地位等。

（二）指南解读

1. 个体因素

某些遗传因素可增加慢阻肺发病的危险性，即慢阻肺有遗传易感性。已知的遗传因素为 $\alpha_1$ 抗胰蛋白酶缺乏，重度 $\alpha_1$ 抗胰蛋白酶缺乏与非吸烟者的肺气肿形成有关，迄今我国尚未见抗胰蛋白酶缺乏引起肺气肿的正式报道。哮喘和气道高反应性是慢阻肺的危险因素，气道高反应性可能与机体某些基因和环境因素有关。

2. 环境因素

（1）吸烟：吸烟是慢阻肺最重要的环境发病因素，是世界范围内引起慢阻肺最常见的危险因素。吸烟者的肺功能异常率较高，$FEV_1$ 年下降率较快，吸烟者死于慢阻肺的人数多于非吸烟者。被动吸烟也可能导致呼吸道症状及慢阻肺的发生。孕妇吸烟可能会影响胎儿肺脏的生长及其在子宫内的发育，并对胎儿的免疫系统功能有一定影响。

（2）空气污染：室外空气污染加重使肺部可吸入颗粒的累积，但其对慢阻肺的发生影响较小。化学气体（氯、氧化氮和二氧化硫等）对支气管黏膜有刺激和细胞毒性作用。空气中的烟尘或二氧化硫明显增加时，慢阻肺急性发作显著增多。其他粉尘也刺激支气管黏膜，使气道清除功能遭受损害，为细菌入侵创造条件。大气中直径2.5～10 μm的颗粒物，即PM2.5和PM10可能与慢阻肺的发生有一定关系。

(3)职业性粉尘和化学物质：长时间且大量的职业性粉尘(二氧化硅、煤尘、棉尘和蔗尘等)和化学烟雾(蒸汽烟雾、刺激性毒气和烟熏等)的暴露，均可导致慢阻肺的发生。接触某些特殊物质、刺激性物质、有机粉尘及过敏原也可使气道反应性增加。

(4)生物燃料烟雾：采用生物燃料取暖和烹饪所引起的室内污染，是发展中国家贫穷地区女性慢阻肺的重要危险因素。生物燃料是指柴草、木头、木炭、庄稼杆和动物粪便等，其烟雾的主要有害成分包括碳氧化物、氮氧化物、硫氧化物和未燃烧完全的碳氢化合物颗粒与多环有机化合物等。生物燃料所产生的室内空气污染与吸烟具有协同作用。

(5)感染：呼吸道感染是慢阻肺发病和加剧的另一个重要因素，病毒和(或)细菌感染是慢阻肺急性加重的常见原因。儿童期重度下呼吸道感染与成年时肺功能降低及呼吸系统症状的发生有关。

(6)社会经济地位：慢阻肺的发病与患者的社会经济地位相关，室内外空气污染程度不同、营养状况等与社会经济地位的差异也许有一定内在联系；低体重指数也与慢阻肺的发病有关，体重指数越低，慢阻肺的患病率越高。吸烟和体重指数对慢阻肺存在交互作用。

## 七、临床表现

(一)指南要点

(1)症状：慢阻肺的特征性症状是慢性和进行性加重的呼吸困难，咳嗽和咳痰。慢性咳嗽和咳痰常先于气流受限多年而存在，然而有些患者也可以无慢性咳嗽和咳痰的症状。

(2)病史：包括危险因素、既往史、家族史、发病年龄和好发季节、合并症、慢性肺源性心脏病史等。

(3)体征：慢阻肺的早期体征可不明显，随着疾病进展，常出现以下体征，如胸廓形态异常、呼吸浅快、辅助呼吸肌参与呼吸运动、胸腹矛盾运动、黏膜和皮肤发绀、下肢水肿、肝脏增大、肝下界降低，肺叩诊可呈过清音，双肺呼吸音可减低、呼气延长、平静呼吸时可闻及干性啰音、双肺底或其他肺野可闻及湿性啰音。

(二)指南解读

1. 症状

慢阻肺的特征性症状是慢性和进行性加重的呼吸困难，咳嗽和咳痰。慢性咳嗽和咳痰常先于气流受限多年而存在，然而有些患者也可以无慢性咳嗽和咳痰的症状。常见症状：①呼吸困难：这是慢阻肺最重要的症状，也是患者体能丧失和焦虑不安的主要原因。患者常描述为气短、气喘和呼吸费力等。早期仅在劳力时出现，之后逐渐加重，以致日常活动甚至休息时也感到气短；②慢性咳嗽：通常为首发症状，初起咳嗽呈间歇性，早晨较重，以后早晚或整日均有咳嗽，但夜间咳嗽并不显著，少数病例咳嗽不伴有咳痰，也有少数病例虽有明显气流受限但无咳嗽症状；③咳痰：咳嗽后通常咳少量黏液性痰，部分患者在清晨较多，合并感染时痰量增多，常有脓性痰；④喘息和胸闷：这不是慢阻肺的特异性症状，部分患者特别是重症患者有明显的喘息，听诊有广泛的吸气相或呼气相哮鸣音，胸部紧闷感常于劳力后发生，与呼吸费力和肋间肌收缩有关。临床上如果听诊未闻及哮鸣音，并不能排除慢阻肺的诊断，也不能由于存在上述症状而确定哮喘的诊断；⑤其他症状：在慢阻肺的临床过程中，特别是程度较重的患者可能会发生全身性症状，如体重下降、食欲减退、外周肌肉萎缩和功能障碍、精神抑郁和(或)焦虑等，长时间的剧烈咳嗽可导致咳嗽性晕厥，合并感染时可咯血痰。

2. 病史

慢肺阻有明显的病史，主要包括：①危险因素：吸烟史、职业性或环境有害物质接触史；②既往史：包括哮喘史、过敏史、儿童时期呼吸道感染及其他呼吸系统疾病；③家族史：慢阻肺有家族聚集倾向；④发病年龄和好发季节：多于中年以后发病，症状好发于秋冬寒冷季节，常有反复呼吸道感染及急性加重史，随着病情进展，急性加重愈渐频繁；⑤合并症：心脏病、骨质疏松、骨骼肌肉疾病和肺癌等；⑥慢阻肺对患者生命质量的影响：多为活动能力受限、劳动力丧失、抑郁和焦虑等；⑦慢性肺源性心脏病史：慢阻肺后期出现低氧血症和(或)高碳酸血症，可合并慢性肺源性心脏病和右心衰竭。

3. 体征

慢阻肺的早期体征可不明显，随着疾病进展，常出现以下体征：①视诊及触诊：胸廓形态异常，如胸部过度膨胀、前后径增大、剑突下胸骨下角(腹上角)增宽和腹部膨凸等，常见呼吸变浅、频率增快、辅助呼吸肌(如斜角肌和胸锁乳突肌)参加呼吸运动，重症患者可见胸腹矛盾运动，患者不时用缩唇呼吸以增加呼出气量，呼吸困难加重时常采取前倾坐位，低氧血症患者可出现黏膜和皮肤发绀，伴有右心衰竭的患者可见下肢水肿和肝脏增大；②叩诊：肺过度充气可使心浊音界缩小，肝下界降低，肺叩诊可呈过清音；③听诊：双肺呼吸音可减低，呼气延长，平静呼吸时可闻及干性啰音，双肺底或其他肺野可闻及湿性啰音，心音遥远，剑突部心音较清晰响亮。

## 八、实验室及辅助检查

（一）指南要点

（1）肺功能检查：肺功能是临床诊断的金标准：吸入支气管舒张药后，$FEV_1/FVC<70\%$，即为持续性气流受限。

（2）胸部X线检查：X线检查对确定肺部并发症及与其他疾病（如肺间质纤维化、肺结核等）鉴别具有重要意义。

（3）胸部CT检查：CT检查一般不作为常规检查。但是在鉴别诊断时，CT检查有益。

（4）指脉氧饱和度（$SPO_2$）监测和血气分析。

（5）其他实验室检查：如血常规、痰涂片、痰培养。

（二）指南解读

1. 肺功能检查

肺功能检查是判断气流受限的重复性较好的客观指标，对慢阻肺的诊断、严重程度评价、疾病进展、预后及治疗反应等均有重要意义。气流受限是以$FEV_1$和FEV/FVC降低来确定的。$FEV_1/FVC$是慢阻肺的一项敏感指标，可检出轻度气流受限。$FEV_1$占预计值的百分比是评价中度、重度气流受限的良好指标，因其变异性小，易于操作，应作为慢阻肺的肺功能检查基本项目。患者吸入支气管舒张药后的$FEV_1/FVC<70\%$，可以确定为持续存在气流受限。目前已经认识到，正常情况下随着年龄的增长，肺容积和气流可能受到影响，应用$FEV_1/FVC<70\%$这个固定比值可能导致某些健康老年人被诊断为轻度慢阻肺，也会对<45岁的成年人造成慢阻肺的诊断不足。因此，目前很难科学地确定用哪项标准诊断慢阻肺更合适。应用固定比值造成个别患者产生慢阻肺的误诊和诊断过度，其风险有限。因为肺功能仅仅是确立慢阻肺临床诊断的一项参数，其他参数包括症状和危险因素。

气流受限可导致肺过度充气，使肺总量、功能残气量和残气容积增高，肺活量减低。肺总量增加不及残气容积增加的程度大，故残气容积与肺总量之比增高。肺泡隔破坏及肺毛细血管床丧失可使弥散功能受损，一氧化碳弥散量($D_LCO$)降低，$D_LCO$与肺泡通气量之比较单纯$D_LCO$更敏感。深吸气量是潮气量与补吸气量之和，深吸气量与肺总量之比是反映肺过度膨胀的指标，在反映慢阻肺呼吸困难程度甚至预测慢阻肺生存率方面具有意义。

支气管舒张试验作为辅助检查，不论是用支气管舒张药还是口服糖皮质激素（简称激素）进行支气管舒张试验，患者在不同的时间进行支气管舒张试验，其结果可能并不相同。因此，支气管舒张试验不能预测疾病的进展，也不能可靠预测患者对治疗的反应。目前气流受限的可逆程度没有作为慢阻肺的诊断条件，也未用于哮喘和慢阻肺的鉴别诊断。

不建议在慢阻肺急性加重发作时，对患者进行肺功能检查。因为此类患者难以完成该项检查，且检查结果也不够准确。

2. 胸部 X 线检查

X 线检查对确定肺部并发症及与其他疾病（如肺间质纤维化、肺结核等）鉴别具有重要意义。慢阻肺早期 X 线胸片可无明显变化，以后出现肺纹理增多和紊乱等非特征性改变；主要 X 线征象为肺过度充气：肺容积增大，胸腔前后径增长，肋骨走向变平，肺野透亮度增高，横膈位置低平，心脏悬垂狭长，肺门血管纹理呈残根状，肺野外周血管纹理纤细稀少等，有时可见肺大疱形成。并发肺动脉高压和肺原性心脏病时，除右心增大的 X 线特征外，还可有肺动脉圆锥膨隆，肺门血管影扩大及右下肺动脉增宽等。

3. 胸部 CT 检查

CT 检查一般不作为常规检查。但是在鉴别诊断时，CT 检查有益，高分辨率 CT 对辨别小叶中心型或全小叶型肺气肿及确定肺大疱的大小和数量，有很高的敏感性和特异性，对预计肺大疱切除或外科减容手术等的效果有一定价值。

4. 指脉氧饱和度($SPO_2$)监测和血气分析

慢阻肺稳定期患者如果 $FEV_1$ 占预计值 <40%，或临床症状提示有呼吸衰竭或右侧心力衰竭时应监测 $SPO_2$。如果 $SPO_2$ <92%，应该进行血气分析检查。呼吸衰竭的血气分析诊断标准为海平面呼吸空气时 $PaO_2$ <60 mmHg(1 mmHg = 0. 133 kPa)，伴或不伴有二氧化碳分压($PaCO_2$) >50 mmHg。

5. 其他实验室检查

低氧血症($PaO_2$ <55 mmHg)时血红蛋白和红细胞可以增高，血细胞比容 >0. 55 可诊断为红细胞增多症，有些患者表现为贫血。患者合并感染时，痰涂片中可见大量中性粒细胞，痰培养可检出各种病原菌。

## 九、诊断与鉴别诊断

(一)指南要点

1. 诊断

慢阻肺的诊断应根据临床表现、危险因素接触史、体征及实验室检查等资料，综合分析确定(表 1 -1)。任何有呼吸困难、慢性咳嗽或咳痰，且有暴露于危险因素病史的患者，临床上需要考虑慢阻肺的诊断。肺功能是临床诊断的金标准：吸入支气管舒张药后，$FEV_1/FVC$ <70%，即为持续性气流受限。

2. 鉴别诊断

慢阻肺应与哮喘、支气管扩张症、充血性心力衰竭、肺结核和弥漫性泛细支气管炎等相鉴别(表 1 -2)，尤其要注意与哮喘进行鉴别。

(二)指南解读

1. 全面采集病史进行评估

诊断慢阻肺时，首先应全面采集病史，包括症状、接触史、既往史和系统回顾。症状包括慢性咳嗽、咳痰和气短。既往史和系统回顾应注意：童年时期有无哮喘、变态反应性疾病、感染及其他呼吸道疾病(如肺结核)，慢阻肺和呼吸系统疾病家族史，慢阻肺急性加重和住院治疗病史，有相同危险因素(吸烟)的其他疾病(如心脏、外周血管和神经系统疾病)，不能解释的体重下降，其他非特异性症状(喘息、胸闷、胸痛和晨起头痛)，还要注意吸烟史(以包年计算)及职业、环境有害物质接触史等。

2. 诊断

慢阻肺的诊断应根据临床表现、危险因素接触史、体征及实验室检查等资料，综合分析确定(表1-1)。任何有呼吸困难、慢性咳嗽或咳痰，且有暴露于危险因素病史的患者，临床上需要考虑慢阻肺的诊断。诊断慢阻肺需要进行肺功能检查，吸入支气管舒张药后 $FEV_1/FVC < 70\%$ 即明确存在持续的气流受限，除外其他疾病后可确诊为慢阻肺。因此，持续存在的气流受限是诊断慢阻肺的必备条件。肺功能检查是诊断慢阻肺的金标准。凡具有吸烟史和(或)环境职业污染及生物燃料接触史，临床上有呼吸困难或咳嗽、咳痰病史者，均应进行肺功能检查。慢阻肺患者早期轻度气流受限时可有或无临床症状。胸部X线检查有助于确定肺过度充气的程度及与其他肺部疾病鉴别。

3. 鉴别诊断

慢阻肺应与哮喘、支气管扩张症、充血性心力衰竭、肺结核和弥漫性泛细支气管炎等相鉴别，尤其要注意与哮喘进行鉴别(表1-2)。慢阻肺多于中年后起病，而哮喘则多在儿童或青少年期起病；慢阻肺症状缓慢进展，逐渐加重，而哮喘则症状起伏较大；慢阻肺多有长期吸烟史和(或)有害气体和颗粒接触史，而哮喘常伴有过敏体质、过敏性鼻炎和(或)湿疹等，部分患者有哮喘家族史。然而，应用目前的影像学和生理测定技术对某些慢性哮喘与慢阻肺患者进行明确的鉴别诊断是不可能的，这两种疾病可同时在少数患者中重叠存在，应个体化应用消炎药物和其他各种治疗方法。其余可能潜在的疾病，通常容易与慢阻肺相鉴别。

**表1－1　可考虑诊断为慢阻肺的临床表现**

若年龄 >40 岁的患者出现以下任一表现，可考虑慢阻肺诊断，并行肺功能检查。但这些临床表现并不能确诊慢阻肺，但同时出现多个临床表现则提示慢阻肺。肺功能检查是确诊慢阻肺的必备条件

**呼吸困难：** 渐进性(随着时间加重)
典型表现为劳力时加重
持续存在

**慢性咳嗽：** 间歇性，或为干咳

**慢性咳痰：** 任何形式的慢性咳痰均提示慢阻肺

**危险因素暴露史：** 吸烟(包括当地盛行的水烟)
吸入烹饪和取暖燃料产生的烟雾
吸入职业性粉尘和化学物质

**慢阻肺家族史**

**表1－2　慢阻肺的鉴别诊断**

| 疾病 | 鉴别诊断要点 |
|---|---|
| 慢阻肺 | 中年发病，症状缓慢进展，长期吸烟史或其他烟雾接触史 |
| 哮　喘 | 早年发病(通常在儿童期)，每日症状变化快，夜间和清晨症状明显，也可有过敏史、鼻炎和(或)湿疹，有哮喘家族史 |

续表 1 – 2

| 疾病 | 鉴别诊断要点 |
| --- | --- |
| 充血性心力衰竭 | 胸部 X 线片示心脏扩大、肺水肿，肺功能检查提示有限制性通气障碍而非气流受限 |
| 支气管扩张症 | 大量脓痰，常伴有细菌感染，粗湿啰音，杵状指，X 线胸片或 CT 示支气管扩张、管壁增厚 |
| 肺结核 | 所有年龄均可发病，X 线胸片示肺浸润性病灶或结节状、空洞样改变，微生物检查可确诊，流行地区高发 |
| 闭塞性细支气管炎 | 发病年龄较轻，不吸烟，可能有类风湿关节炎病史或烟雾接触史，呼气相 CT 显示低密度影 |
| 弥漫性泛细支气管炎 | 主要发生在亚洲人群中，多为男性非吸烟者，几乎均有慢性鼻窦炎，X 线胸片和高分辨率 CT 示弥漫性小叶中央结节影和过度充气征 |

注：这些临床表现均为相应疾病的特征性表现，但并非绝对。例如，一名从不吸烟的患者也可患有慢阻肺（尤其是在发展中国家，其他的危险因素的影响较吸烟更为显著）；哮喘也可成年或老年起病。

## 十、慢阻肺的评估

（一）指南要点

慢阻肺评估是根据患者的临床症状、急性加重风险、气流受限的程度（肺功能检查）及合并症情况进行综合评估，其目的是确定疾病的严重程度，包括气流受限的严重程度，患者的健康状况和未来急性加重的风险程度，最终目的是指导治疗。

（二）指南解读

慢阻肺评估的目标是明确疾病的严重程度，疾病对患者健康状况的影响，以及某些事件的发生风险（急性加重，住院治疗和死亡)，同时指导治疗。应分别对慢阻肺的以下方面进行评估：症状、气流受限的程度(肺功能检查)、急性加重风险、合并症。

1. 症状评估

采用改良版英国医学研究委员会呼吸问卷(breathlessness measurement using the modified British Medical Reseach Council, mMRC)对呼吸困难严重程度进行评估(表1－3)，或采用慢阻肺患者自我评估测试(COPD assessment test, CAT)问卷(表1－4)进行评估。

**表1－3　改良版英国医学研究委员会呼吸问卷**

| 呼吸困难评价等级 | 呼吸困难严重程度 |
| --- | --- |
| 0级 | 只有在剧烈活动时感到呼吸困难 |
| 1级 | 在平地快步行走或步行爬小坡时出现气短 |
| 2级 | 由于气短，平地行走时比同龄人慢或者需要停下来休息 |
| 3级 | 在平地行走约100 m或数分钟后需要停下来喘气 |
| 4级 | 因为严重呼吸困难而不能离开家，或在穿脱衣服时出现呼吸困难 |

2. 肺功能评估

应用气流受限的程度进行肺功能评估，即以$FEV_1$占预计值的百分比为分级标准。慢阻肺患者气流受限的肺功能分级分为4级(表1－5)。

**表 1－4　慢阻肺患者自我评估测试问卷(分)**

| | | | | | | |
|---|---|---|---|---|---|---|
| 从不咳嗽 | 1 | 2 | 3 | 4 | 5 | 总是在咳嗽 |
| 一点痰也没有 | 1 | 2 | 3 | 4 | 5 | 有很多很多痰 |
| 没有任何胸闷的感觉 | 1 | 2 | 3 | 4 | 5 | 有很严重的胸闷感觉 |
| 爬坡或上 1 层楼梯时，没有气喘的感觉 | 1 | 2 | 3 | 4 | 5 | 爬坡或上 1 层楼梯时，感觉严重喘不过气来 |
| 在家里能够做任何事情 | 1 | 2 | 3 | 4 | 5 | 在家里做任何事情都很受影响 |
| 尽管有肺部疾病，但对外出很有信心 | 1 | 2 | 3 | 4 | 5 | 由于有肺部疾病，对离开家一点信心都没有 |
| 睡眠非常好 | 1 | 2 | 3 | 4 | 5 | 由于有肺部疾病，睡眠相当差 |
| 精力旺盛 | 1 | 2 | 3 | 4 | 5 | 一点精力都没有 |

注：数字 0～5 表示严重程度，请标记最能反映你当前情况的选项，在方格中打×，每个问题只能标记 1 个选项。

**表 1－5　慢阻肺气流受限严重程度分级**

| (基于舒张后的 $FEV_1$ 值) | | |
|---|---|---|
| 患者 $FEV_1/FVC < 70\%$ | | |
| GOLD1： | 轻度 | $FEV_1 \geqslant 80\%$ 预计值 |
| GOLD2： | 中度 | $50\% \leqslant FEV_1 < 80\%$ 预计值 |
| GOLD3： | 重度 | $30\% \leqslant FEV_1 < 50\%$ 预计值 |
| GOLD4： | 极重度 | $FEV_1 < 30\%$ 预计值 |

3. 急性加重风险评估

上一年慢阻肺发生 >2 次急性加重史者，或上一年因急性加重住院 1 次，预示以后频繁发生急性加重的风险大。

4. 慢阻肺的综合评估

临床医生要了解慢阻肺病情对患者的影响，应综合症状评估、肺功能分级和急性加重的风险，综合评估(表 1－6，表 1－7)的目的是改善慢阻肺的疾病管理。目前临床上采用 mMRC 分级或 CAT 评分作为症状评估方法，mMRC 分级为 2 级或 CAT 评分为 10 分表明症状较重，通常没有必要同时使用 2 种评估方法。临床上评估慢阻肺急性加重风险也有 2 种方法：①常用的是应用气流受限分级的肺功能评估法，气流受限分级 GOLD3～4 级表明具有高风险；②根据患者急性加重的病史进行判断，在过去 1 年中急性加重次数 >2 次或上一年因急性加重住院 >1 次，表明具有高风险。当肺功能评估得出的风险分类与急性加重史获得的结果不一致时，应以评估得到的风险最高结果为准，即就高不就低。

**表 1－6　慢阻肺的综合评估**

| 患者 | 特征 | 肺功能分级 | 急性加重(/年) | CAT | mMRC |
|---|---|---|---|---|---|
| A | 低风险<br>症状较少 | GOLD1－2 | ≤1 | <10 | 0～1 |
| B | 低风险<br>症状较多 | GOLD1－2 | ≤1 | ≥10 | ≥2 |
| C | 高风险<br>症状较少 | GOLD3－4 | ≥2 | <10 | 0～1 |
| D | 高风险<br>症状较多 | GOLD1－2 | ≥2 | ≥10 | ≥2 |

表 1-7　慢阻肺综合评估

进行风险评估时，依据 GOLD 分级或急性加重病史选择最高的风险级别（出现至少 1 次需住院治疗的慢阻肺急性加重应被视为高风险）

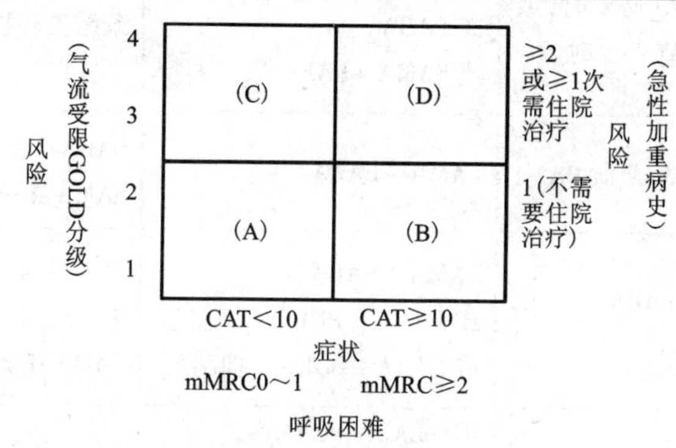


## 十一、慢阻肺稳定期的管理

（一）指南要点

1. 教育与管理

主要内容包括：①教育与督促患者戒烟；②使患者了解慢阻肺的病理生理与临床基础知识；③掌握一般和某些特殊的管理方法；④学会自我控制病情的技巧，如腹式呼吸及缩唇呼吸锻炼等；⑤了解赴医院就诊的时机；⑥社区医生定期随访管理。

2. 控制职业性或环境污染

避免或防止吸入粉尘、烟雾及有害气体。

3. 药物治疗

慢阻肺分级治疗药物推荐方案见表 1-8。

表1－8 慢阻肺稳定期起始治疗药物推荐方案

| 患者 | 首选 | 次选 | 备选 |
| --- | --- | --- | --- |
| A组 | SAMA(必要时)或SABA(必要时) | LAMA<br>或LABA<br>或SAMA＋SABA | 茶碱类药物 |
| B组 | LAMA或LABA | LAMA＋LABA | SABA 和(或)SAMA茶碱类药物 |
| C组 | ICS/LABA 或LAMA | LAMA＋LABA<br>或LAMA＋PDE－4抑制药<br>或LABA＋PDE－4抑制药 | PDE－4抑制药SABA 和(或)SAMA茶碱类药物 |
| D组 | ICS/LABA<br>或(和)LAMA | ICS/LABA＋LAMA<br>或ICS/LABA＋磷酸二酯酶抑制药<br>或LAMA＋LABA<br>或LAMA＋PDE－4抑制药 | 羧甲司坦SABA和(或)SAMA茶碱类药物 |

注：SAMA：短效抗胆碱药；SABA：短效$\beta_2$受体激动药；LAMA：长效抗胆碱药；LABA：长效$\beta_2$受体激动药；ICS：吸入激素；PDE－4：磷酸二酯酶4；替代方案中的药物可单独应用或与首选方案和次选方案中的药物联合应用；各栏中药物并非按照优先顺序排序。

(1)支气管舒张药：主要的支气管舒张药有$\beta_2$受体激动药、抗胆碱药及甲基黄嘌呤类，根据药物作用及患者的治疗反应选用。

(2)激素：慢阻肺稳定期长期应用吸入糖皮质激素治疗并不能阻止其$FEV_1$的降低趋势。不推荐对慢阻肺患者采用单一吸入糖皮质激素治疗，建议联合使用吸入糖皮质激素和长效$\beta_2$受体激动药治疗。目前吸入糖皮质激素和长效$\beta_2$受体激动药的联合制剂有：氟替卡松与沙美特罗、布地奈德与福莫特罗等。在吸入糖皮质激素联合长效 $\beta_2$ 受体激动药的基础上，加用噻托溴铵可以使患者额外获益。

(3)磷酸二酯酶－4(PDE－4)抑制药：PDE－4 抑制药的主要作用是通过抑制细胞内环腺苷酸降解来减轻炎症。该类药物中罗氟司特(roflumilast)已在某些国家被批准使用，每日 1 次口服罗氟司特虽无直接舒张支气管的作用，但能够改善应用沙美特罗或噻托溴铵治疗患者的 $FEV_1$，并减少急性发作次数。

(4)其他药物：①祛痰药(黏液溶解剂)；②抗氧化药，如 N－乙酰半胱氨酸、羧甲司坦等；③免疫调节剂；④疫苗：流行性感冒(流感)疫苗有灭活疫苗和减毒活疫苗；⑤中医药治疗等。

4. 氧疗

长期氧疗的指征如下：① $PaO_2 \leqslant 7.3$ kPa(55 mmHg)或者 $SaO_2 \leqslant 88\%$，伴或不伴有在 3 周时间内至少发生两次的高碳酸血症；② $PaO_2$ 在 7.3 kPa(55 mmHg)和 8.0 kPa(60 mmHg)之间，或者 $\leqslant SaO_2 88\%$，合并有肺动脉高压，提示充血性心力衰竭的外周水肿，或者红细胞增多症(血细胞比容 >55%)的证据。

5. 无创通气支持

无创通气可以改善生存率但不能改善生命质量，其联合长期氧疗对某些患者或许有一定益处。

6. 康复治疗

康复治疗包括呼吸生理治疗、肌肉训练、营养支持、精神治疗和教育等多方面措施。

7. 外科治疗

慢阻肺外科治疗包括肺大疱切除术、肺减容术、支气管镜肺减容术、肺移植术等。

(二)指南解读

慢阻肺稳定期的管理目标：①减轻当前症状：包括缓解症

状、改善运动耐量和改善健康状况；②降低未来风险：包括防止疾病进展、防止和治疗急性加重和减少病死率。

1. 教育与管理

通过教育与管理可以提高患者和有关人员对慢阻肺的认识及自身处理疾病的能力，更好地配合管理，加强预防措施，减少反复加重，维持病情稳定，提高生命质量。主要内容包括：①教育与督促患者戒烟；戒烟对慢阻肺的自然病程影响巨大。无论何时，医生都要采取严格而有效的措施，督促患者戒烟。由内科医师和其他的医务工作者对患者进行教育督促能够显著提高患者主动戒烟率。即使短时间的戒烟咨询(3 分钟)也能使戒烟率达到5% ~10%。此外，尼古丁替代疗法(尼古丁口香糖，吸入剂，鼻喷雾剂，透皮贴，舌下含片或锭剂)以及采用伐尼克兰，安非他酮或去甲替林的药物治疗能够有效提高长期戒烟率；②使患者了解慢阻肺的病理生理与临床基础知识；③掌握一般和某些特殊的管理方法；④学会自我控制病情的技巧，如腹式呼吸及缩唇呼吸锻炼等；⑤了解赴医院就诊的时机；⑥社区医生定期随访管理。

2. 控制职业性或环境污染

避免或防止吸入粉尘、烟雾及有害气体。

鼓励制定全面的烟草控制政策和开展相应的项目，旨在向公众传达清晰、一致和重复宣传不吸烟的信息。与政府官员合作通过法案来建设无烟学校，无烟公共场所和无烟的工作环境，鼓励患者不在家中吸烟。

在职业暴露方面，强调初级预防的重要性，通过消除或减少工作环境中多种有害物质的暴露能够实现初级预防。次级预防同样重要，可以通过检测和早期发现来得以实现。

应采取有效措施降低或避免在通风不良的地方因烹饪和取暖而燃烧生物燃料所造成的室内空气污染。建议患者留意当地发布的空气质量结果，依据自身疾病的严重程度来避免剧烈的室外运动或在污染严重的室内长期久住。

3. 药物治疗

正确的药物治疗可以减轻慢阻肺患者的症状，减少急性发作的风险和急性发作的频率，并且可以改善患者的健康状况和运动耐量，从而提高生活质量。根据疾病的严重程度，逐步增加治疗，如没有出现明显的药物不良反应或病情恶化，则应在同一水平维持长期的规律治疗。根据患者对治疗的反应及时调整治疗方案。每一个患者的治疗方案都应该个体化，因为患者症状的严重程度并不一定总是和气流受限的程度相关，还受到其他因素的影响，例如急性发作的频率和严重程度、出现呼吸衰竭、合并症(如心血管疾病，骨质疏松等)，以及患者整体的健康状态。慢阻肺分级治疗药物推荐方案见表1-8。慢阻肺治疗的常用药物种类见表1-9，其中优先推荐吸入制剂。无论选择某一类药物中的哪一种都应根据当地药物供应情况和患者的反应来决定。

**表1-9　慢阻肺的典型药物和制剂**

| 药物 | 吸入装置(mcg) | 雾化液浓度(mg/mL) | 口服 | 注射剂规格(mg) | 用药间隔时间(/h) |
|---|---|---|---|---|---|
| $\beta_2$ 受体激动药 | | | | | |
| 短效制剂 | | | | | |
| 非诺特罗 | 100~200(MDI) | 1 | 0.05%(糖浆) | | 4~6 |
| 左旋沙丁胺醇 | 45~90(MDI) | 0.21、0.42 | | | 6~8 |
| 沙丁胺醇(舒喘灵) | 100~200(MDI&DPI) | 5 | 5 mg(片剂)， | 0.1，0.5 | 4~6 |
| 特布他林 | 400，500(DPI) | | 2.5 mg，5 mg(片剂) | | 4~6 |

**续表 1-9**

| 药物 | 吸入装置(mcg) | 雾化液浓度(mg/mL) | 口服 | 注射剂规格(mg) | 用药间隔时间(/h) |
|---|---|---|---|---|---|
| 长效制剂 | | | | | |
| 4.5~12(MDI&DPI) | 0.01 | | | 12 | |
| 阿福特罗 | | | 0.0075 | | 12 |
| 茚达特罗 | 75~300(DPI) | | | | 24 |
| 沙美特罗 | 25~50(MDI&DPI) | | | | 12 |
| 妥洛特罗 | | | 2 mg(经皮) | | 24 |
| 抗胆碱能制剂 | | | | | |
| 短效制剂 | | | | | |
| 异丙托溴铵 | 20,40(MDI) | 0.25-0.5 | | | 6~8 |
| 氧托溴铵 | 100(MDI) | 1.5 | | | 7~9 |
| 长效制剂 | | | | | |
| 阿地溴铵 | 322(DPI) | | | | 12 |
| 甘罗溴铵 | 44(DPI) | | | | 24 |
| 噻托溴铵 | 18(DPI),5(SMI) | | | | 24 |
| umeclidinium | 62.5(DPI) | | | | 24 |
| 短效 $\beta_2$ 受体激动药与抗胆碱能药物的复方吸入制剂 | | | | | |
| 阿福特罗/异丙托溴铵 | 200/80(MDI) | 1.25/0.5 | | | 6~8 |
| 沙美特罗/异丙托溴铵 | 100/20(SMI) | | | | 6~8 |
| 长效 $\beta_2$ 受体激动药与抗胆碱能药物的复方吸入制剂 | | | | | |
| 茚达特罗/甘罗溴铵 | 85/43(DPI) | | | | 24 |
| 维兰特罗/umeclidinium | 26/62.5(DPI) | | | | 24 |
| 奥达特罗/噻托溴铵 | 5/5(SMI) | | | | 24 |

**续表 1-9**

| 药物 | 吸入装置(mcg) | 雾化液浓度(mg/mL) | 口服 | 注射剂规格(mg) | 用药间隔时间(/h) |
|---|---|---|---|---|---|
| 甲基黄嘌呤类药物 | | | | | |
| 氨茶碱 | | | 200～600 mg(片剂) | 240 | 不定，最长24 小时 |
| 茶碱 | | | 100～600 mg(片剂) | | 不定，最长24 小时 |
| 吸入糖皮质激素 | | | | | |
| 倍氯米松 | 50～400(MDI&DPI) | 0.2～0.4 | | | |
| 布地奈德 | 100，200，400(DPI) | 0.2，0.25，0.5 | | | |
| 氟替卡松 | 50～500(MDI&DPI) | | | | |
| 长效 $\beta_2$ 受体激动药与糖皮质激素的复方吸入制剂 | | | | | |
| 福莫特罗/布地奈德 | 4.5/160(MDI) 9/320(DPI) | | | | |
| 福莫特罗/莫米松 | 10/200，10/400(MDI) | | | | |
| 沙美特罗/氟替卡松 | 50/100，250，500(DPI) 25/.50，100，250(MDI) | | | | |
| 维兰特罗/糠酸氟替卡松 | 25/100 (DPI) | | | | |
| 全身激素 | | | | | |
| 泼尼松 | | | 5～60 mg(片剂) | | |
| 甲基强的松 | | | 4，8，16 mg(片剂) | | |
| 磷酸二酯酶 4 抑制药 | | | | | |
| 罗福斯特 | | | 500 mg(片剂) | | 24 |

(1)支气管舒张药：支气管舒张药可松弛支气管平滑肌、扩张支气管、缓解气流受限，是控制慢阻肺症状的主要治疗措施。可以按需使用或者规律使用以预防或者减轻症状，增加运动耐力，但不能使所有患者的 $FEV_1$得到改善。

主要的支气管舒张药有 $\beta_2$ 受体激动药、抗胆碱药及甲基黄嘌呤类。基于治疗的效果和不良反应，首选吸入的支气管舒张药，而非口服。长效吸入支气管舒张药使用方便，而且与短效支气管舒张药相比，在持续缓解患者症状上更加有效。长效吸入支气管舒张药可以减少患者急性发作和相关的住院次数，改善其症状和健康状况，所以，首选 $\beta_2$ 受体激动药和毒蕈碱受体拮抗药中的长效支气管舒张药，而非其短效制剂。与增加某一种支气管舒张药的剂量相比，联合应用不同作用机制与作用时间的药物可以增强支气管舒张作用，减少相应的不良反应。所以，如果单药治疗不能改善症状，可考虑将短效或长效 $\beta_2$ 受体激动药与抗胆碱药联用。基于甲基黄嘌呤类药物相对较低的疗效和较高的不良反应证据，不建议选用此类药物治疗，仅在当地无其他的支气管扩张药可用，或患者无法负担其他支气管舒张药时使用。无论选择 $\beta_2$ 受体激动药，抗胆碱能药物，茶碱或者联合制剂，都应根据当地药物供应情况和每一个患者的反应，比如症状缓解的程度、不良反应等来决定。

$\beta_2$ 受体激动药：主要有沙丁胺醇、特布他林、福莫特罗、沙美特罗、茚达特罗、奥达特罗等。沙丁胺醇和特布他林等为短效定量雾化吸入剂，数分钟内起效，15～30 min 达到峰值，疗效持续 4～5 h，每次剂量 100～200 μg(每喷 100 μg)，24 h 内不超过 8～12 喷。主要用于缓解症状，按需使用。福莫特罗(formoterol)为长效定量吸入剂，作用持续 12 h 以上，较短效 $\beta_2$ 受体激动药更有效且使用方便，吸入福莫特罗后 1～3 min 起效，常用剂量为 4.5～9 μg，每日 2 次。茚达特罗(indacaterol)是一种新型长效 $\beta_2$

受体激动药，2012 年 7 月已在我国批准上市，该药起效快，支气管舒张作用长达 24 h，每日 1 次吸入 150 μg 或 300 μg 可以明显改善肺功能和呼吸困难症状，提高生命质量，减少慢阻肺急性加重。2016 年，GOLD 增加长效 $\beta_2$ 受体激动药奥达特罗，吸入剂量为 5 mg，持续时间 24 h。

抗胆碱药：主要品种有异丙托溴铵、噻托溴铵等。异丙托溴铵(ipratropium)气雾剂可阻断 M 胆碱受体，定量吸入时开始作用时间较沙丁胺醇等短效 $\beta_2$ 受体激动药慢，但其持续时间长，30～90 分钟达最大效果，可维持6～8 h，使用剂量为40～80 μg(每喷20 μg)，每日 3～4 次。噻托溴铵(tiotropium)是长效抗胆碱药，可以选择性作用于 M3 和 Ml 受体，作用长达 24 小时以上，吸入剂量为 18 μg，每日 1 次，长期使用可增加深吸气量，减低呼气末肺容积，进而改善呼吸困难，提高运动耐力和生命质量，也可减少急性加重频率。

甲基黄嘌呤类药物：可解除气道平滑肌痉挛，在治疗慢阻肺中应用广泛。该药还有改善心搏出量、舒张全身和肺血管、增加水钠排出、兴奋中枢神经系统、改善呼吸肌功能及某些消炎作用。但总的来看，在一般治疗剂量的血浓度下，茶碱的其他多方面作用不很突出。甲基黄嘌呤类药物与长效吸入支气管舒张药相比较，效果不好并且患者的耐受性更差，因此在患者能够获得并且负担长效吸入支气管舒张药的情况下，不作推荐。有证据显示对于稳定期慢阻肺患者，甲基黄嘌呤类药物与安慰剂比较，有轻微的支气管舒张作用和症状获益。低剂量的茶碱可以减少急性发作次数但是不能够改善使用支气管舒张药后患者的肺功能。缓释型或控释型茶碱每日口服 1～2 次可以达到稳定的血浆浓度，对治疗慢阻肺有一定效果。由于茶碱类药物的血浓度个体差异较大，治疗窗较窄，监测茶碱的血浓度对估计疗效和不良反应有一定意义，血液中茶碱浓度 >5 mg/L 即有治疗作用；>15 mg/L 时不良反应明显增加。临床上开始应用茶碱24 h后，就需要监测茶碱的血浓度；并根据茶碱血浓度调整剂量。茶碱过量时会产生严重的心血管、神经毒性，并显著增加病死率，因此需注意避免茶碱中毒。吸烟、饮酒、服用抗惊厥药和利福平等可引起肝脏酶受损并缩短茶碱半衰期，老年人、持续发热、心力衰竭和肝功能损害较重者，以及同时应用西米替丁、大环内酯类药物（红霉素等）、氟喹诺酮类药物（环丙沙星等）和口服避孕药等均可增加茶碱的血浓度。

$\beta_2$受体激动药和抗胆碱药的复方制剂主要有：复方异丙托溴铵（异丙托溴铵+沙丁胺醇）、茚达特罗/格隆溴铵、芜地溴铵/维兰特罗等。GOLD2016还增加了一种吸入性长效$\beta_2$受体激动药+吸入抗胆碱能联合药物：奥达特罗与噻托溴铵。与单用沙美特罗比较，联合使用茶碱和沙美特罗可以使$FEV_1$增加更多，并且减轻患者的气促症状。

（2）糖皮质激素：慢阻肺稳定期长期应用吸入糖皮质激素治疗并不能阻止其$FEV_1$的降低趋势。对于重度或极重度气流受限、或使用长效支气管舒张药不能很好控制其频繁急性加重发作的慢阻肺患者，推荐采用长期的吸入糖皮质激素治疗。对于轻度至极重度的慢阻肺患者而言，联合使用吸入糖皮质激素和长效$\beta_2$受体激动药治疗在改善患者肺功能和生活状态，减少急性发作等方面均优于联合制剂中的单一药物成分，所以不推荐对慢阻肺患者采用单一吸入糖皮质激素治疗，建议联合使用吸入糖皮质激素和长效$\beta_2$受体激动药治疗。

目前吸入糖皮质激素和长效$\beta_2$受体激动药的联合制剂有：氟替卡松/沙美特罗、布地奈德/福莫特罗等。$FEV_1$占预计值的百分比<60%的患者规律吸入糖皮质激素和长效$\beta_2$受体激动药联合制剂，能改善症状和肺功能，提高生命质量，减少急性加重频率。在吸入糖皮质激素联合长效$\beta_2$受体激动药的基础上，加用

噻托溴铵可以使患者额外获益。

对于急性加重低风险的慢阻肺患者撤销吸入糖皮质激素后，可安全的使用长效支气管扩张药进行维持治疗。参考证据来自于2014年OPTIMO研究。对于某些患者而言，撤除吸入糖皮质激素会导致急性发作。吸入糖皮质激素治疗与患者发生肺炎的风险增高相关，联合治疗亦与患者发生肺炎的风险增高相关；而且长期使用吸入糖皮质激素，可能还会轻微增加患者的骨折风险；所以，如果患者无适应证，则不应采用包含了吸入糖皮质激素的长期治疗。

不推荐长期口服糖皮质激素维持治疗。尚无证据能够支持对慢阻肺患者采用短期口服糖皮质激素的试验性治疗，来鉴别吸入糖皮质激素或其他药物治疗是否有效。

(3)磷酸二酯酶－4（PDE4)抑制药：PDE4抑制药的主要作用是通过抑制细胞内环腺苷酸降解来减轻炎症。可用于减少采用长效支气管舒张药治疗后，病情仍未得到有效控制的，伴有慢性支气管炎、重度或极重度气流受限和急性加重频繁的患者的急性加重。该类药物中罗氟司特(roflumilast)已在某些国家被批准使用，每日1次口服罗氟司特虽无直接舒张支气管的作用，但能够改善应用沙美特罗或噻托溴铵治疗患者的$FEV_1$，并减少急性发作次数。对于既往有急性发作史和支气管炎症状且处于GOLD3、4期的患者，磷酸二酯酶4抑制药罗福斯特联合口服糖皮质激素可以减少急性发作次数。目前尚未见关于罗氟司特和吸入激素的对照或联合治疗研究。不良反应：最常见的有恶心、食欲下降、腹痛、腹泻、睡眠障碍和头痛，发生在治疗早期，可能具有可逆性，并随着治疗时间的延长而消失。对照研究结果显示，在罗氟司特治疗期间出现不明原因的体重下降(平均2kg)，因此建议在治疗期间监测体重，低体重患者避免使用。对有抑郁症状的患者也应谨慎使用。罗氟司特与茶碱不应同时应用。

(4)其他药物：①祛痰药(黏液溶解剂)：慢阻肺患者的气道内产生大量黏液分泌物，可促使其继发感染，并影响气道通畅，应用祛痰药似有利于气道引流通畅，改善通气功能，所以，有黏痰的患者可以从黏液溶解剂中获益，但总体而言获益极小。常用药物有羧甲司坦、盐酸氨溴索、乙酰半胱氨酸等。②抗氧化药：慢阻肺患者的气道炎症导致氧化负荷加重，促使其病理生理变化。应用抗氧化药(N－乙酰半胱氨酸、羧甲司坦等)可降低疾病反复加重的频率。③免疫调节剂：该类药物对降低慢阻肺急性加重的严重程度可能具有一定作用，但尚未得到确证，不推荐作为常规使用。④疫苗：流感疫苗可以减少慢阻肺患者出现严重疾病和死亡的概率。流感疫苗分死疫苗和活疫苗，推荐使用减毒活疫苗并且每年接种一次。对于年龄大于65岁，以及年龄小于65岁但是 $FEV_1<40\%$ 预计值的的慢阻肺患者，使用肺炎链球菌多聚糖疫苗可以减少社区获得性肺炎的发生率。⑤中医药治疗：对慢阻肺患者也应根据辨证施治的中医治疗原则，某些中药具有祛痰、支气管舒张和免疫调节等作用，值得深入研究。⑥其他：稳定期慢阻肺患者忌用一氧化氮。不推荐使用血管内皮调节剂治疗合并肺动脉高压的慢阻肺患者。$\alpha_1$ 抗胰蛋白酶增加疗法对于无 $\alpha_1$ 抗胰蛋白酶缺乏的慢阻肺患者不推荐。对于非感染性急性加重和其他细菌感染的情况下不推荐使用抗生素。止咳药不推荐使用。

4. 氧疗

长期氧疗的目的是使患者在海平面水平静息状态下达到动脉氧分压($PaO_2$)≥60 mmHg和(或)使动脉血氧饱和度($SaO_2$)升至90%，这样才可维持重要器官的功能，保证周围组织的氧气供应。慢阻肺稳定期患者进行长期家庭氧疗，可以提高有慢性呼吸衰竭患者的生存率，对血流动力学、血液学特征、运动能力、肺生理和精神状态都会产生有益的影响。长期氧疗的指征如下：①

$PaO_2 \leqslant 7.3$ kPa(55 mmHg)或者 $SaO_2 \leqslant 88\%$，伴或不伴有在3周时间内至少发生两次的高碳酸血症；②$PaO_2$在7.3 kPa(55 mmHg)和8.0 kPa(60 mmHg)之间，或者≤$SaO_2$88%，合并有肺动脉高压、提示充血性心力衰竭的外周水肿，或者红细胞增多症(血细胞比容>55%)的证据。长期家庭氧疗一般是经鼻导管吸入氧气，流量1.0~2.0 L/min，每日吸氧持续时间>15 h。

5. 无创通气支持

无创通气已广泛用于极重度慢阻肺稳定期患者。无创通气联合长期氧疗对某些患者，尤其是在日间有明显高碳酸血症的患者或许有一定益处。无创通气可以改善生存率但不能改善生命质量。慢阻肺合并阻塞性睡眠呼吸暂停综合征的患者，应用持续正压通气在改善生存率和住院率方面有明确益处。

由于现有的研究结果不一致，目前尚未统一认识。对于有应用指征的患者，可以尝试应用NPPV，如果有效且依从性好(>4 h/d)，则继续应用。我国《无创正压通气临床应用专家共识》指出的稳定期COPD患者应用NPPV指征如下：①伴有乏力、呼吸困难、嗜睡等症状；②气体交换异常：$PaCO_2 \geqslant 55$ mmHg或在低流虽给氧情况下二氧化碳分压($PaCO_2$)为50~55 mmHg，伴有夜间 $SaO_2 < 88\%$ 的累计时间占监测时间的10%以上；③对支气管舒张药、糖皮质激素、氧疗等内科治疗无效。通常治疗2个月后重新评价，如果依从性好(>4 h/d)且治疗有效则继续应用。

6. 康复治疗

康复治疗对进行性气流受限、严重呼吸困难而很少活动的慢阻肺患者，可以改善其活动能力，提高生命质量，这是慢阻肺患者一项重要的治疗措施，是B组、C组、D组慢阻肺患者非药物治疗的关键之一。康复治疗包括呼吸生理治疗、肌肉训练、营养支持、精神治疗和教育等多方面措施。呼吸生理治疗包括帮助患者咳嗽，用力呼气以促进分泌物清除；使患者放松，进行缩唇呼吸及避免快速浅表呼吸，以帮助患者克服急性呼吸困难等措施。肌肉训练有全身性运动和呼吸肌锻炼，前者包括步行、登楼梯、踏车等，后者有腹式呼吸锻炼等。无论处于疾病哪一期的患者均可以从运动训练中获益，可以改善其运动耐量，减轻呼吸困难症状和疲劳感，甚至在一次康复计划完成后获益还将持续。一次有效的康复计划至少应该持续6周以上，持续的时间越长效果越明显，即使康复计划结束了获益也不会停止，如果患者能够在家里继续运动训练，那么将会保持比康复前更好的状态。所有的慢阻肺患者都能从规律的体育锻炼中获益，应鼓励患者保持一定量的体育活动。营养支持的要求应达到理想体重，同时避免摄入高糖类物和高热量饮食，以免产生过多二氧化碳。

7. 外科治疗

(1)肺大疱切除术：该手术对有指征的患者可减轻呼吸困难程度和改善肺功能，因此，术前胸部CT检查、动脉血气分析及全面评价呼吸功能对决定是否手术非常重要。

(2)肺减容术(LVRS)：该手术通过切除部分肺组织，减少肺过度充气，改善呼吸肌做功，可以提高患者的运动能力和健康状况，但不能延长寿命。对于上叶为主的肺气肿并且在治疗前运动水平很低的患者，与药物治疗相比，外科肺减容术可以使得患者明显获益。

(3)支气管镜肺减容术：对于重度气流受限、胸部CT示不均匀肺气肿及过度通气的慢阻肺患者，该手术可轻微改善肺功能、活动耐量和症状，但术后慢阻肺急性加重、肺炎和咯血情况相对较多，尚需更多的数据来明确适应证。GOLD2016提出，在无更多证据前，非手术经支气管镜肺减容技术不宜用于临床研究以外。

(4)肺移植术：尽管手术治疗不在相关的医保名录中，且价格不菲，但对于合适的、特定的、极重度的慢阻肺患者而言，肺移植术能够改善生活质量和其功能状态。

总之，慢阻肺稳定期的处理原则根据病情的严重程度不同，选择的治疗方法也有所不同。慢阻肺的诊断一旦确定，应当基于对患者当前症状和未来风险的个体化评估，对其进行以下有效治疗(图1-1)。

缓解症状
提高运动耐量 } 减少症状
改善健康状况

及

预防疾病进展
预防并治疗急性加重 } 降低风险
降低死亡率

**图1-1　慢阻肺的有效治疗评估**

临床医生应尽量以最小药物剂量治疗不良反应来实现上述目标。但由于慢阻肺患者经常伴有需要仔细鉴别和治疗的合并症，因此，要达到上述目标所面临的挑战是巨大的。

## 十二、慢阻肺急性加重期的管理

(一)指南要点

1. 慢阻肺急性加重的原因

慢阻肺急性加重可由多种原因所致，最常见的有气管、支气管感染，主要为病毒、细菌感染。环境、理化因素改变，稳定期治疗不规范等均可导致急性加重。

2. 慢阻肺急性加重的诊断和严重程度评价

慢阻肺急性加重的诊断主要依靠患者急性起病的临床过程，其特征是呼吸系统症状恶化超出日间的变异，并由此需要改变其药物治疗。主要表现有气促加重，常伴有喘息、胸闷、咳嗽加剧、痰量增加、痰液颜色和(或)黏度改变及发热等。

慢阻肺急性加重的评价基于患者的病史、反映严重程度的体征及实验室检查。

3. 慢阻肺急性加重的分级治疗

根据慢阻肺急性加重和(或)伴随疾病的严重程度，患者可以院外治疗、普通病房住院治疗和入住ICU治疗。

4. 慢阻肺急性加重的治疗

(1)控制性氧疗。

(2)支气管舒张药：单一吸入短效$\beta_2$受体激动药，或短效$\beta_2$受体激动药和短效抗胆碱能药物联合吸入，通常在慢阻肺急性加重时为优先选择的支气管扩张药。

(3)糖皮质激素：住院的慢阻肺急性加重患者宜在应用支气管舒张药基础上口服或静脉滴注糖皮质激素。推荐剂量为：泼尼松40 mg/d，疗程5天。

(4)抗菌药物：目前推荐抗菌药物治疗的指征：①呼吸困难加重、痰量增加和脓性痰是3个必要症状；②脓性痰在内的2个必要症状；③需要有创或无创机械通气治疗。3种临床表现出现2种加重但无痰液变脓或者只有1种临床表现加重的慢阻肺急性加重，一般不建议应用抗菌药物。

(5)抗病毒治疗：目前不推荐应用抗病毒药物治疗慢阻肺急性加重。

(6)呼吸兴奋药：目前慢阻肺急性加重患者发生呼吸衰竭时不推荐使用呼吸兴奋药。

(7)机械通气：可通过无创或有创方式实施机械通气，具体应用指征见表1-1、表1-2。

(8)辅助治疗：维持液体和电解质平衡；注意营养支持；注意痰液引流；识别及治疗合并症及并发症等。

(9)姑息治疗、终末期护理和临终关怀。

5. 慢阻肺急性加重并发症的处理

(1)慢阻肺急性加重并发心力衰竭；慢阻肺急性加重并发右心衰竭时，有效地控制呼吸道感染，应用支气管扩张药，改善缺氧和高碳酸血症，再配合适当应用利尿药，即可控制右心衰竭，通常无需使用强心药。

(2)慢阻肺急性加重并发心律失常；慢阻肺急性加重患者出现心律失常，主要治疗方法是识别和治疗引起心律紊乱的代谢原因——低氧血症、低钾血症、低镁血症、呼吸性酸中毒或碱中毒，以及治疗原发病。一般避免使用 β 受体阻滞药，因其能损害肺通气功能，但可应用选择性 $\beta_1$ 受体阻滞药治疗，如美托洛尔(metoprolol)或比索洛尔(bisoprolol)在特定情况下使用是安全的。

(3)慢阻肺急性加重并发肺栓塞；慢阻肺急性加重并发肺栓塞的诊断和治疗是临床工作中的难题，其诊断往往被延误，而且并发存在的肺栓塞常常为致死性的。如果高度怀疑慢阻肺急性加重并发肺栓塞，临床上需同时处理慢阻肺急性加重和肺栓塞。

6. 慢阻肺急性加重的预防。

慢阻肺急性加重通常是可以预防的。戒烟、流感疫苗接种和肺炎球菌疫苗接种、掌握药物吸入技术等现有治疗的相关知识，长效支气管扩张药治疗联合或不联合吸入糖皮质激素，应用磷酸二酯酶-4 抑制药，均可减少慢阻肺急性加重的发生和住院次数。

(二)指南解读

慢阻肺急性加重(AECOPD)的定义为：短期内患者的呼吸道症状加重(典型表现为呼吸困难、咳嗽、痰量增多和(或)痰液呈脓性)，超出了其日常的波动范围，需要更改药物治疗。导致患者急性加重的最常见原因是呼吸道感染(病毒或细菌感染)。慢阻肺急性加重是一种临床除外诊断，临床和(或)实验室检查没有发现其他可以解释的特异疾病(例如肺炎、充血性心力衰竭、气胸、胸腔积液、肺栓塞和心律失常等)。

慢阻肺急性加重是慢阻肺疾病病程的重要组成部分,因为急性加重可降低患者的生命质量,使症状加重、肺功能恶化,数周才能恢复,加快患者肺功能下降速率,特别是与住院患者的病死率增加相关,加重社会经济负担。

慢阻肺患者每年发生 0.5～3.5 次的急性加重,慢阻肺急性加重(慢阻肺急性加重)是慢阻肺患者死亡的重要因素,也是慢阻肺患者医疗费的主要支出部分。例如,2006 年美国慢阻肺急性加重住院病死率为 4.3%,每人平均住院费用高达 9545 美元。国内研究表明,慢阻肺急性加重住院患者每人每次平均住院费用高达 11598 元人民币。尤其因慢阻肺急性加重死亡的患者在末次住院期间的医疗支出显著增加,这与生命支持等诊治措施的费用居高不下有关。慢阻肺急性加重对患者的生活质量、疾病进程和社会经济负担产生严重的负面影响。因此,预防、早期发现和科学治疗慢阻肺急性加重是临床上的一项重大和艰巨的医疗任务。

1. 慢阻肺急性加重的原因

慢阻肺急性加重可由多种原因所致,最常见的有气管、支气管感染,主要为病毒、细菌感染。部分病例急性加重的原因难以确定,一些患者表现出急性加重的易感性,每年急性加重≥2 次,被定义为频繁急性加重。环境、理化因素改变,稳定期治疗不规范等均可导致急性加重。但约 1/3 的慢阻肺急性加重病例急性加重的原因尚难以确定。

2. 慢阻肺急性加重的诊断和严重程度评价

慢阻肺急性加重的诊断主要依靠患者急性起病的临床过程,其特征是呼吸系统症状恶化超出日间的变异,并由此需要改变其药物治疗。主要表现有气促加重,喘息、咳嗽加剧、痰量增加、痰液颜色和(或)黏度改变及发热等,也可出现胸闷、全身不适、失眠、嗜睡、疲乏、抑郁和意识不清等症状。当患者出现运动耐力下降、发热和(或)胸部影像学异常时也可能为慢阻肺急性加重的征兆。慢阻肺急性加重是一种临床除外诊断，临床和(或)实验室检查排除可以解释这些症状的突然变化的其他特异疾病。气促加重，咳嗽痰量增多及出现脓性痰常提示有细菌感染。咳嗽和咳痰的增加与轻至重度慢阻肺患者死亡率增加相关。

10% ~30%显著急性加重的慢阻肺患者治疗效果差。对于这些病例应重新评估是否存在容易与慢阻肺急性加重混淆的其他疾病，例如肺炎、充血性心力衰竭、气胸、胸腔积液、肺栓塞和心律失常等。药物治疗依从性差也可引起症状加重，与真正的急性加重难以区分。血脑钠肽水平升高结合其他临床资料，可以将由充血性心力衰竭而引起的急性呼吸困难与慢阻肺急性加重区分开来。

慢阻肺急性加重的评价基于患者的病史、反映严重程度的体征(表1-10)及实验室检查。病史包括慢阻肺气流受限的严重程度、症状加重或出现新症状的时间、既往急性加重次数(总数/住院次数)、合并症、目前治疗方法和既往机械通气使用情况。与急性加重前的病史、症状、体征、肺功能测定、动脉血气检测结果和其他实验室检查指标进行对比，对判断慢阻肺急性加重及其严重程度评估甚为重要。对于严重慢阻肺患者，意识变化是病情恶化和危重的指标，一旦出现需及时送医院救治。是否出现辅助呼吸肌参与呼吸运动，胸腹矛盾呼吸、发绀、外周水肿、右心衰竭和血流动力学不稳定等征象，也有助于判定慢阻肺急性加重的严重程度。

表 1－10 慢阻肺急性加重评估(病史和体征)

| 病史 | 体征 |
| --- | --- |
| $FEV_1$的严重程度<br>病情加重或新症状出现的时间<br>既往加重次数(急性加重，住院)<br>合并症<br>目前稳定期的治疗方案<br>既往应用机械通气的资料 | 辅助呼吸肌参与呼吸运动<br>胸腹矛盾运动<br>进行性加重或新出现的中心性发绀<br>外周水肿<br>血流动力学不稳定<br>右心衰竭征象<br>反应迟钝 |

肺功能测定：不建议在急性加重发作时，对患者进行肺功能检查。因为此类患者难以完成该项检查，且检查结果也不够准确。

动脉血气分析：静息状态下在海平面呼吸空气条件下，$PaO_2$ <8.0 kPa(60 mmHg)和(或)$PaCO_2$ >6.7 kPa(50 mmHg)，提示有呼吸衰竭。

胸部影像学和心电图检查：胸部 X 线检查有助于鉴别慢阻肺急性加重与其他具有类似症状的疾病。心电图对诊断患者合并存在的心脏疾病如心律失常、心肌缺血和右心室肥厚有所帮助。增强 CT 肺动脉血管成像对诊断肺栓塞有重要价值，血浆 D－二聚体阴性有助于排除低危患者的急性肺动脉栓塞，核素通气灌注扫描对发现段以下肺动脉栓塞有一定诊断价值。低血压或高流量吸氧后 $SaO_2$ 不能升至 60 mmHg 以上则提示可能存在肺栓塞，如果临床上高度怀疑慢阻肺急性加重合并肺栓塞而检查条件受限时，则应同时处理慢阻肺急性加重和肺栓塞。

其他实验室检查：血红细胞计数及血细胞比容有助于了解有无红细胞增多症或贫血、出血。部分患者血白细胞计数增高及中性粒细胞核左移可为气道感染提供佐证，但通常慢阻肺急性加重患者白细胞计数并无明显改变。

应进行痰培养及细菌药物敏感性试验，指导抗生素治疗。降钙素原Ⅲ是细菌感染的特异性标志物，可能有助于决定是否使用抗生素。此外，血液生化检查有助于确定引起慢阻肺急性加重的其他因素，如电解质紊乱（低钠、低钾和低氯血症等）、糖尿病危象或营养不良等，也可发现合并存在的代谢性酸碱失衡。

至今还没有一项单一的生物标志物可应用于慢阻肺急性加重的临床诊断和评估。以后期待有一种或一组生物标记物可以用来进行更精确的病因学诊断。

3. 慢阻肺急性加重的分级治疗

慢阻肺急性加重的治疗目标为最小化本次急性加重的影响，预防再次急性加重的发生。根据慢阻肺急性加重和（或）伴随疾病的严重程度，患者可以院外治疗或住院治疗，多数患者可以使用支气管舒张药、激素和抗生素在院外治疗。

（1）院外治疗：慢阻肺急性加重早期、病情较轻的患者可以在院外治疗，但需注意病情变化，及时决定送医院治疗的时机。

（2）普通病房住院治疗：病情严重的慢阻肺急性加重患者需要住院治疗。

到医院就医或普通病房住院治疗的指征见表1－11。而患者转诊的指征，以及慢阻肺患者住院期间的治疗方案等，则主要取决于当地的医疗资源状况，以及当地医院的设施等。

（3）慢阻肺急性加重患者收入ICU的指征：①严重呼吸困难且对初始治疗反应不佳；②意识障碍（如嗜睡、昏迷等）；③经氧疗和无创机械通气低氧血症（$PaO_2 < 50$ mmHg）仍持续或呈进行性恶化，和（或）高碳酸血症（$PaCO_2 > 70$ mmHg）无缓解甚至恶化，和（或）严重呼吸性酸中毒（pH＜7.30）无缓解，甚至恶化；④需要有创机械通气；⑤血流动力学不稳定，需要使用升压药。

**表 1－11 患者需要进行住院评估或收住院的情况**

| |
|---|
| 症状明显加重 |
| 潜在的严重慢阻肺 |
| 有新的体征出现 |
| 急性加重发作且经初始治疗失败 |
| 存在严重的合并症 |
| 存在频繁的急性加重发作 |
| 高龄 |
| 家庭支持不足 |

4. 慢阻肺急性加重的治疗

(1)控制性氧疗：氧疗是治疗慢阻肺急性加重期住院患者的一个重要部分，以改善患者的低氧血症、保证 88% ~92% 氧饱和度为目标，但吸入氧浓度不宜过高。氧疗 30 ~60 分钟后应进行动脉血气分析，以确定氧合满意而无二氧化碳潴留或酸中毒。给氧途径包括鼻导管或 Venturi 面罩，其中 Venturi 面罩更能精确地调节吸入氧浓度，但患者难以耐受。

(2)支气管舒张药：单一吸入短效 $\beta_2$ 受体激动药，或短效 $\beta_2$ 受体激动药和短效抗胆碱能药物联合吸入，通常在慢阻肺急性加重时为优先选择的支气管扩张药。这些药物可以改善临床症状和肺功能，应用雾化吸入疗法吸入短效支气管扩张药可能更适合于慢阻肺急性加重患者。而长效支气管扩张药合并或不合并吸入糖皮质激素在急性加重时的治疗效果不确定。茶碱仅适用于短效支气管扩张药效果不好的患者，不良反应较常见。由于 $\beta_2$ 受体激动药、抗胆碱能药物及茶碱类药物的作用机制及药代动力学特点不同，且分别作用于不同级别的气道，所以联合用药的支气管舒张作用更强。

短效支气管扩张药雾化溶液：临床上常用短效支气管扩张药雾化溶液如下：吸入用硫酸沙丁胺醇溶液、异丙托溴铵雾化吸入溶液、吸入用复方异丙托溴铵溶液等。应用短效 $\beta_2$ 受体激动药及抗胆碱能药物时，以吸入用药为佳。由于慢阻肺患者在急性加重期往往存在严重呼吸困难、运动失调或感觉迟钝，因此以使用压力喷雾器较合适。如果压力喷雾器由空气驱动，吸入时患者低氧血症可能会加重，如果由氧气驱动，需注意避免吸入氧浓度($FiO_2$)过高。患者接受机械通气治疗时，可通过特殊接合器进行吸入治疗。由于药物颗粒可沉淀在呼吸机管道内，因此所需药量为正常的 2 ~4 倍。

静脉使用甲基黄嘌呤类药物(茶碱或氨茶碱)：该类药物为二线用药，适用于对短效支气管扩张药疗效不佳以及某些较为严重的慢阻肺急性加重患者。茶碱类药物扩张支气管的作用不如 $\beta_2$ 受体激动药和抗胆碱能药物，但如果在 $\beta_2$ 受体激动药、抗胆碱能药物治疗 12 ~24 小时后，病情无改善则可加用茶碱。

(3)糖皮质激素：住院的慢阻肺急性加重患者宜在应用支气管舒张药基础上，口服或静脉滴注糖皮质激素。经静脉应用糖皮质激素治疗急性加重的患者显示，其可改善症状、肺功能、动脉低氧血症、降低治疗失败率，可缩短患者的康复时间和缩短住院天数。一项荟萃分析显示，全身糖皮质激素可预防后续的急性加重，并且当全身糖皮质激素用于治疗急性加重时，其可减少因慢阻肺反复急性加重导致的 30 天住院率。糖皮质激素剂量要权衡疗效及安全性，推荐剂量为：泼尼松 40 mg/d，疗程 5 天。

(4)抗菌药物：虽然导致急性加重的病原体可能是病毒或细菌，但急性加重期是否应用抗菌药物仍存在争议。目前推荐抗菌药物治疗的指征：①呼吸困难加重、痰量增加和脓性痰是 3 个必要症状；②脓性痰在内的 2 个必要症状；③需要有创或无创机械通气治疗。3 种临床表现出现 2 种加重但无痰液变脓或者只有 1

种临床表现加重的慢阻肺急性加重，一般不建议应用抗菌药物。

临床上应用何种类型的抗菌药物要根据当地细菌耐药情况选择，对于反复发生急性加重、严重气流受限和(或)需要机械通气的患者应进行痰培养，因为此时可能存在革兰阴性杆菌(如假单胞菌属或其他耐药菌株)感染并出现抗菌药物耐药。住院的慢阻肺急性加重患者在病原学检查时，痰培养或气管吸取物(机械通气患者)可以替代支气管镜用于评价细菌负荷和潜在的致病微生物。药物治疗途径(口服或静脉给药)取决于患者的进食能力和抗菌药物的药代动力学特点，最好给予口服治疗。呼吸困难改善和脓痰减少提示治疗有效。抗菌药物的推荐治疗疗程为5~10天。

临床上选择抗生素要考虑有无铜绿假单胞菌感染的危险因素：①近期住院史；②经常(>4次/年)或近期(近3个月内)抗菌药物应用史；③病情严重($FEV_1$占预计值% <30%)；④应用口服类固醇激素(近2周服用泼尼松>10 mg/d)。

初始抗菌治疗的建议：①对无铜绿假单胞菌感染危险因素者，主要依据急性加重严重程度、当地耐药状况、费用和潜在的依从性选择药物，病情较轻者推荐使用青霉素、阿莫西林加或不加用克拉维酸、大环内酯类、氟喹诺酮类、第1代或第2代头孢菌素类抗生素，一般可口服给药，病情较重者可用β内酰胺类/酶抑制药、第2代头孢菌素类、氟喹诺酮类和第3代头孢菌素类；②有铜绿假单胞菌感染危险因素者如能口服，则可选用环丙沙星片剂，需要静脉用药时可选择环丙沙星、抗铜绿假单胞菌的β内酰胺类，不加或加用酶抑制药，同时可加用氨基苷类药物；③应根据患者病情的严重程度和临床状况是否稳定选择使用口服或静脉用药，静脉用药3天以上，如病情稳定可以改为口服。

(5)抗病毒治疗：目前不推荐应用抗病毒药物治疗慢阻肺急性加重。

(6)呼吸兴奋药：目前慢阻肺急性加重患者发生呼吸衰竭时不推荐使用呼吸兴奋药。

(7)机械通气：可通过无创或有创方式实施机械通气，无论何种方式都只是生命支持的一种手段，在此条件下，积极药物治疗消除慢阻肺急性加重的原因，使急性呼吸衰竭得到逆转。进行机械通气的患者应有动脉血气监测。

无创通气：根据病情需要可首选此方法，慢阻肺急性加重期患者应用无创通气可降低 $PaCO_2$，降低呼吸频率、呼吸困难程度，减少呼吸机相关肺炎等并发症和住院时间，更重要的是降低病死率和插管率。使用无创通气要掌握合理的操作方法，提高患者的依从性，避免漏气，通气压力应从低水平开始逐渐升至适当水平，还应采取其他有利于降低 $PaCO_2$ 的方法，提高无创通气效果，具体应用指征见表 1－12。无创通气治疗慢阻肺急性加重时的监测内容见表 1－13。

有创通气：在积极的药物和无创通气治疗后，患者的呼吸衰竭仍进行性恶化，出现危及生命的酸碱失衡和(或)意识改变时，宜用有创机械通气治疗，待病情好转后，可根据情况采用无创通气进行序贯治疗，具体应用指征见表 1－14。在决定终末期慢阻肺患者是否使用机械通气时，还须充分考虑到病情好转的可能性，患者本人及其亲属的意愿，以及强化治疗条件是否许可。使用最广泛的 3 种通气模式包括同步持续指令通气(SIMV)、压力支持通气(PSV)和 SIMV 与 PSV 联合模式(表 1－15)。由于慢阻肺患者广泛存在内源性呼气末正压，导致吸气功耗增加和人机不协调，因此，可常规加用适度的外源性呼气末正压(PEEP)，压力约为内源性呼气末正压的 70%～80%。慢阻肺患者的撤机过程可能会遇到困难，需设计和实施周密的撤机方案。无创通气也被用于帮助早期撤机，并取得初步的良好效果。

**表 1-12 无创通气在慢阻肺急性加重期的应用指征**

适应证：具有下列至少 1 项
呼吸性酸中毒[动脉血 pH≤7.35 和(或) $PaCO_2$ >45 mmHg]
严重呼吸困难且具有呼吸肌疲劳或呼吸功增加的临床征象，或两者皆存在，如使用辅助呼吸肌、腹部矛盾运动或肋间隙凹陷
禁忌证(符合下列条件之一)
呼吸抑制或停止
心血管系统功能不稳定(低血压、心律失常和心肌梗死)
嗜睡、意识障碍或患者不合作
易发生误吸(吞咽反射异常、严重上消化道出血)
痰液黏稠或有大量气道分泌物
近期曾行面部或胃食管手术、头面部外伤
固有的鼻咽部异常
极度肥胖
严重胃肠胀气

注：1 mmHg = 0.133 kPa

**表 1-13 无创通气治疗慢阻肺急性加重时的监测内容**

| 一般生命体征 | 一般状态，神志改变等 |
|---|---|
| 呼吸系统 | 呼吸困难的程度、呼吸频率、胸腹活动度、辅助呼吸肌活动、呼吸音、人机协调性等 |
| 循环系统 | 心率、心律和血压等 |
| 通气参数 | 潮气量、压力、频率、吸气时间、漏气量等 |
| 血气和血氧饱和度 | $SPO_2$、pH、$PaCO_2$、$PaO_2$等必须严密关注患者排痰能力，依据病情及痰量，定时去除面罩，进行痰液引流，鼓励咳痰痰液引流胃肠胀气、误吸、面罩压迫、口鼻咽干燥、鼻面部皮肤压伤、排痰障碍、不耐受、恐惧(幽闭症)、气压伤等 |
| 不良反应 | 胃肠胀气、误吸、面罩压迫、口鼻咽干燥、鼻面部皮肤压伤、排痰障碍、不耐受、恐惧(幽闭症)、气压伤等 |

**表1－14　有创机械通气在慢阻肺急性加重期的应用指征**

| |
|---|
| 不能耐受无创通气，或无创通气失败，或存在使用无创通气的禁忌证 |
| 呼吸或心跳骤停 |
| 呼吸暂停导致意识丧失或窒息 |
| 意识模糊、镇静无效的精神运动性躁动 |
| 严重误吸 |
| 持续性气道分泌物排出困难 |
| 心率 $<50$ 次/min 且反应迟钝 |
| 严重的血流动力学不稳定，补液和血管活性药无效 |
| 严重的室性心律失常 |
| 危及生命的低氧血症，且患者不能耐受无创通气 |

**表1－15　慢阻肺急性加重并发呼吸衰竭时的有创通气治疗**

| 与患者的连接 | 气管插管或气管切开 |
|---|---|
| 通气方式 | 辅助控制通气，同步间歇指令通气，压力支持通气 |
| 最初治疗目标 | 气体交换得到改善，呼吸肌群得到休息 |
| 呼吸机参数 | 潮气量：7～9 mL/kg，通气频率：10～15 次/min，吸呼比：1∶2/1∶3，吸气流速（$>60$ L/min）吸入氧浓度能使 $SaO_2>90\%$<br>最小的 PEEPe，吸气末平台压 $<30$ $cmH_2O$<br>如有必要可采用允许性高碳酸血症的策略 |
| 主要缺点 | 气管插管和气管切开的并发症<br>肺泡过度充气的危险、气压伤<br>妨碍患者摄取足够的营养、妨碍患者活动 |

（8）辅助治疗：可根据患者的病情适当选用。在监测出入量和电解质的情况下适当补充液体和电解质，注意维持液体和电解质平衡（对于使用利尿药者尤须注意）；注意营养支持，不能进食

者需经胃肠补充要素饮食或给予静脉高营养。此外，还应注意痰液引流，积极排痰治疗（如刺激咳嗽、叩击胸部、体位引流和湿化气道等），识别及治疗合并症（如冠心病、糖尿病和高血压等）及其并发症（如休克、弥散性血管内凝血和上消化道出血等）。

（9）姑息治疗、终末期护理和临终关怀：慢阻肺这种疾病的发展规律通常是，患者的症状改善但是健康状态持续下降，急性发作突然发生并且增加了死亡的风险。在住院的急性发作的慢阻肺患者中，进展的呼吸衰竭、心血管疾病、恶性肿瘤和其他疾病是患者死亡的首要原因。因此，姑息治疗、终末期护理和临终关怀是进展期慢阻肺患者治疗的重要组成部分。姑息治疗是在传统疾病治疗模式基础上的延伸，其目的是尽可能地防止和缓解患者痛苦，保证患者获得最佳生活质量，主要内容是提高患者生活质量、优化功能、帮助患者选择终末期治疗方式、向患者提供情绪和精神支持。姑息治疗可以提高晚期患者生活质量、减少症状甚至可以延长部分患者生存期。家庭养护治疗主要集中在患者之家、专门的安宁养护医院或者护理之家等机构，对疾病终末期患者提供服务。对支气管扩张药治疗无效且在休息时即有呼吸困难、住院和急诊就诊次数增加的进行性加重的晚期慢阻肺急性加重患者，应该对其提供家庭养护治疗。

5. 慢阻肺急性加重并发症的处理

（1）慢阻肺急性加重并发心力衰竭：慢阻肺急性加重并发右心衰竭时，有效地控制呼吸道感染，应用支气管扩张药，改善缺氧和高碳酸血症，再配合适当应用利尿药，即可控制右心衰竭，通常无需使用强心药。但对某些慢阻肺急性加重患者，在呼吸道感染基本控制后，单用利尿药不能满意地控制心力衰竭时或患者合并左心室功能不全时，可考虑应用强心药治疗。

利尿药的应用：适于顽固性右心衰竭、明显水肿及合并急性左心衰竭的慢阻肺急性加重患者。一般选用缓慢或中速利尿药，通过应用利尿药来减少血容量及减轻肺水肿，从而改善肺泡通气及动脉血氧张力。在应用利尿药时，不应过快及过猛，以避免血液浓缩，痰黏稠而不易咳出。长期应用利尿药还可产生低钾血症，促进肾对碳酸氢钠的再吸收，从而产生代谢性碱中毒，抑制呼吸中枢和加重呼吸衰竭。

强心药的应用：慢阻肺急性加重并发右心衰竭并不是应用强心药的指征，因为强心药对这些患者缺乏疗效，原因有：①肺血管收缩导致肺血管阻力增加；②右心室前负荷降低，导致心输出量下降；③应用强心药还会增加心律失常的危险；④应用强心药不能提高右心室射血分数和改善运动耐量。因此对慢阻肺急性加重并发右心衰竭的患者不主张常规应用强心药。慢阻肺急性加重患者并发左心室功能障碍时可适当应用，但需十分小心。这是因为慢阻肺患者长期处于缺氧状态，对洋地黄的耐受性低，治疗量与中毒量相当接近，容易发生毒性反应，引起心律失常。使用强心药时剂量宜小。

（2）慢阻肺急性加重并发心律失常：慢阻肺急性加重患者出现心律失常，既可由疾病本身及其引起的代谢异常，如感染、缺氧、高碳酸血症、电解质紊乱，也可为医源性引起，如洋地黄过量、拟交感神经药和茶碱的使用、右心导管术等。与原发性心脏病不同，慢阻肺急性加重患者的心律紊乱如果不对生命构成立即威胁，那么主要治疗方法是识别和治疗引起心律紊乱的代谢原因，如低氧血症、低钾血症、低镁血症、呼吸性酸中毒或碱中毒，以及治疗原发病。只要纠正上述诱因，心律失常即可消失。当诱因不能去除或在纠正上述诱因之后仍有心律失常时，可考虑应用抗心律失常药物。一般避免使用β受体阻滞药，因其能损害肺通气功能，但可应用选择性 $\beta_1$ 受体阻滞药治疗，如美托洛尔（metoprolol）或比索洛尔（bisoprolol）在特定情况下使用是安全的。

（3）慢阻肺急性加重并发肺栓塞：慢阻肺是肺栓塞的一项重

要危险因素，慢阻肺急性加重患者并发肺栓塞的发病率高达24.7%，在住院治疗的慢阻肺急性加重患者中尤为突出。因此，应加强此类患者血栓形成的预防性治疗；对卧床、红细胞增多症或脱水的患者，无论是否有血栓栓塞性疾病史，均需考虑使用肝素或低分子肝素抗凝治疗。慢阻肺急性加重并发肺栓塞的诊断和治疗是临床工作中的难题，其诊断往往被延误，而且并发存在的肺栓塞常常为致死性的。如果高度怀疑慢阻肺急性加重并发肺栓塞，临床上需同时处理慢阻肺急性加重和肺栓塞。

6. 慢阻肺急性加重的出院和预防

(1)出院标准：①临床医生认为患者可以适应在家中治疗；②患者能够使用长效支气管扩张药，应用 $\beta_2$ 受体激动药和(或)抗胆碱药，联合或不联合吸入糖皮质激素进行稳定期吸入治疗；吸入短效 $\beta_2$ 受体激动药应少于每 4 小时 1 次；③如果患者以前没有卧床，需能在室内行走；④患者能够进食，且睡眠不受呼吸困难影响；⑤患者临床稳定 12 ~ 24 小时；⑥动脉血气分析稳定 12 ~ 24 小时；⑦患者(或家庭保姆)完全明白稳定期药物的正确使用方法；⑧随访和家庭护理计划安排妥当(如随访社区医生、家庭氧疗等)。慢阻肺急性加重患者出院时，应该已明确制定了有效的长期家庭维持药物治疗方案，也就是慢阻肺稳定期药物治疗的方案。对患者的药物吸入技术进行再次培训，并针对慢阻肺稳定期维持治疗方案的疗效进行宣教。指导如何停止糖皮质激素和抗菌药物治疗；评价是否需要长期氧疗；确定已安排4 ~ 8 周后随访；提供合并症的处理和随访计划。

(2)随访项目：患者出院后 6 周随访时评价患者对家庭日常生活环境的适应能力；检测肺功能($FEV_1$)；对患者的药物吸入技术进行再次评价以及评估患者对治疗方案的理解程度。并对是否需要长期氧疗和(或)家庭雾化治疗进行再评价，考查患者体力活动和日常活动的能力，可进行呼吸困难指数或慢阻肺评估测试的问卷调查，以及了解患者合并症的情况。如果社区医生能够进行家庭随访，那么因急性加重而住院的慢阻肺患者可尽早出院，而再住院率也不会增加。制定治疗计划可以增加合理的干预，缩短急性加重的康复时间。急性加重过程中存在低氧血症的患者，出院前和以后3个月均应检测动脉血气分析和(或)指脉氧饱和度。如患者仍存在低氧血症则需要长期氧疗。

(3)预防：慢阻肺急性加重通常是可以预防的。戒烟、流感疫苗接种和肺炎球菌疫苗接种、掌握药物吸入技术等现有治疗的相关知识，长效支气管扩张药治疗联合或不联合吸入糖皮质激素，应用磷酸二酯酶-4抑制药，均可减少慢阻肺急性加重的发生和住院次数(表1-16)。

**表1-16　减少慢阻肺急性加重发生频率和住院次数的预防措施**

| 药物预防 | 非药物预防 |
|---|---|
| 吸入糖皮质激素<br>氟替卡松、布地奈德<br>吸入长效支气管扩张药<br>茚达特罗、沙美特罗、福莫特罗、噻托溴铵<br>磷酸二酯酶-4抑制药<br>罗氟司特<br>茶碱<br>黏液溶解剂<br>氨溴索、厄多司坦、羧甲司坦<br>抗氧化药药物<br>N-乙酰半胱氨酸<br>免疫调节剂<br>疫苗<br>流感疫苗和肺炎球菌疫苗接种 | 戒烟<br>家庭氧疗<br>无创通气支持<br>肺康复<br>肺减容术 |

必须指出，上述预防措施对慢阻肺急性加重不一定完全有

效，尚需要探索和研发更为有效的预防慢阻肺急性加重的新药物和新方法。虽然文献报道，大环内酯类抗生素治疗能够预防慢阻肺急性加重，改善患者的生活质量和临床症状。但2013年GOLD颁布的慢阻肺全球策略明确指出："持续预防性应用抗生素对慢阻肺急性加重无效。近期应用阿奇霉素每日1次治疗，表明有减少急性加重的效果。然而，考虑效应和不良反应的关系，现在不能推荐这种治疗"。

依据慢阻肺急性加重的临床表型和生物标志物，预测和指导慢阻肺急性加重的治疗是当今临床上的一个热点研究课题，也就是"表型-特异性慢阻肺急性加重"处理。临床上可以将慢阻肺急性加重分成"嗜酸粒细胞型"表型和"细菌型"表型，按照不同的表型，可以进行慢阻肺急性加重的糖皮质激素的定向目标治疗和抗生素的目标定向治疗。这些探索均提示慢阻肺急性加重的治疗需要个体化处理。

## 十三、慢阻肺与合并症

### （一）指南要点

慢阻肺常与其他疾病并存（合并症），合并症会对慢阻肺的预后产生重大影响。最常见的是心血管疾病（包括缺血性心脏病、心力衰竭、心房颤动、高血压等）、抑郁和骨质疏松等，这些合并症可发生在轻度、中度、重度及严重气流受限的患者中。治疗合并症应依据各种疾病指南，治疗方法与未合并慢阻肺者相同，总体来说，合并症的存在不应改变慢阻肺的治疗，而合并症治疗也不应受到慢阻肺的影响。

### （二）指南解读

慢阻肺常与其他疾病并存（合并症），合并症会对慢阻肺的预后产生重大影响。最常见的是心血管疾病、抑郁和骨质疏松，这些合并症可发生在轻度、中度、重度及严重气流受限的患者中，对疾病的进展产生显著影响，对住院率和病死率也有影响。例如，同时患有慢阻肺和心力衰竭的患者，则心力衰竭恶化可影响慢阻肺急性加重。骨质疏松症、焦虑/抑郁和认知功能障碍往往不能被及时诊断，存在上述合并症会导致患者生活质量下降，往往提示预后较差。因此，应努力发现患者的合并症并给予适当的治疗。治疗合并症应依据各种疾病指南，治疗方法与未合并慢阻肺者相同，总体来说，合并症的存在不应改变慢阻肺的治疗，而合并症治疗也不应受到慢阻肺的影响。

1. 心血管疾病

心血管疾病是慢阻肺的主要合并症，也是慢阻肺最常见和最重要的合并症。心脏选择性 β 受体阻滞药不应在慢阻肺患者中禁用，慢阻肺合并心血管常见的疾病有：

(1)缺血性心脏病：慢阻患者合并缺血性心脏病较为常见，但慢阻肺患者发生心肌损伤易被忽略，因而缺血性心脏病在慢阻肺患者中常诊断不足。治疗此类患者的缺血性心脏病应按照缺血性心脏病指南进行。无论是治疗心绞痛或是心肌梗死，应用选择性 $β_1$ 受体阻滞药治疗是安全的，如有应用指征，则益处多于潜在风险，即使重症慢阻肺患者也是如此。治疗此类患者的慢阻肺应按照慢阻肺的常规治疗进行。合并不稳定心绞痛时应避免使用大剂量 β 受体激动药。

(2)心力衰竭：这也是常见的慢阻肺合并症，约有 30% 的慢阻肺稳定期患者合并不同程度的心力衰竭，心力衰竭恶化要与慢阻肺急性加重进行鉴别诊断。此外，约有 30% 的心力衰竭患者合并慢阻肺，合并慢阻肺常是急性心力衰竭患者住院的原因。心力衰竭、慢阻肺和哮喘是患者呼吸困难的常见原因，易被混淆。临床上处理上述合并症时需要格外小心。治疗此类患者的心力衰竭应按照心力衰竭指南进行，选择性 β 受体阻滞药可显著改善心力衰竭患者的生存率，一般而言，也是安全的。通常选择性 β 受体阻滞药优于非选择性 β 受体阻滞药，选择性 $\beta_1$ 受体阻滞药治疗心力衰竭的优越性明显高于潜在风险；患者的慢阻肺治疗应按照慢阻肺指南进行，但对重症心力衰竭患者进行慢阻肺治疗时需密切随诊。

(3)心房颤动：这是最常见的心律失常，慢阻肺患者中心房颤动的发生率增加。由于疾病共同存在，造成明显的呼吸困难与活动能力下降。治疗心房颤动应按照心房颤动指南进行，如应用 β 受体阻滞药，应优先应用选择性 $\beta_1$ 受体阻滞药；慢阻肺的治疗应按照慢阻肺常规进行，但应用大剂量 β 受体激动药治疗时应格外小心。

(4)高血压：高血压是慢阻肺患者最常见的合并症，对疾病的进展产生很大影响。治疗慢阻肺患者的高血压应按照高血压指南进行，可选用选择性 $\beta_1$ 受体阻滞药；治疗此类患者的慢阻肺应按照慢阻肺常规进行。

总之，目前尚无证据表明，慢阻肺与上述 4 种心血管疾病同时存在时，心血管疾病的治疗或慢阻肺的治疗与常规治疗会有所不同。

2. 骨质疏松

骨质疏松是慢阻肺的主要合并症，多见于肺气肿患者。在体重指数下降和无脂体重降低的慢阻肺患者中，骨质疏松也较为多见。慢阻肺患者合并骨质疏松时，应按照骨质疏松常规指南治疗骨质疏松；骨质疏松患者合并慢阻肺时，其稳定期治疗与常规治疗相同。全身应用激素治疗显著增加骨质疏松的风险，应避免在慢阻肺急性加重时反复使用激素治疗。

3. 焦虑和抑郁

焦虑和抑郁常发生于较年轻、女性、吸烟、$FEV_1$较低、咳嗽、圣乔治呼吸问卷评分较高及合并心血管疾病的患者，应分别按照焦虑和抑郁及慢阻肺指南进行常规治疗，要重视肺康复对这类患者的潜在效应，体育活动对抑郁患者通常有一定的疗效。抑郁是未执行康复计划的危险因素。

4. 肺癌

肺癌在慢阻肺患者中很常见。研究已证实，肺癌是轻度慢阻肺患者最常见的死亡原因。慢阻肺患者合并肺癌的治疗应按照肺癌指南进行，但由于慢阻肺患者的肺功能明显降低，肺癌的外科手术常受到一定限制；肺癌患者合并慢阻肺的治疗与慢阻肺常规治疗相同。

5. 感染

重症感染，尤其是呼吸道感染在慢阻肺患者中常见。慢阻肺患者合并感染时，应用大环内酯类抗生素治疗可增加茶碱药物的血浓度，反复应用抗生素可能增加抗生素耐药的风险。如慢阻肺患者在吸入激素治疗时反复发生肺炎，则应停止吸入激素治疗，以便观察是否为吸入激素导致的肺炎。

6. 代谢综合征和糖尿病

慢阻肺患者合并代谢综合征和糖尿病较为常见，且糖尿病对慢阻肺病情进展有一定影响，对患者的预后产生影响。。治疗此类患者应按照糖尿病常规指南进行，糖尿病患者合并慢阻肺时的治疗也与慢阻肺常规相同。

7. 其他

胃食管反流病(GERD)是一种全身性合并症，会对肺部病变产生影响。随着CT在慢阻肺患者中应用越来越广泛，不少既往通过X线检查而被漏诊的支气管扩张症得到了明确诊断。合并支气管扩张症会导致慢阻肺急性加重病程延长、死亡率上升。

## 十四、小结

目前，我国慢阻肺位于城市人口死亡原因的第4位，农村人口死亡原因的第3位。患病人数的增加及住院次数的增加，其诊疗费用越来越大，加之慢阻肺患者劳动能力下降等，我国慢阻肺的负担很大。但是有相当一部分慢阻肺患者没有得到及时诊断，而且治疗不规范，特别是农村地区。我们临床医生应该高度重视，尤其是基层医院医生，对慢阻肺的规范化诊治仍需进一步熟悉。本章旨在加深临床医生对《慢性阻塞性肺疾病诊治指南》《慢性阻塞性肺疾病急性加重（AECOPD）诊治中国专家共识》以及《无创正压通气临床应用专家共识》的认识及理解，为临床医生正确诊断及治疗慢阻肺提供帮助。

## 参考文献

[1] GOLD Executive Committee. Global strategy for the diagnosis, management, and prevention of chronic obstructive pulmonary disease (Revised 2015) · http: // www. goldcopd. com.

[2] GOLD Executive Committee. Global strategy for the diagnosis, management, and prevention of chronic obstructive pulmonary disease (Revised 2016) · http: // www. goldcopd. com.

[3] peng Y, Mei Z, YichongL, e tal. Prevalence of COPD and itsassociation with socioeconomic status in China Chronic Disease Risk Factor Surveillance 2007 [J]. BMC Health, 2011(11): 1471 - 2458.

[4] Rabe KF, Hurd S, Anzueto A, e tal. Global strategy for the diagnosis, management, and prevention of chronic obstructive pulmonary disease: GLOD executive summary[J]. Am J Respir Crit Care Med, 2007, 176(6): 532 - 555.

[5] 洪秀琴，戴爱国，孔春初，等. 湖南部分地区慢性阻塞性肺疾病流行现状调查[J]. 中国老年学杂志，2012，32(4)：795 - 797.

[6] 余艳芳，屠春林，梁凯轶，等. 上海市嘉定区华亭社区慢性阻塞性肺疾病高危人群的患病状况调查[J]. 医学临床研究，2013，30(11)：2019 - 2111.

[7] Zhong N, Wang C, Ran P, e tal. Prevalence of chronic obstructive pulmonary disease in China : alarge, population - based survey[J]. Am J Respir Crit

Care Med, 2007(176): 753－760.

[8] 刘朔，闻德亮，李丽云，等. 2006－2009 年辽宁省大棚作业农民慢性阻塞性肺疾病的患病率调查[J]. 中华结核和呼吸杂志，2011，34(10)：753－756.

[9] Chapman KR, Mannino DM, Soriano JB, e tal. Epidemiology and cost of chronic obstructive pulmonary disease[J]. Eur Restir, 2006, 27(1): 188－207.

[10] 中华人民共和国卫生部. 2013 中国卫生统计年鉴[M]. 北京：中国协和医科大学出版社，2013.

# 第二章 支气管哮喘诊治指南解读

随着全球工业化的进程和人类居住环境的改变，过敏性疾病正在不断地增长，其中过敏性哮喘、过敏性鼻炎等疾病严重困扰着世界各国不同年龄与不同种族的人们，造成了严重的社会负担。为了应对这种严峻形势，美国国立卫生院心、肺、血液研究所与世界卫生组织（WHO）从1993年起成立了“全球哮喘防治倡议”（GINA）组织，对哮喘进行深入研讨并发布了“哮喘管理和预防的全球策略”。GINA科学委员会常规每年2次对文献资料进行回顾、分析，使文献不断更新与完善，并及时发布最新支气管哮喘指南。由于广大基层医务工作者工作十分繁忙，无法及时了解GINA的最新内容，为更好地帮助临床医生对支气管哮喘指南的理解，在此我们特对最新的GINA 2015指南进行解读。

## 第一节 指南要点

### 一、定义

（1）哮喘（asthma）是一种异质性疾病，常以慢性气道炎症为特征，包含随时间不断变化和加剧的呼吸道症状，如喘息、气短、胸闷和咳嗽，同时具有可变性呼气气流受限。

（2）哮喘急性发作（asthma exacerbation）是指喘息、气促、咳嗽、胸闷等症状突然发生，或原有症状急剧加重，常有呼吸困难，以呼气流量降低为其特征，常因接触变应原、刺激物或呼吸道感染诱发。

（3）哮喘－慢性阻塞性肺疾病重叠综合征（asthma－COPD overlap syndrome，ACOS）的特点是持续的气流受限，同时具有哮喘与慢性阻塞性肺疾病的特征。目前国际上对于ACOS的明确定义尚不成熟，只有获得与临床表型及作用机制相关的更多证据后方可更加准确的定义。

## 二、哮喘的分型

GINA指南指出目前多种哮喘分型已经被定义，最常见的包括：

（1）过敏性哮喘：这是最容易被识别的哮喘分型，最常见于儿童，有家族遗传史或者既往有过敏性疾病的病史。

（2）非过敏性哮喘：一些成人哮喘发生与过敏无关。

（3）迟发型哮喘：一些成人尤其是女性，在成人时期第一次发生哮喘。

（4）哮喘合并混合性气流受限：一些长时间患哮喘的患者发展成混合性气流受限。

（5）哮喘合并肥胖：一些肥胖的哮喘患者有显著的呼吸系统症状和少量的嗜酸性粒细胞浸润的气道炎症。

## 三、临床表现

1．症状

（1）出现一种及以上的临床症状（喘息、气短、咳嗽、胸闷），尤其在成人；

（2）症状常在夜间或者早上加重；

（3）症状随时间和发病强度改变；

（4）常由病毒感染、锻炼、接触过敏原、天气改变、大笑或者刺激物（汽车尾气、吸烟和强烈的气味）引起。

2. 既往史和家族史

在儿童期间就有呼吸系统症状，既往患过敏性鼻炎或者湿疹，或者既往家族中有哮喘或过敏史，增加了哮喘的可能性。

3. 体征

哮喘患者的体格检查一般是正常的。最常见为发作时双肺可闻及散在或弥漫性以呼气相为主的哮鸣音。重症哮喘发作时，哮鸣音可不出现，被称之为寂静胸。

## 四、实验室及辅助检查

1. 肺功能

(1)肺通气功能测定：是确诊哮喘和评估哮喘控制的重要依据之一。

(2)最高呼气流速(PEF)及变异率：利用简易峰流速仪测定PEF日内变异率，有利于不典型哮喘患者的确诊和病情评估。

(3)支气管激发试验：可判断是否存在气道高反应性。对于不典型哮喘患者，可帮助确诊哮喘。

(4)支气管舒张试验：可判断气流受限的可逆性，有助于哮喘确诊。

2. 过敏性试验

通过变应原皮试可证实哮喘患者的变态反应状态，以帮助了解导致个体哮喘发生和加重的危险因素，也可帮助筛选适合特异性免疫治疗方法的患者。

3. 呼出气一氧化氮(the fractional concentration of exhaled nitric oxide, FENO)

嗜酸性粒细胞哮喘患者FENO水平上升，但是非哮喘情况下也会出现FENO水平上升(如嗜酸性粒细胞性支气管炎、过敏性鼻炎)。目前研究尚未证实FENO在哮喘诊断中的价值。

## 五、支气管哮喘的诊断标准

当典型的呼吸系统症状，如气喘、气短、胸闷或咳嗽和可变的气流受限出现时，增加了哮喘诊断的可能性[1]，但上述症状不具特异性，需与其他急性或者慢性疾病引起的呼吸系统症状相鉴别。GINA 推荐成人、青少年以及 6～11 岁儿童的哮喘诊断标准如下（见表 2－1、表 2－2）。

**表 2－1　成人、青少年和 6～11 岁儿童的哮喘诊断标准**

| 哮喘是一种异质性疾病，常以慢性气道炎症为特征。它的定义是，既往有呼吸系统相关症状，例如喘息、气短、胸闷和咳嗽，随时间和强度改变，并伴有可逆性气流受限 | |
|---|---|
| 诊断要点：哮喘的诊断标准 | |
| 1. 具有可变的呼吸系统症状 | |
| 喘息、气短、胸闷和咳嗽（症状的描述可能因文化和年龄而出现差异，如儿童可能将呼吸困难描述为呼吸粗重） | ◆不止一种呼吸系统相关症状（在成人，单纯咳嗽很少由于哮喘引起）<br>◆症状出现随时间和强度可变<br>◆症状经常在夜间和早晨时更重<br>◆症状常由锻炼、大笑、过敏原、冷空气引起<br>◆症状在病毒感染后加重 |
| 2. 确定可变的呼气气流受限 | |
| 可变的肺功能改变（至少一种以上的实验室检查）和气流受限 | 改变得越大或者改变的次数越多，越增加诊断的可能，至少一次 $FEV_1$ 是低的，并且确定 $FEV_1$/FVC 减少（成人正常是 >0.75～0.8，儿童 >0.9） |

**续表 2 – 1**

| | |
|---|---|
| 支气管舒张试验阳性（支气管扩张药物在检查之前停用，SABA ≥4 h，LABA≥15 h） | 成人：吸入沙丁胺醇 200 ~ 400 mg，在 10 ~ 15 分钟 $FEV_1$增后加 > 12% 并且绝对值增加 > 200mL（若 $FEV_1$ > 15% 且绝对值增加 > 400mL 诊断的可能性更大）；<br>儿童：$FEV_1$增加 > 12% 预计值 |
| PEF 变化：2 次/日，超过 2 周 | 成人：平均白天 PEF 变异率 > 10%；<br>儿童：平均白天 PEF 变异率 > 13% |
| 在抗感染治疗 4 周后肺功能可明显好转 | 成人：在 4 周治疗后 $FEV_1$增加 > 12% 并且绝对值 > 200mL（或者 PEF 变异率 > 20%），除外呼吸系统感染 |
| 运动激发试验阳性 | 成人：$FEV_1$下降 > 10% 且 > 200 mL；儿童：$FEV_1$下降 > 12% 预计值，或者 PEF > 15% |
| 支气管激发试验阳性（仅限于成人） | 在标准剂量的乙酰胆碱和组胺治疗后，$FEV_1$ 下降 ≥20%，或者在过度通气、高渗盐水和甘露醇使用后 $FEV_1$ 下降≥15% |
| 不同次就诊之间肺功能测定差异巨大（可靠性较差） | 成人：$FEV_1$改变 > 12% 且绝对值 > 200 mL，除外呼吸道感染；<br>儿童：$FEV_1$ 改变 > 12% 或者 PEF 改变 > 15%（可能包括呼吸道感染） |

$FEV_1$：第一秒用力呼出容积；LABA：长效 β 受体激动药；PEF：最高呼气流速（三次中最高的一次）；SABA：短效 β 受体激动药。

**表 2－2　已经接受控制性治疗患者的哮喘的诊断**

| 目前状态 | 确认哮喘诊断 |
| --- | --- |
| 多变呼吸系统症状<br>多变气流受限 | 可明确诊断为哮喘。评估哮喘控制情况和哮喘控制治疗 |
| 多变呼吸系统症状<br>无多变气流受限 | 停用 BD(SABA：4 小时；LABA：+12 小时)或出现呼吸系统症状时，再次行 BDT。若正常，考虑其他诊断(表 2－8)<br>如果 $FEV_1$ >70% 预测值，考虑支气管激发试验。如果阴性，考虑降级控制性治疗并且在 2～4 周后再评价<br>如果 $FEV_1$ <70% 预测值，考虑升级控制性治疗持续 3 周，然后再评价症状和肺功能。如果没有效果，继续之前的治疗并且重新评估患者的诊断 |
| 呼吸系统症状较少<br>肺功能正常<br>无多变气流受限 | 停用 BD(SABA：4 小时；LABA：+12 小时)或出现呼吸系统症状时，再次行 BDT。若正常，考虑其他诊断(表 2－8)<br>行哮喘降阶梯治疗，降阶梯治疗后：<br>1)呼吸系统症状出现且肺功能下降：确诊为哮喘。给予哮喘升阶梯治疗至既往有效最低维持剂量<br>2)在最低哮喘控制剂量药物时，哮喘症状无加重或肺功能无下降：给予停用药物，至少严密随访 12 个月 |
| 持续气促<br>固定气流受限 | 给予升阶梯治疗(图 2－1)，3 个月后重新评估肺功能和临床症状。如果症状无改善，恢复原治疗，重新评估诊断。需考虑哮喘－COPD 重叠综合征的可能性 |

BDT：支气管舒张试验；BD：支气管扩张药(短效 SABA 或者长效 LABA)；$FEV_1$：第一秒用力呼出容积；LABA：长效 β 受体激动药；PEF：最高呼吸流速(三次中最高的一次)；SABA：短效 β 受体激动药。

## 六、支气管哮喘的治疗

1. 哮喘管理的通用原则

(1)哮喘管理的长期目标：达到症状的良好控制，尽可能降低未来急性加重、固定气流受限和治疗不良反应风险，同时明确哮喘患者的治疗目标。

(2)患者和医生共同参与哮喘管理：患者与医疗工作者之间应建立互信和良好的医患关系。增强相互理解，共同参与对疾病的管理。医患之间沟通技巧和策略见表2-3。

表2-3 医疗工作者沟通技巧和策略

| 达到良好沟通的关键策略 |
| --- |
| 友好、幽默和耐心的态度 |
| 允许患者表达自己的治疗目标、信仰和担忧 |
| 对待患者热情，积极迅速地处理患者的各种问题 |
| 给予患者鼓励和赞扬 |
| 给予患者适当的(个体化)宣教 |
| 提供及时反馈和评估 |
| 改善低健康素养的方法和策略 |
| 将信息按重要性排序 |
| 沟通时，语速放慢，使用通俗易懂的语言(若可能，避免医学术语) |
| 简化数字概念(使用数字代替百分比) |
| 使用比喻、图片、绘画、表格或图形来帮助理解 |
| 让患者复述，以确定患者已理解 |
| 让患者陪同人员同时了解主要信息(如护士、家庭成员) |
| 需注意同患者的非语言沟通方式(如目光交流) |
| 患者可自由提问 |

2. 可使哮喘症状控制和风险降低的药物和治疗策略

(1)哮喘药物治疗。

1)起始哮喘控制治疗，见表2－4。

**表2－4　成人和青少年开始哮喘控制的推荐方案**

| 现有症状 | 首选起始控制治疗药物 |
| --- | --- |
| 哮喘症状或需要使用 SABA < 2 次/月；过去1个月中，没有因为哮喘导致的夜醒发生；没有哮喘急性加重危险因素，包括过去1年中没有哮喘急性加重发生 | 不需要使用控制治疗(D级证据) |
| 哮喘症状不明显，但是患者有一个或一个以上哮喘急性加重危险因素，如肺功能差、过去一年中有需 OCS 治疗的哮喘急性加重、曾因哮喘急性加重接受重症监护治疗 | 低剂量 ICS(D 级证据) |
| 哮喘症状或需要使用 SABA > 2 次/月，但 < 2 次/周；因哮喘导致夜醒发生 ≥1 次/月 | 低剂量 ICS(B 级证据) |
| 哮喘症状或需要使用 SABA > 2 次/周 | 低剂量 ICS(A 级证据)<br>也可选用白三烯受体拮抗药(LTR)或茶碱 |
| 基本每天都有哮喘症状；因哮喘导致夜醒 ≥1 次/周，特别是合并有危险因素存在 | 中等/大剂量 ICS(A 级证据)或低剂量 ICS 联合 LABA(A 级证据) |
| 重症哮喘症状控制不理想或有哮喘急性加重 | 短期口服激素同时开始常规控制治疗，包括：<br>1)大剂量 ICS(A 级证据)<br>2)中等剂量 ICS 联合 LABA(D 级证据) |
| 开始哮喘控制治疗之前 | |

**续表 2-4**

| 现有症状 | 首选起始控制治疗药物 |
| --- | --- |
| 详细评估哮喘诊断依据<br>评估哮喘临床症状和危险因素，包括肺功能(表 2-11)<br>评估有无影响治疗选择的因素<br>确保患者正确使用吸入器<br>做好随访安排 | |
| 开始哮喘控制治疗之后 | |
| 2~3 个月后评估哮喘治疗疗效(表 2-11)；若临床情况紧急，可提早开始<br>根据图 2-1 调整现有治疗方案<br>一旦哮喘症状控制良好，维持治疗 3 个月后，给予降阶梯治疗(表 2-9) | |

2)哮喘控制和降低风险的阶梯治疗见图 2-1：第 1 级治疗，按需急救药物吸入。首选按需吸入短效 $\beta_2$受体激动药(SABA)。第 2 级治疗，低剂量控制药物 + 按需急救药物。首选常规低剂量吸入糖皮质激素(ICS) + 按需 SABA。第 3 级治疗：1~2 种控制药物 + 按需急救药物。成人或青少年首选低剂量 ICS/LABA 作为维持治疗 + SABA 按需给药；或给予低剂量 ICS/福莫特罗同时作为维持治疗药物和急救药物。6~11岁儿童首选中等剂量 ICS + SABA 按需给药。第 4 级治疗：2 种或 2 种以上控制药物 + 按需急救药物。成人或青少年首选低剂量 ICS/ 福莫特罗同时作为维持治疗药物和急救药物；或中等剂量 ICS/LABA + 按需 SABA。6~11 岁儿童需专家评估后制定治疗方案。第 5 级治疗：加强治疗和(或)附加疗法。首选专家就诊，重新评估，考虑附加疗法。

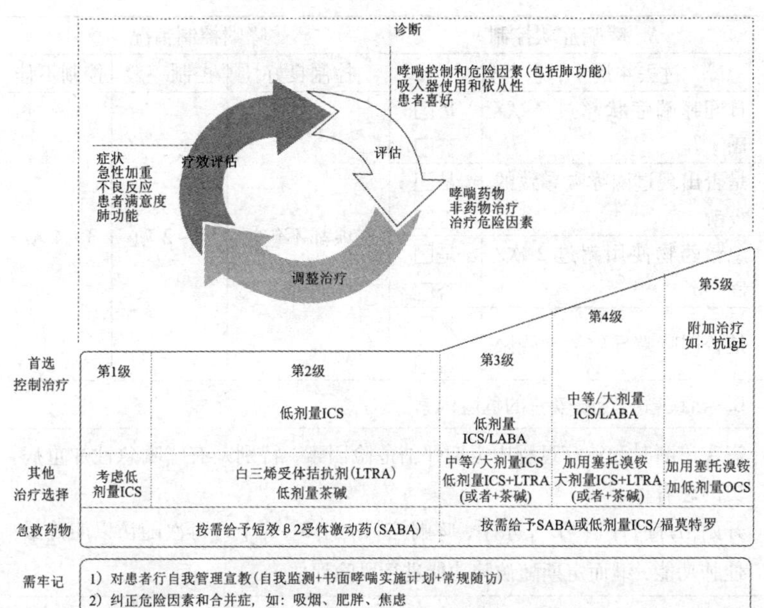


需牢记

1) 对患者行自我管理宣教(自我监测+书面哮喘实施计划+常规随访)
2) 纠正危险因素和合并症，如：吸烟、肥胖、焦虑
3) 可考虑非药物治疗，如：体育段炼、减肥、避免过敏原接触
4) 考虑升阶梯治疗,如果哮喘症状控制不理想、急性加重和危险因素：但是在调整治疗前需明确诊断、评估吸入器使用和依从性
5) 考虑降阶梯治疗，如果哮喘症状控制3个与+急性加重风险低。不建议停用ICS。

**图2-1 哮喘控制和降低风险的阶梯治疗**

(2)疗效评估和调整治疗。应密切监测哮喘患者症状控制情况、危险因素、急性加重、治疗后反应，定期评估哮喘患者疗效(表2-5)，并进行相应的降级或升级调整治疗。

**表2-5 成人、青少年和6~11岁儿童的哮喘控制评估**

<table>
<tr><td colspan="2">A. 哮喘症状控制</td><td colspan="3">哮喘控制情况</td></tr>
<tr><td colspan="2">过去4周中，患者有：</td><td>控制良好</td><td>控制一般</td><td>控制不佳</td></tr>
<tr><td>日间哮喘症状超过2次/周</td><td>是□<br>否□</td><td rowspan="4">一项都不包括</td><td rowspan="4">1~2项</td><td rowspan="4">3~4项</td></tr>
<tr><td>是否出现过因哮喘导致的夜醒</td><td>是□<br>否□</td></tr>
<tr><td>急救药物使用超过2次/周</td><td>是□<br>否□</td></tr>
<tr><td>是否因哮喘导致活动受限</td><td>是□<br>否□</td></tr>
<tr><td colspan="5">B. 导致哮喘转归较差的危险因素</td></tr>
<tr><td colspan="5">需在诊断时和治疗过程中定期评估危险因素，特别是有哮喘急性加重病史的患者<br>开始治疗时评估 $FEV_1$ 水平，哮喘控制治疗3~6个月再次随访以明确最佳肺功能，继而定期随访肺功能进行风险评估</td></tr>
<tr><td colspan="4">哮喘急性加重的独立危险因素：<br>哮喘症状控制不理想<br>SABA使用剂量大（若每月使用超过200剂，则死亡风险增加）<br>低 $FEV_1$ 水平，特别是<60%预测值<br>存在重大心理或社会经济问题<br>吸烟、过敏原接触<br>合并症：肥胖、鼻窦炎、确诊食物过敏<br>痰或血中嗜酸性粒细胞增多<br>怀孕<br>其他常见导致哮喘急性加重的独立危险因素：<br>曾因哮喘发作导致插管或重症监护治疗<br>过去12个月中≥1次哮喘急性加重</td><td>即使哮喘症状控制良好，存在一个或一个以上危险因素也会增加哮喘急性加重风险</td></tr>
</table>

**续表 2－5**

| |
|---|
| 固定、不可逆性气流受限的危险因素：<br>没有接受 ICS 治疗<br>吸烟、有毒化学物质接触、职业暴露<br>基础低 $FEV_1$ 水平、慢性黏液分泌增多、痰或血中嗜酸性粒细胞增多 |
| 药物不良反应的危险因素：<br>全身性：常使用口服激素(OCS)、大剂量和(或)强效 ICS、同时使用 p450 抑制药<br>局部：大剂量和(或)强效 ICS、吸入器使用错误 |

(3)危险因素的治疗。通过优化哮喘药物、明确和治疗哮喘危险因素可降低哮喘急性加重风险，见表 2－6。

**表 2－6　治疗哮喘危险因素以减少哮喘急性加重**

| 危险因素 | 治疗策略 | 证据等级 |
|---|---|---|
| 有≥1 个急性加重危险因素(包括哮喘症状控制不理想) | 确保患者接受含有 ICS 的哮喘控制治疗 | A |
| | 确保患者有书面哮喘实施计划 | A |
| | 相比低危患者,应更密切随访评估患者 | A |
| | 密切随访吸入器使用和依从性 | A |
| | 明确危险因素(表 2－11) | D |
| 在过去 1 年中,有≥1 次哮喘急性加重 | 考虑其他可减少急性加重风险的哮喘控制治疗方法,如使用 ICS/福莫特罗同时作为哮喘维持和急救药物 | A |
| | 若没有危险因素,可考虑升阶梯治疗 | A |
| | 尽量避免任何可导致急性加重的触发因素 | C |

**续表 2-6**

| 危险因素 | 治疗策略 | 证据等级 |
|---|---|---|
| 暴露在烟草环境下 | 鼓励患者或患者亲属戒烟;提供相应帮助(建议和资源) | A |
| | 若哮喘控制不理想,可给予增加 ICS 剂量 | B |
| $FEV_1$ 水平低,特别是 <60% 预测值 | 考虑接受为期 3 个月的高剂量 ICS 治疗和(或)为期 2 周的 OCS 治疗 | B |
| | 除外其他肺部疾病,如 COPD | D |
| | 若仍无改善,可至专家处就诊 | D |
| 肥胖 | 减肥 | B |
| | 需明确患者症状是由于健康状况不良、气道机械性梗阻、睡眠呼吸暂停还是由于哮喘所导致 | D |
| 严重心理问题 | 接受心理咨询和评估 | D |
| | 帮助患者区分焦虑和哮喘症状,帮助患者应对惊恐发作 | D |
| 严重社会经济问题 | 给予性价比最高的包含 ICS 的哮喘治疗方案 | D |
| 明确存在食物过敏 | 避免食用过敏食物;必要时注射肾上腺素 | A |
| 暴露在过敏原中 | 避免过敏原接触或暴露 | C |
| | 哮喘升阶梯治疗 | D |
| | 过敏原免疫治疗对于哮喘患者疗效有限 | A |
| 痰中嗜酸性粒细胞增多 | 增加 ICS 剂量(与哮喘症状控制无关) | A |

(4)非药物治疗措施。除了药物治疗，非药物治疗措施也可帮助改善哮喘症状控制和(或)减少未来危险因素，见表2－7。

**表2－7 非药物治疗措施**

| 治疗措施 | 建议 | 证据等级 |
| --- | --- | --- |
| 戒烟和避免烟草环境暴露 | 每次随访时,都应建议患者戒烟。提供戒烟相关资讯和信息(若可能) | A |
| | 建议哮喘儿童父母/照顾者戒烟,儿童房内禁止吸烟 | A |
| | 强烈建议哮喘患者避免烟草接触/暴露 | B |
| | 对于吸烟者或戒烟者,需评估是否存在 COPD 或哮喘－COPD 重叠综合征(ACOS),因为若合并上述疾病可能需要其他治疗措施 | D |
| 体力活动 | 鼓励哮喘患者进行常规体力活动,因为这有助于健康 | A |
| | 告知患者运动诱发支气管痉挛的预防和治疗措施 | A |
| | 常规体力活动对心肺健康有帮助,但是不能改善肺功能或哮喘症状(年轻哮喘患者游泳可改善肺功能和哮喘症状) | B |
| | 目前尚无证据能证明哪种体力活动对哮喘患者最有帮助 | D |
| 避免职业暴露 | 询问成人新发哮喘患者工作情况,有无过敏原接触 | A |
| | 对于职业性哮喘,应尽快明确和去除工作中的过敏原,避免患者和过敏原的进一步接触 | A |
| | 若可能,对于疑似或确诊的职业性哮喘患者应至专家处就诊和评估 | A |

续表 2-7

| 治疗措施 | 建议 | 证据等级 |
| --- | --- | --- |
| 避免使用使哮喘症状加重的药物 | 在开具 NSAIDs 类药物处方前应询问患者有无哮喘病史;若使用后出现哮喘症状加重,应停用 NSAIDs 类药物 | A |
| | 应了解哮喘患者的其他药物使用情况 | D |
| | 哮喘患者一般不禁用阿司匹林和 NSAID 类药物,除非有既往过敏史 | A |
| | 应根据患者个体情况开具口服或眼内使用的β受体阻滞药。开始使用时,专科医生应密切随访 | D |
| | 若患者因急性冠状动脉方面的疾病使用心脏选择性β受体阻滞药,哮喘并不是绝对禁忌证,但是使用时应注意权衡利弊 | D |
| 避免室内过敏原 | 并不建议在所有哮喘患者中采取避免室内过敏原接触措施 | A |
| | 目前研究尚未证实,对于过敏性哮喘患者,单纯通过避免室内过敏原接触/暴露可临床获益 | A |
| | 目前只有有限的证据证明,对于过敏性哮喘患者,通过避免多种过敏原暴露/接触可临床获益(只针对儿童) | B |
| | 避免过敏原接触/暴露通常是复杂和昂贵的,目前尚无有效方法能明确哪些哮喘患者可从这一方法中获益 | D |
| 呼吸锻炼 | 在哮喘药物治疗的基础上进行呼吸锻炼可能对哮喘患者有帮助 | B |

续表 2－7

| 治疗措施 | 建议 | 证据等级 |
|---|---|---|
| 健康饮食 | 鼓励哮喘患者食用大量蔬菜和水果，有益于健康 | A |
| 减肥 | 应将减肥纳入肥胖哮喘患者的治疗计划中 | B |
| 避免室内空气污染 | 鼓励哮喘患者采用不污染的取暖和烹饪方式，若有污染物产生尽量排放至室外 | B |
| 疫苗 | 哮喘患者，特别是儿童和老年人，是肺炎高危人群。但是尚无研究证实，常规肺炎疫苗接种可使哮喘患者获益 | B |
| | 建议中重度哮喘患者每年接种流感疫苗，或至少在一般人群接种时也接种 | D |
| 支气管热成形术 | 支气管热成形术适用于通过其他治疗方式、哮喘控制仍不理想的成人哮喘患者。治疗前需经过专科医生评估 | B |
| | 治疗需小心谨慎。因为支气管热成型术研究样本量很小。合并慢性窦腔疾病、频繁肺部感染或 $FEV_1$ <60% 预测值的患者不建议使用这种治疗方式 | D |
| 缓解心理压力 | 若哮喘症状加重，应鼓励患者明确治疗目的，帮助他们缓解心理压力 | D |
| | 目前尚无研究能证明最佳缓解心理压力的方法，放松和呼吸锻炼可能有所帮助 | B |
| | 有焦虑或抑郁症状患者应接受心理辅导 | D |

续表 2－7

| 治疗措施 | 建议 | 证据等级 |
|---|---|---|
| 过敏原免疫疗法 | 相比药物治疗和避免接触变应原,在选择过敏原免疫疗法(SCIT 或 SLIT)前,必须权衡利弊,需充分评估治疗相关风险、疗程延长所造成的不便利及费用的增加 | D |
| 避免室外过敏原暴露 | 对于过敏性哮喘患者,在室外花粉和霉菌浓度较高时,应关闭门窗,留在室内,使用空调,这样可以减少室外过敏原暴露 | D |
| 避免室外空气污染 | 对于哮喘控制良好患者,应尽量避免到空气污染的环境中去 | D |
| | 当室外环境较差时(如:非常寒冷、湿度低或空气严重污染),应避免室外高强度体力活动,尽量留在空气较好的室内环境中。病毒感染流行季节,避免至人多可能的感染环境中去 | D |
| 对特定食物和食物化学品的饮食禁忌 | 除非明确诊断存在特定食物和食物化学品过敏,否则不应存在饮食禁忌 | D |
| | 对于明确诊断存在食物过敏患者,停止食用该食物可以减少哮喘急性加重 | D |
| | 对于明确诊断存在食物化学品过敏患者,不必要对该食物化学品完全禁用。随着哮喘症状控制的改善,过敏程度也会逐步下降 | D |

3. 特定人群哮喘合并症管理

对于特定人群的哮喘，应在明确诊断的基础上治疗其合并症，如鼻窦炎、肥胖和胃食管反流病。合并症会加重呼吸系统症状。目前建议积极治疗合并症，因为合并症会加重疾病负担、降低生活质量，甚至导致药物相互作用的发生。

## 第二节　指南解读

### 一、定义

（一）指南要点

1. 哮喘（asthma）

哮喘是一种异质性疾病，常以慢性气道炎症为特征；包含随时间不断变化和加剧的呼吸道症状，如喘息、气短、胸闷和咳嗽，同时具有可变性呼气气流受限。

2. 哮喘急性发作（asthma exacerbation）

哮喘急性发作是指喘息、气促、咳嗽、胸闷等症状突然发生，或原有症状急剧加重，常有呼吸困难，以呼气流量降低为其特征，常因接触变应原、刺激物或呼吸道感染诱发。

3. 哮喘－慢性阻塞性肺疾病重叠综合征（asthma－COPD overlap syndrome，ACOS）

哮喘－慢性阻塞性肺疾病重叠综合征的特点是持续的气流受限，同时具有哮喘与慢性阻塞性肺疾病的特征。目前国际上对于ACOS的明确定义尚不成熟。只有获得与临床表型及作用机制相关的更多证据后方可更加准确的定义。

（二）指南解读

哮喘是一种常见的、慢性呼吸系统疾病，在不同的国家中占的比例为1%～18%。哮喘以可变的症状，如喘息、气短、胸部紧迫感和（或）咳嗽为特征，伴有可逆的气流受限。症状和气流受限均随时间和强度改变。这些改变通常由锻炼、过敏原和刺激因素、天气改变或者病毒性呼吸道感染所诱发。症状和气流受限可能自发缓解或者经药物治疗缓解，或者几个星期和几个月不发作。另一方面，患者也能够经历爆发式的发作，这是威胁生命的并且对患者和社会造成负担。哮喘常与直接或间接的刺激因素引起气道高反应性相关，并伴随慢性气道炎症。这些特征在即使症状缺如或肺功能正常患者中仍存在，但是应该被规范化治疗。

哮喘急性发作表现为逐步加重的气短、咳嗽、气喘、胸闷及肺功能进行性下降等，这些变化表明患者需要改变治疗的方案。哮喘急性发作的情况可以表现在既往诊断为哮喘的患者，也可以表现为哮喘患者的首次表现。哮喘的急性发作与上呼吸道感染、花粉或过敏原的接触相关，也可与哮喘稳定期治疗的不规范相关。然而部分患者也可在没有接触已知危险因素的情况下突然发作。重症哮喘亦可发生在轻症哮喘及控制较好的哮喘中。

哮喘 - 慢阻肺重叠综合征(ACOS)的特点是持续的气流受限，同时具有哮喘与慢性阻塞性肺疾病的特征。哮喘和慢性阻塞性肺病是异质性疾病，同样，ACOS 不代表一个单一的疾病，而代表有基础发病机制的一类疾病。然而，很少有研究能包括广泛的人群，所以 ACOS 的潜在机制在很大程度上是未知的，所以目前无法提供 ACOS 的准确定义。指南考虑到哮喘和慢阻肺特征之间的重叠程度，提出了区分哮喘和慢阻肺有用的特征(表 2 - 8)。

鉴于哮喘和 COPD 之间症状重叠(表 2 - 8a)的特点，提出了最有助于识别和区分典型哮喘和 COPD 的方法(表 2 - 8b)。如果哮喘或慢阻肺的一栏中划勾的小方框达到 3 个或以上，则提示该诊断。如果每一栏中的小方框数目相似，就应该考虑 ACOS 诊断。

表 2-8　哮喘、慢阻肺和 ACOS 的常见特征(a. 左侧；b. 右侧)

| 特征 | 哮喘 | 慢阻肺 | ACOS | 支持哮喘 | 支持慢阻肺 |
|---|---|---|---|---|---|
| 发病年龄 | 通常为儿童期发病，但可在任何年龄发病 | 通常>40岁 | 通常≥40岁，但可在儿童期或青少年期出现症状 | □20岁之前发病 | □40岁以后发病 |
| 呼吸症状的类型 | 症状在一定时间内可变（每天，或在更长的时间内），常限制活动，常由运动、情绪、接触灰尘或过敏原等诱发 | 慢性，通常为持续性症状，特别在运动时 | 包括劳力性呼吸困难在内的呼吸症状呈持续性，但可有显著变化 | □症状在数分钟、数小时或数天内变化<br>□夜间或凌晨加重<br>□活动、情绪诱发 | □治疗后症状持续存在<br>□症状时好时坏，但每天都有症状和运动性呼吸困难<br>□慢性咳嗽、咯痰发生在呼吸困难之前，与诱发因素无关 |
| 肺功能 | 现存在和(或)以往曾证实存在可变的气流受限，例如支气管舒张试验阳性、气道高反应性 | $FEV_1$ 在治疗后可能改善，但支气管舒张药后 $FEV_1$/FVC<0.7 持续存在 | 不完全可逆的气流限制，但通常伴随当前或历史（病史）变化性 | □可变的气流受限（肺功能、PEF） | □持续性气流受限（支气管舒张药后 $FEV_1$/FVC <0.7） |
| 症状间期的肺功能 | 在症状间期可正常 | 持续性气流受限 | 持续性气流受限 | □症状间期肺功能正常 | □症状间期肺功能异常 |
| 既往史或家族史 | 许多患者具有过敏症，以及儿童时期的哮喘史和(或)家族史 | 有毒颗粒物和气体(主要是吸烟和生物燃料)暴露史 | 常有医生诊断的哮喘史（目前或既往)、过敏症和哮喘家族史和(或)有毒颗粒物和气体暴露史 | □既往有医生诊断的哮喘<br>□哮喘家族史，以及其他过敏性疾病（过敏性鼻炎、湿疹) | □既往有医生诊断的慢阻肺、慢性支气管炎或肺气肿<br>□严重的危险因素暴露：吸烟、生物燃料 |

**续表 2-8**

<table>
<tr><th>特征</th><th>哮喘</th><th>慢阻肺</th><th>ACOS</th><th>支持哮喘</th><th>支持慢阻肺</th></tr>
<tr><td>病程</td><td>常可自行或治疗后好转，但可导致固定性气流受限</td><td>一般呈慢性进行性发展（即使接受治疗）</td><td>治疗后症状在一定程度上明显减轻。通常会进展，治疗需求高</td><td>□在一段时期内症状无恶化。有季节性变化或每年有变化<br>□可自行好转或对支气管舒张药或 ICS 治疗数周有迅速反应</td><td>□ 在一段时期内症状慢性恶化（数年内进行性病程）<br>□ 速效支气管舒张药只引起有限缓解</td></tr>
<tr><td>胸部 X 线</td><td>通常为正常</td><td>严重过度充气及其他慢阻肺改变</td><td>同慢阻肺</td><td>□正常</td><td>□ 严重过度充气</td></tr>
<tr><td>急性加重</td><td>会发生，但治疗可明显降低加重风险</td><td>治疗可减少加重，如果存在合并症，则加重病情</td><td>加重可能比慢阻肺更多见，但治疗可减少之，合并症可加重病情</td><td colspan="2" rowspan="2">气道疾病的综合诊断：如何使用该表格<br>右侧两栏列出了最有助于鉴别哮喘和慢阻肺的特征。在相应的小方框内划勾并计数。如果哮喘或慢阻肺的一栏中划勾的小方框达到 3 个或以上，则提示该诊断。如果每一栏中的小方框数目相似，就应该考虑 ACOS 诊断</td></tr>
<tr><td>典型的气道炎症</td><td>嗜酸粒细胞和（或）中性粒细胞</td><td>痰中性粒细胞、气道淋巴细胞，可有系统炎症</td><td>痰嗜酸粒细胞和（或）中性粒细胞</td></tr>
</table>

## 二、哮喘的分型

（一）指南要点

GINA 指南指出目前多种哮喘分型已经被定义，最常见的包括：

（1）过敏性哮喘：这是最容易被识别的哮喘分型，最常见于儿童，有家族遗传史或者既往有过敏性疾病的病史。

（2）非过敏性哮喘：一些成人哮喘发生与过敏无关。

（3）迟发型哮喘：一些成人尤其是女性，在成人时期第一次发生哮喘。

（4）哮喘合并混合性气流受限：一些长时间患哮喘的患者发展成混合性气流受限。

（5）哮喘合并肥胖：一些肥胖的哮喘患者有显著的呼吸系统症状和少量的嗜酸性粒细胞浸润的气道炎症。

（二）指南解读

哮喘是一种多因素疾病，具有不同的潜在的疾病过程。通过流行病学、临床表现和病理生理学的特点往往被划分为不同哮喘表型[2, 3]。对于一些有严重哮喘的患者，一些表型的指导性治疗是有效的。然而，至今仍然没有发现特殊的病理特征与特殊的临床类型或者治疗反应的关系[4]。目前对于哮喘分型的临床价值，仍然需要更多的研究。多种哮喘分型已经被定义，最常见的包括：①过敏性哮喘。这是最容易被识别的哮喘分型，最常见于儿童，有家族遗传史或者既往有过敏性疾病的病史例如湿疹、过敏性鼻炎、或者食物药物过敏。在治疗前，诱导痰检查常提示嗜酸性粒细胞气道炎。这类患者常对 ICS 治疗敏感；②非过敏性哮喘。一些成人哮喘发生与过敏无关。这些患者的痰中可能有中性粒细胞、嗜酸性粒细胞或者仅仅只是一些炎性细胞。这类患者常对 ICS 治疗不敏感；③迟发型哮喘：一些成人尤其是女性，在成人时期第一次发生哮喘。这些患者趋向于非过敏性并且经常需要高剂量的 ICS 或者是对皮质醇激素不敏感；④哮喘合并混合性气流受限：一些长时间患哮喘的患者发展成混合性气流受限，这被认为是气道重构引起的；⑤哮喘合并肥胖：一些肥胖的哮喘患者有显著的呼吸系统症状和少量的嗜酸性粒细胞浸润的气道炎症。

## 三、临床表现

（一）指南要点

1. 症状

(1)出现一种及以上的临床症状(喘息、气短、咳嗽、胸闷)，症状在成人身上尤其明显；

(2)症状常在夜间或者早上加重；

(3)症状随时间和发病强度改变；

(4)常由病毒感染、锻炼、接触过敏原、天气改变、大笑或者刺激物(汽车尾气、吸烟和强烈的气味)引起。

2. 既往史和家族史

在儿童期间就有呼吸系统症状，既往患过敏性鼻炎或者湿疹，或者既往家族中有哮喘或过敏史，增加了哮喘的可能性。

3. 体征

哮喘患者的体格检查一般是正常的。最常见的为发作时双肺可闻及散在或弥漫性，以呼气相为主的哮鸣音。重症哮喘发作时，哮鸣音可不出现，被称之为寂静胸。

（二）指南解读

1. 哮喘典型的呼吸系统症状

哮喘典型的呼吸系统症状如果出现，增加了患者患哮喘的可能性，其症状有：①出现一种及以上的临床症状，如喘息、气短、咳嗽、胸闷，症状在成人身上尤为明显；②症状常在夜间或者早上加重；③症状随时间和发病强度改变；④常由病毒感染、锻炼、接触过敏原、天气改变、大笑或者刺激物（如汽车尾气、吸烟和强烈的异味）引起。当出现下列呼吸系统症状则可能与哮喘无关：①单纯性咳嗽而没有呼吸相关症状；②慢性咳痰；③气短与晕厥、轻度的头晕眼花或者外周疼痛（感觉异常）；④胸痛；⑤锻炼引起的喘鸣。

2. 既往史和家族史

哮喘患者往往在儿童期即开始出现呼吸系统症状，有过敏性鼻炎、湿疹或有哮喘或过敏性疾病家族史，这些临床症状和家族史都增加了哮喘诊断的可能性。但是，这些症状并不是哮喘所特有的，不是所有表型哮喘都会有上述临床症状和病史。接诊合并过敏性鼻炎或特异性皮炎患者时，应特别询问其呼吸系统症状。

3. 体征

哮喘患者的体格检查一般正常。最可能的体征是听诊时呼气相哮鸣音。哮鸣音也可缺失，或只在用力呼气时出现。重症哮喘发作时，哮鸣音可不出现；这是由于气流严重减少所致，也被称之为寂静胸；但此时往往合并其他呼吸衰竭体征。上气道功能障碍、慢性阻塞性肺部疾病（COPD）、呼吸道感染、气管软化或异物吸入时，也可出现哮鸣音。湿啰音和呼气相哮鸣音不是哮喘的特有体征。部分患者可检查出过敏性鼻炎或鼻息肉。

## 四、实验室及辅助检查

（一）指南要点

1. 肺功能

（1）肺通气功能测定：是确诊哮喘和评估哮喘控制的重要依据之一。

（2）PEF 及变异率：利用简易峰流速仪测定 PEF 日内变异率，有利于不典型哮喘患者的确诊和病情评估。

（3）支气管激发试验：可判断是否存在气道高反应性。对于不典型哮喘患者，可帮助确诊哮喘。

(4)支气管舒张试验：可判断气流受限的可逆性，有助于哮喘确诊。

2. 过敏性试验

通过变应原皮试可证实哮喘患者的变态反应状态，以帮助了解导致个体哮喘发生和加重的危险因素，也可帮助筛选适合特异性免疫治疗方法的患者。

3. 呼出气一氧化氮

嗜酸性粒细胞哮喘患者 FENO 水平上升，但是，非哮喘情况下也会出现 FENO 水平上升(如嗜酸性粒细胞性支气管炎、过敏性鼻炎)。目前研究尚未证实 FENO 在哮喘诊断中的价值。

(二)指南解读

1. 肺功能

临床实践中，常使用 $FEV_1$或 PEF 变异程度来判定阻塞性肺部病变中气流受限情况。变异率是指一段时间内症状和肺功能改善或恶化情况，这可以是指一天(昼夜变异率)、一次随访到另一次随访或季节之间。可逆性是指在使用了速效支气管扩张药(如 200~400 mg 沙丁胺醇)[5]，$FEV_1$或 PEF 水平在数分钟内快速恢复；或有效控制治疗后(如应用 ICS)，呼吸道症状在数天或数周内得到改善。

哮喘患者往往表现为一个多变可逆的呼气相气流受限，如肺功能中呼气指标随着时间而改变，改变幅度超过健康人。对同一个哮喘患者，哮喘发作时，肺功能可呈阻塞性通气功能障碍；缓解期肺功能可完全正常。相比哮喘症状控制良好患者，哮喘症状控制不佳的患者，肺功能变化更显著[6]。

肺功能试验应在训练有素的工作人员指导下进行，设备应维护良好，定期校准。相比呼气峰流速(PEF)，1 秒用力呼气容积($FEV_1$)更可靠。如果使用 PEF，昼夜 PEF 变异率 ≥ 20% 才有意义。很多其他肺部疾病也可出现 $FEV_1$ 下降，但是 $FEV_1$/ FVC 下降才意味着气流受限。研究发现[7]，$FEV_1$/FVC 通常大于 0.75 ~0.80，儿童通常大于 0.90。若小于上述数值，则考虑气流受限。目前肺功能中也会参考年龄预测值。

对于有典型呼吸系统症状患者，明确呼气相肺功能过度改变是哮喘诊断的必要条件，其包括：①使用支气管扩张药或控制治疗后，肺功能改善；②运动或支气管激发试验后，肺功能下降；③至少 1 ~2 周内，反复随访肺功能，其变异程度超过了正常范围。表 2 -1 中详细描述了呼气相肺功能过度改变标准。呼吸道感染时肺功能下降可出现在哮喘患者中，但是并不局限于哮喘患者，健康成人或 COPD 患者也可出现上述改变。

部分患者可能在行肺功能检查时未发现存在气流受限。为了明确哮喘诊断，可考虑行支气管激发试验来评估气道高反应性。常通过吸入乙酰胆碱、组胺、运动、二氧化碳过度通气或吸入甘露醇来进行激发。这项试验的敏感性尚可，但特异性有限[8,9]。过敏性鼻炎[10]、囊性纤维化[11]、支气管、肺发育异常[12]和 COPD [13]患者，吸入乙酰胆碱后也可出现气道高反应性，这说明对于不使用 ICS 的患者，若支气管激发试验为阴性，则可除外哮喘诊断；但是支气管激发试验阳性，则不能确诊哮喘，需同时考虑患者症状和其他临床特征。

2. 变应原检测

若患者既有呼吸道症状，又合并过敏性疾病，则大大增加了过敏性哮喘的可能性。但是并不能以此确诊哮喘，因为这一特点并不存在所有哮喘表型中。可通过皮肤点刺试验或检测血清特异性免疫球蛋白 E( sIgE) 水平来明确是否存在过敏状态。皮肤点刺试验一般用于检测环境常见过敏原，简单易行，价格低廉且灵敏度高。sIgE 检测并不比皮肤测试更可靠，却更昂贵，可作为难以配合、有皮肤病或有过敏反应风险患者的首选[14]。皮肤点刺试验或 sIgE 阳性，并不能意味着就是过敏原引起症状的出现，需结合患者病史来判断过敏原接触与临床症状之间的相关性。

3. 呼出气一氧化氮

部分医院可检测呼出气一氧化氮（FENO）水平。嗜酸性粒细胞哮喘患者 FENO 水平上升，但是非哮喘情况下也会出现 FENO 水平上升（如嗜酸性粒细胞性支气管炎、过敏性鼻炎）。目前研究尚未证实 FENO 在哮喘诊断中的价值。吸烟和支气管收缩时 FENO 水平下降，病毒感染时 FENO 水平既可上升也可下降[15]。对于无特异性呼吸系统症状患者（主要是非吸烟者），FENO > 50 ppb 时，短期 ICS 治疗疗效较好[16]。但是，目前尚无研究评估过低水平 FENO 时，长期使用 ICS 的安全性。

## 五、支气管哮喘的诊断标准

### （一）指南要点

GINA 推荐成人、青少年以及 6～11 岁儿童哮喘的诊断标准见表 2－1。另外，对于已经接受控制性治疗的患者其哮喘的诊断标准见表 2－2。

### （二）指南解读

哮喘的诊断应同时基于临床症状和多变可逆气流受限这两个特征。临床症状包括喘息、气促（呼吸困难）、胸闷或咳嗽等。需同其他急性或慢性呼吸系统疾病的临床症状进行鉴别诊断。哮喘临床症状可自行或用药后缓解。故一旦出现相应症状，应尽快记录和诊断。一旦开始哮喘控制治疗，诊断会变得困难。2015 年 GINA 推荐的成人、青少年以及 6～11 岁儿童哮喘诊断标准可见表 2－1。注意需与其他疾病进行鉴别诊断（表 2－9）。

**表 2-9　成人、青少年和 6～11 岁儿童哮喘的鉴别诊断**

| 年龄 | 疾病 | 症状 |
|---|---|---|
| 6～11 岁 | 慢性上呼吸道咳嗽综合征 | 打喷嚏、鼻部发痒、鼻塞、咽喉不适 |
| | 异物吸入 | 症状突然出现、单侧哮鸣音 |
| | 支气管扩张 | 反复感染、咳嗽咳痰 |
| | 原发性纤毛运动障碍 | 反复感染、咳嗽咳痰、鼻窦炎 |
| | 先天性心脏病 | 心脏杂音 |
| | 支气管肺发育不良 | 早产、症状从出生后即出现 |
| | 囊性纤维化 | 频繁咳嗽咳痰、胃肠道症状 |
| 12～39 岁 | 慢性上呼吸道咳嗽综合征 | 打喷嚏、鼻子发痒、鼻塞、咽喉不适 |
| | 声带功能障碍 | 呼吸困难、吸气相哮鸣音 |
| | 过度通气、呼吸功能障碍 | 头晕、感觉异常 |
| | 支气管扩张 | 反复感染、咳嗽咳痰 |
| | 囊性纤维化 | 频繁咳嗽咳痰 |
| | 先天性心脏病 | 心脏杂音 |
| | $\alpha_1$ 抗胰蛋白酶缺乏症 | 气促、有早发性肺气肿家族史 |
| | 异物吸入 | 症状突然出现 |
| 40 岁及以上 | 声带功能障碍 | 呼吸困难、吸气相哮鸣音 |
| | 过度通气、呼吸功能障碍 | 头晕、感觉异常 |
| | COPD | 咳嗽咳痰、劳力性呼吸困难、吸烟史或有毒环境接触史 |
| | 支气管扩张 | 咳嗽咳痰、反复感染 |
| | 心力衰竭 | 劳力性呼吸困难、夜间症状 |
| | 药物相关咳嗽 | 使用血管紧张素转换酶抑制药治疗 |
| | 肺实质病变 | 劳力性呼吸困难、干咳、杵状指 |
| | 肺栓塞 | 突发呼吸困难、胸痛 |
| | 中央气道梗阻 | 呼吸困难、对支气管扩张药治疗无效 |

### （三）对于一些特殊人群哮喘的诊断

#### 1. 以咳嗽为唯一呼吸系统症状的患者

以咳嗽为唯一呼吸系统症状的患者，其可能的诊断包括咳嗽变异性哮喘、血管紧张素转换酶(ACE)抑制药导致的咳嗽、胃及食管反流病、慢性上气道咳嗽综合征(常称之为鼻后滴流)、慢性鼻窦炎和声带功能障碍[17]。咳嗽变异性哮喘患者以慢性咳嗽为主要症状，常有气道高反应性，儿童较常见，夜间症状明显，肺功能基本正常。对于这些患者，肺功能检查中存在可逆性改变非常重要。咳嗽变异性哮喘需与嗜酸粒细胞性支气管炎进行鉴别诊断。嗜酸粒细胞性支气管炎患者有咳嗽，痰中嗜酸性粒细胞浸润，肺功能正常，无气道高反应性[18]。

#### 2. 职业性哮喘和工作加重哮喘

工作导致的哮喘常被忽视。哮喘常因工作场所接触的过敏原或增敏剂被诱发或加重(更常见)。职业性鼻窦炎可于哮喘发生一年前起病。有必要对这类哮喘进行早期诊断，因为持续过敏原的接触可能导致不良转归的发生。5%～20%的成人新发哮喘是职业性哮喘[19]。成人起病哮喘需要详细询问工作情况和过敏原接触情况，甚至包括爱好[20]。询问患者是否在离开工作场所时症状有所缓解(周末或假期)是一个必要的筛选问题。职业性哮喘的诊断必须客观，因为这会使患者更换工作，甚至对社会经济都可能会产生一定影响。专科转诊是必须的，工作场所中和非工作场所中 PEF 监测有助于明确诊断。

#### 3. 运动员

运动员哮喘的诊断需通过肺功能试验进行确诊，通常是用支气管激发试验。哮喘诊断时需除外下列情况：有无鼻窦炎、喉部疾病(如声带功能障碍)、呼吸功能障碍、心脏疾病和过度训练[21]。

4. 怀孕妇女

对妊娠期有哮喘的患者应详细询问怀孕和备孕妇女是否有哮喘病史，这样才能给予及时哮喘诊断和治疗。不建议为明确诊断行支气管激发试验或哮喘降阶梯治疗。

5. 老年人

老年人很难自我感知气流受限，常将呼吸困难视为老年正常状态，健康状况较差，体力活动下降，因此哮喘常在老年人中出现漏诊[22]。合并症的存在也使诊断变得困难。心血管疾病或左心衰也会出现劳力性呼吸困难或夜间喘息、呼吸困难和咳嗽，这在老年人中很常见。详细询问病史和认真完成体格检查，同时结合心电图和胸片表现，有助于明确诊断[23]。也可行血脑钠肽(BNP)检查，通过心脏超声诊断评估心功能[24]。对于既往有吸烟史或者生物燃料接触史的老年人，需考虑哮喘－COPD重叠综合征(ACOS)。

6. 吸烟者和戒烟者

临床实践中很难对哮喘和COPD进行鉴别诊断，特别对于老年人、吸烟者和戒烟者。有时哮喘和COPD可同时存在，即ACOS。慢性阻塞性肺部疾病诊断、治疗与预防全球策略(GOLD)将COPD定义为有慢性呼吸系统疾病症状、有危险因素(如吸烟)、支气管扩张药应用后$FEV_1/FVC < 0.7$。COPD患者也常出现肺功能可逆性改变(使用支气管扩张药后，$FEV_1$上升>12%，绝对值增加>200 mL)[25]。相比哮喘，COPD患者中弥散功能下降更常见。既往病史和发病时的临床症状有助于COPD和长期哮喘(已进展为固定、不可逆性气流受限)的鉴别诊断。当不能明确诊断时，应及时将患者转诊至有专科医生的医院。因为相比单纯哮喘或COPD患者，ACOS患者转归更差[26]。

7. 已接受哮喘控制治疗患者的哮喘诊断

若患者尚未明确哮喘诊断，应首先通过诊断性试验以明确诊断。很多在一级医院被诊断为哮喘的患者其实并不是哮喘(25%~35%)[27,28]。对于已接受哮喘控制治疗患者，需通过患者的症状和肺功能来明确诊断(表2-2)。对于部分患者，可使用比现有剂量大或小的哮喘控制药物进行试验。如果哮喘诊断仍无法明确，需将患者转诊至专家处以明确诊断。

8. 肥胖患者

虽然哮喘在肥胖人群中更常见，但是肥胖相关呼吸系统症状与哮喘临床症状类似。对于有劳力性呼吸困难的肥胖患者，需通过客观试验评估患者有无多变可逆气流受限来明确哮喘诊断。有研究发现[29]，肥胖人群和非肥胖人群哮喘误诊率类似，都是30%左右。另一个研究发现，肥胖人群更容易出现哮喘的漏诊和误诊[30]。

9. 资源匮乏地区人群

在医疗资源匮乏地区，呼吸系统疾病的诊断往往依赖于患者的症状，明确症状及症状持续时间，如发热、寒战、出汗、体重减轻、呼吸时痛及咳血，有助于哮喘、COPD和慢性呼吸道感染性疾病(如肺结核、HIV/AIDS、寄生虫病或真菌性肺部疾病)的鉴别诊断[31]。可通过PEF监测明确多变气流受限。在医疗资源匮乏地区，对于疑似哮喘患者，在按需服用SABA和常规ICS的基础上，结合患者病史以及诊断性治疗(常为口服激素1周)前后PEF值，可明确哮喘诊断，然后开始长期哮喘治疗。

## 六、支气管哮喘的治疗

### (一)指南要点

1. 哮喘管理的通用原则

(1)哮喘管理的长期目标：达到症状的良好控制，尽可能降低未来急性加重、固定气流受限和治疗不良反应风险，同时明确哮喘患者治疗目标。

(2)患者和医生共同参与哮喘管理，见表2-3。

2. 可使哮喘症状控制和风险降低的药物与治疗策略

(1)哮喘药物治疗

①起始哮喘控制的药物治疗，见表2-4。

②哮喘控制和降低风险的阶梯治疗，见图2-1。

第1级治疗：按需急救药物吸入。首选按需吸入短效 $\beta_2$受体激动药(SABA)。

第2级治疗：低剂量控制药物+按需急救药物。首选常规低剂量 ICS+按需 SABA。

第3级治疗：1~2种控制药物+按需急救药物。成人/青少年首选低剂量 ICS/LABA 作为维持治疗+ SABA 按需给药；或给予低剂量 ICS/福莫特罗(布地奈德或倍氯米松)同时作为维持治疗药物和急救药物。6~11岁儿童首选中等剂量 ICS + SABA 按需给药。

第4级治疗：2种或2种以上控制药物+按需急救药物。成人/青少年首选低剂量 ICS/福莫特罗同时作为维持治疗药物和急救药物；或中等剂量 ICS/LABA+按需 SABA。6~11岁儿童需专家评估后制定治疗方案。

第5级治疗：加强治疗和(或)附加疗法。首选专家就诊，重新评估，考虑附加疗法。

(2)疗效评估和调整治疗。应密切监测哮喘患者症状控制情况、危险因素、急性加重、治疗后反应，定期评估哮喘患者疗效，并进行相应的降级或升级调整治疗。

(3)危险因素的治疗。通过优化哮喘药物、明确和治疗哮喘危险因素可降低哮喘急性加重风险，具体见表2-6。

(4)非药物治疗措施。除了药物治疗，其他治疗措施也可帮助改善哮喘症状控制和(或)减少未来危险因素，具体见表2-7。

3. 特定人群哮喘合并症管理

明确诊断和治疗合并症，如鼻窦炎、肥胖和胃、食管反流病。合并症会加重呼吸系统症状。目前建议积极治疗合并症，因为合并症会加重疾病负担、降低生活质量，甚至导致药物相互作用的发生。

（二）指南解读

1. 哮喘管理的长期目标

(1)哮喘管理的长期目标是：达到哮喘症状的良好控制，维持正常活动水平；尽可能减少未来急性加重、固定气流受限和不良反应风险；明确患者自身哮喘治疗目标也很重要，因为这可能不同于传统医疗治疗目标。可通过多种方法来达到哮喘管理目标，包括医疗机构、药物、文化和个人喜好。

(2)患者和医生共同参与哮喘管理。有效哮喘管理需要患者、父母/照顾者和医生的共同参与[32]。患者和医生共同参与哮喘管理见表2-3。这有助于哮喘患者了解哮喘相关知识和技术，可使哮喘患者在哮喘管理中发挥积极作用。对哮喘患者进行自我管理宣教可以降低成人[33]（A 级证据）和儿童[34]（A 级证据）哮喘患者的死亡率。

2. 可使哮喘症状控制和风险降低的药物与治疗策略

(1) 哮喘药物治疗

1)哮喘药物种类。相比其他慢性疾病药物，大多数哮喘药物治疗率较好。哮喘长期治疗药物可分为 3 类：①控制哮喘症状药物，这类药物主要用于常规维持治疗，可减少气道炎症、控制症状、降低未来风险，如急性加重和肺功能下降。②急救药物，这类药物可以按需缓解突发哮喘症状，包括哮喘恶化或急性加重，这类药物也可短期应用于运动导致的支气管痉挛。减少或理想情况下停用急救类药物是哮喘管理的重要目标，也是成功哮喘治疗的一个评判指标。③重症哮喘附加疗法，在合理使用大剂量控制药物的基础上（通常是大剂量ICS和LABA），哮喘患者仍出现持续症状和（或）急性加重，可给予这类药物治疗，也可用于控制危险因素。

2）起始哮喘控制治疗。为了改善转归，一旦明确哮喘诊断，就应开始常规哮喘治疗。相比哮喘症状存在超过2～4年的患者，早期开始低剂量ICS治疗的哮喘患者，肺功能改善更明显[35, 36]。研究发现，哮喘症状持续2～4年后，随着ICS剂量使用越来越大，肺功能下降也越发明显[37]。相比已开始使用ICS治疗的患者，既往有过重症急性加重、但未使用ICS的患者肺功能下降更明显[38]。对于职业性哮喘患者，早期脱离致敏原，早期治疗，可增加康复的可能性。成人和青少年开始哮喘控制的推荐方案见表2－4。

3）成人、青少年和6～11岁儿童哮喘阶梯调整治疗。一旦开始哮喘治疗（表2－4），应遵循评估、调整和再评估这一循环原则。哮喘控制药物根据阶梯方案给予升阶梯或降阶梯调整（图2－1），以达到哮喘症状良好控制和最大程度减少急性加重、固定气流受限和药物不良反应风险。一旦哮喘症状控制良好达到2～3个月，可给予降阶梯治疗（表2－10），将药物调整至最低有效剂量。2～3个月控制治疗后，若患者仍有持续症状和（或）急性加重，在除外下列常见问题之后（如吸入器错误使用、依从性差、家庭/工作中持续暴露于过敏源、烟草、室内或室外空气污染、导致呼吸系统疾病和生活质量降低的合并症、β受体阻滞药、NSAID等药物的使用、诊断错误），可考虑给予升阶梯治疗。

**表 2-10 降阶梯治疗方案**

| 降阶梯治疗的一般原则 | | | |
|---|---|---|---|
| 哮喘症状控制良好、肺功能稳定 3 个月以上时，才考虑哮喘降阶梯治疗。若患者有哮喘急性加重危险因素或固定气流受限，应在密切随访的情况下进行降阶梯治疗<br>选择合适的时机（无呼吸道感染，患者不外出旅行，未怀孕）<br>应将降阶梯治疗视为尝试性治疗。患者也需积极参与治疗过程。降阶梯治疗过程中，需记录哮喘状态（症状控制、肺功能和危险因素）；制定书面哮喘实施计划；明确降阶梯治疗方案；若降阶梯治疗疗效不理想，确保患者有足够药物来恢复至原有治疗方案；密切随访症状和（或）PEF；做好随访安排（D 级证据）<br>可于 3 个月内将 ICS 剂量减量 25% ~50%，这对大多数患者都是安全的（B 级证据） | | | |
| 第 5 级 | 高剂量 ICS/LABA 联合口服激素（OCS） | • 继续高剂量 ICS/LABA，OCS 减量 | D |
| | | • 根据诱导痰结果，给予 OCS 减量 | B |
| | | • OCS 隔日使用 | D |
| | | • 使用大剂量 ICS 替代 OCS 治疗 | D |
| | 高剂量 ICS/LABA 联合其他附加治疗 | • 至专家处就诊 | D |
| 第 4 级 | 中等至高剂量 ICS/LABA 维持治疗 | • 继续 ICS/LABA 联合治疗，ICS 剂量减半（可改用其他剂型 ICS/LABA） | B |
| | | • 停用 LABA 易导致哮喘症状加重 | A |
| | 中等剂量 ICS/福莫特罗同时作为维持治疗和急救治疗药物 | • 将作为维持用药的中等剂量 ICS/福莫特罗减量至低剂量，维持按需 ICS/福莫特罗的剂量 | D |
| | 高剂量 ICS 联合另一个哮喘控制药物 | • 将 ICS 减量 50%，停用另一个哮喘控制药物 | B |
| 第 3 级 | 低剂量 ICS/LABA 维持 | • 将 ICS/lABA 减量至将 ICS/lABA 减量至一天一次 | D |
| | | • 停用 LABA 易导致哮喘症状加重 | A |
| | 低剂量 ICS/福莫特罗同时作为维持治疗和急救治疗药物 | • 将作为维持用药的 ICS/福莫特罗减量至一天一次，维持按需 ICS/福莫特罗剂量 | C |
| | 中等或的剂量 ICS | • 将 ICS 减量 50% | B |

续表 2－10

| 目前治疗 | 目前药物和剂量 | 降阶梯治疗方案 | 证据等级 |
|---|---|---|---|
| 第 2 级 | 低剂量 ICS | • 改为一天使用一次的剂型（布地奈德、环索奈德、糠酸莫米松） | A |
| | 低剂量 ICS 或 LTRA | • 若患者连续 6～12 个月无哮喘症状，无危险因素（表 2－11），可考虑停用哮喘控制治疗。制定书面哮喘实施计划，密切随访 | D |
| | | • 不建议在成年哮喘患者中彻底停用 ICS，因为这会增加哮喘急性加重风险 | A |

第 1 级治疗：按需急救药物吸入。

首选：按需吸入短效 $\beta_2$受体激动药（SABA）。SABA 可快速缓解哮喘症状（A 级证据）[39]。但是，目前尚无研究能证实单用 SABA 治疗哮喘的安全性，所以 SABA 只建议应用于那些偶尔白天出现短期（数小时）哮喘症状的患者（如 < 2 次/月）和无夜醒且肺功能正常者。哮喘症状频繁出现或存在任何急性加重风险，如 $FEV_1$ < 80% 预测值，或者在过去 12 个月中有哮喘急性加重，都提示应接受常规哮喘控制治疗（B 级证据）[40－42]。

其他选择：对于有急性加重风险患者，在按需 SABA 的基础上，可考虑常规低剂量 ICS 治疗（B 级证据）[40－42]。

不建议：对于成人患者，吸入抗胆碱能制剂（如异丙托溴铵）、口服 SABA 和短效茶碱，缓解哮喘症状的作用与吸入 SABA 类似，但是相比吸入 SABA，这些药物起效慢，口服 SABA 和茶碱不良反应风险较高。快速起效的 LABA、福莫特罗，其效力类似于 SABA，可作为成人和儿童的急救药物[43]。但是不建议长期单独使用(不伴 ICS)，因为单独使用 LABA 有哮喘急性加重风险。

第 2 级治疗：低剂量控制药物 + 按需急救药物。

首选：常规低剂量 ICS + 按需 SABA。低剂量 ICS 可减少哮喘症状，增强肺功能，改善生活质量，减少急性加重，降低哮喘相关住院率或死亡风险率(A 级证据)[44, 45]。

其他选择：相比 ICS，白三烯受体拮抗药(LTRA)有效性较低(A 级证据)[46]。LTRA 可作为部分不愿意或不能接受 ICS 治疗、难以耐受 ICS 不良反应、有过敏性鼻窦炎患者的起始哮喘控制治疗药物(B 级证据)[47]。对于既往未接受过控制治疗的成人或青少年患者，可将低剂量 ICS/LABA 联合治疗作为起始哮喘控制治疗。相比单用低剂量 ICS，联合治疗可减少哮喘症状，改善肺功能。但是联合治疗费用更高，相比 ICS，也不能进一步减少急性加重风险(A 级证据)[48]。对于单纯性季节性过敏性哮喘(如桦树花粉过敏)、其他时间无哮喘症状的患者，当哮喘症状出现时，应即刻给予使用 ICS，连续使用 4 周直到花粉季节结束。

不建议：缓释茶碱哮喘治疗疗效较差(B 级证据)[49]，其药物的不良反应很常见，剂量较大时可能危及生命。色酮类(尼多考米钠和色甘酸钠)相对安全，但是疗效差(A 级证据)[50]；且其吸入器需要每日清洗来避免堵塞。

第 3 级治疗：1 ~ 2 种控制药物 + 按需急救药物。

成人/青少年首选：低剂量 ICS/LABA 作为维持治疗 + SABA 按需给药；或给予低剂量 ICS/福莫特罗同时作为维持治疗药物和急救药物。6 ~ 11 岁儿童首选：中等剂量 ICS + SABA 按需给药。在升阶梯治疗之前，需评估是否存在下列情况：吸入器使用错误、依从性差和环境暴露；同时需明确相关症状是否由哮喘引起。第 3 级治疗的选择因年龄而有所不同。目前获批用于第 3 级治疗的联合 ICS/LABA 吸入器包括：丙酸氟替卡松 / 福莫特罗、丙酸氟替卡松／沙美特罗、丙酸倍氯米松／福莫特罗、布地奈德／福莫特罗和糠酸莫米松／福莫特罗。低剂量倍氯米松／福莫特罗或布地奈德／福莫特罗可以同时作为维持治疗和按需给药。LABA 联合 ICS 可进一步改善哮喘症状及肺功能，减少急性加重风险（A 级证据）[51]。对于高危患者，相比按需给药 SABA + 大剂量 ICS 或按需给药 SABA + 固定剂量 ICS/LABA（作为维持剂量），ICS/ 福莫特罗（作为维持治疗和按需给药治疗）使用剂量较小，哮喘控制水平类似，急性加重显著减少（A 级证据）[52]。对于儿童，首选方案将 ICS 增加至中等剂量，对儿童来说，相比 LABA 加量，将 ICS 调整至中等剂量效果类似或更好。

其他选择：对于成人和青少年，也可将 ICS 增加至中等剂量，但是这样做的疗效并不优于增加 LABA 剂量（A 级证据）[53]。其他选择包括低剂量 ICS + LTRA（A 级证据）或低剂量缓释茶碱（B 级证据）[54]，但是疗效较差。

第 4 级治疗：2 种或 2 种以上控制药物 + 按需急救药物。

成人/青少年首选低剂量 ICS/ 福莫特罗同时作为维持治疗药物和急救药物；或中等剂量 ICS/LABA + 按需 SABA 。6 ~ 11 岁儿童需专家评估后制定治疗方案。第 4 级治疗是在第 3 级治疗的基础上进行。在升阶梯治疗之前，需评估是否存在下列情况，如吸入器使用错误、依从性差和环境暴露；同时需确诊相关症状是由于哮喘所引起。对于过去一年有哮喘急性加重 ≥ 1 次的成人和青少年患者，可给予低剂量 ICS/ 福莫特罗（同时作为维持治疗药物和急救药物）治疗。相比同等剂量 ICS/LABA（作为维持治疗药物）或使用更大剂量 ICS 治疗，这个方案能更有效减少哮喘急性加重（A 级证据）[55]。也可使用第 3 级治疗中低剂量布地奈德／福莫特罗或倍氯米松／福莫特罗治疗方案，维持治疗药物剂量可按患者实际情况进行调整。对于使用低剂量 ICS/LABA（维持治疗) + 按需 SABA 方案患者，若哮喘症状控制不理想，可将治疗方案调整为中等剂量 ICS/LABA(B 级证据)[56]，ICS/LABA 的药物选择类型等同于第 3 级治疗，或者也可以使用糠酸氟替卡松 / 维兰特罗(每日 1 次)。对于 6 ~ 11 岁儿童，若使用中等剂量 ICS 时，哮喘症状控制不理想，建议将患儿转诊至专家处重新评估，制定治疗方案。

其他选择：软雾吸入器给药的噻托溴铵可作为有哮喘急性加重病史患者的附加疗法(B 级证据)[57]。这一疗法不建议使用在年龄 <18 岁的少年儿童中。成人和青少年哮喘患者可使用大剂量 ICS/LABA 联合治疗，但是 ICS 剂量的增加不会进一步增加疗效(A 级证据)[58]，但是药物不良反应风险则会增加。若中等剂量 ICS + LABA 和(或)第三种控制药物(如 LTRA 或缓释茶碱)使用后，哮喘控制不理想，可考虑试验性使用大剂量 ICS，使用时间 3 ~ 6 个月(B 级证据)[59]。儿童哮喘患者不建议使用茶碱类药物。中等或大剂量布地奈德，每日 4 次给药可提高疗效(B 级证据)[60]，但是这种给药方式降低了依从性。其他 ICS 可每日 2 次给药。成人或青少年哮喘患者也可在中等或大剂量 ICS 的基础上联用其他药物，如 LTRA(A 级证据)[61]或低剂量缓释茶碱(B 级证据)[62]，但是相比联用 LABA 疗效较差。

第 5 级治疗：加强治疗和(或)附加疗法。

首选：专科就诊，重新评估，考虑附加疗法。对于正确使用吸入器、依从性良好、已使用第 4 级治疗及其他可行的哮喘控制方案，但仍有持续哮喘症状或哮喘急性加重的患者，应考虑到有重症哮喘治疗经验的专科专家处就诊(D 级证据)[63]。具体包括：①噻托溴铵：可用于第 4 级治疗后仍有哮喘急性加重的患者，可通过软雾吸入器给药作为附加治疗。噻托溴铵的使用可改善肺功能，延缓急性加重发作时间(B 级证据)[64]。但是不适用于年龄 < 18 岁少年儿童；②抗免疫球蛋白 E(抗 - IgE)治疗(奥马珠单

抗)：适用于使用第4级治疗后哮喘控制不理想的中重度过敏性哮喘患者(A级证据)[65]。根据诱导痰分析结果指导治疗：对于使用大剂量ICS或ICS/LABA治疗后，仍有持续哮喘症状和(或)哮喘急性加重患者，可根据诱导痰分析结果(嗜酸性粒细胞增多>3%)调整治疗方案。对于重症哮喘，根据诱导痰分析结果调整治疗方案可减少哮喘急性加重和ICS的使用剂量(A级证据)[66]；③支气管热成形术：可用于部分成人重症哮喘患者(B级证据)[63]，但目前相关研究数据较少，且只限定于部分患者，其长期疗效未知；④加用低剂量口服糖皮质激素(≤7.5 mg/d泼尼松或等效制剂)：部分重症成人哮喘患者使用该方案有效(D级证据)[63]，但是往往会伴随不良反应的产生(B级证据)[67]，这种方案只适用于正确掌握吸入器使用、依从性良好、已使用第4级治疗的患者，如哮喘症状控制仍不理想和(或)仍有哮喘急性加重的成年患者。使用前应除外其他致病因素，用药前应告知患者可能的不良反应。治疗时，应密切随访和评估糖皮质激素引起的骨质疏松症。对于治疗时间≥3个月的患者，应详细告之预防骨质疏松症的方法和生活中的注意事项。

(2)疗效评估和调整治疗：

1)哮喘控制治疗疗效评估的频率。应密切监测哮喘患者症状控制情况、危险因素、急性加重、治疗后反应，定期评估哮喘患者疗效。大部分哮喘控制药物，可在数天内起效，一般需3～4个月才能达到稳态。对于未经治疗的慢性重症哮喘患者，达到稳态时间可能更长。医生应在每次随访时评估哮喘控制、依从性和吸入器使用情况，而不应只仅仅在患者出现哮喘症状时再调整治疗。随访的频率取决于患者哮喘控制水平、治疗反应和患者哮喘自我管理情况。理想情况下，患者应于开始哮喘控制治疗1～3个月内接受随访，病情稳定后，随访间隔可延长至3～12个月，一旦出现哮喘急性加重，应在发病1周内就诊。

2)哮喘升级治疗。哮喘病情变化多样，需对治疗方案进行周期性调整。长期升级治疗(至少2~3个月)：经治疗哮喘控制治疗后，部分患者的哮喘症状控制可能仍然复发或不理想；若明确患者症状是由于哮喘所引起，除外吸入器错误使用、依从性差和危险因素后，应升级治疗，任何升级治疗都应视为试验性治疗，需在2~3个月后评估疗效；若症状无改善，应将药物减量至原有治疗方案，同时考虑其他治疗方案。短期升级阶梯治疗(1~2周)：部分患者可能因各种原因需要短期升级阶梯治疗(1~2周)增加ICS维持剂量，如病毒感染或季节性过敏源暴露，这种短期升级治疗应包含书面哮喘实施计划中或由医生提供治疗方案。每日调整治疗：使用布地奈德/福莫特罗或倍氯米松/福莫特罗治疗(同时作为维持和急救治疗)的哮喘患者，当停用维持药物时，需要根据自身哮喘症状，调整按需ICS/福莫特罗的使用剂量。

3)当哮喘控制良好时进行降阶梯治疗。降阶梯治疗的目标是：明确维持哮喘症状控制和急性加重减少的最低有效治疗剂量。一旦哮喘症状控制良好，且维持治疗达到3个月，肺功能达到平台期，可考虑行降阶梯治疗。可鼓励患者继续维持常规哮喘控制治疗，当长期药物治疗时，患者往往因对费用及药物不良反应的担心而间断治疗。在维持现有哮喘控制的基础上，逐渐减少药物剂量可打消患者的担心和焦虑。降阶梯治疗方案因患者现有治疗方案、危险因素和喜好的不同而各不相同。目前几乎没有研究评估过最佳降阶梯时间、顺序和幅度。即使哮喘症状控制良好，降阶梯过快或过慢都会增加哮喘急性加重风险(B级证据)[68]。彻底停用ICS会导致哮喘急性加重风险显著增高(A级证据)[69]。气道高反应性和痰嗜酸性粒细胞增多是降阶梯治疗过程中哮喘控制不良的预测因子，但是这两点无法在初级保健机构进行评估。任何哮喘降阶梯治疗都应为试验性治疗，应定期评估症状控制和急性加重频率。在降阶梯治疗之前，应首先制定书面哮喘实施计划，其中应包括降阶梯治疗后哮喘症状加重时，何时因停止降阶梯治疗、恢复原有治疗方案。表2－10介绍了不同哮喘控制治疗的降阶梯治疗方案，这是基于现有研究所得出的结论，有必要针对降阶梯治疗进行进一步研究。目前儿童降阶梯治疗研究数量有限。

3. 危险因素的治疗

即使使用最大剂量治疗时，部分患者仍会出现哮喘急性加重，一次哮喘急性加重就会使一年内哮喘急性加重风险增加。目前有越来越多的学者开始关注哮喘高危患者的诊断和减少哮喘急性加重风险的治疗措施。临床实践中，通过优化哮喘药物（表2－6）、明确和治疗哮喘危险因素可降低哮喘急性加重风险。升阶梯治疗中并不需要对所有危险因素加以治疗。

4. 哮喘合并症治疗

（1）肥胖

临床特征：肥胖患者的哮喘症状更难控制。这可能是由于合并症相关（如阻塞性睡眠呼吸暂停、胃食管反流病、机械因素或其他未知因素）的一种特殊类型气道炎症所致。此外，健康状况不佳和腹部脂肪堆积导致的肺容量下降也与呼吸困难的发生密切相关。

诊断：记录所有哮喘患者的身体质量指数（BMI）。鉴于肥胖患者可能存在其他导致呼吸困难和喘息的致病因素，需通过客观测量（可变气流受限）来明确哮喘的诊断。相比不肥胖患者，肥胖患者中哮喘更常见。但是肥胖患者中也常发生哮喘的漏诊和误诊。

治疗：对于肥胖哮喘患者，ICS是主要的治疗药物（B级证据），虽然其疗效可能略有下降[70]。减肥应作为肥胖哮喘患者治疗的一部分。单纯增加运动量并不能有效改善哮喘症状（B级证据）[71]。减肥可以改善哮喘控制、肺功能、健康状态，同时减少药物的使用剂量，但是部分相关研究的质量较差。研究发现，减肥手术后哮喘症状改善明显[72]；但是即使只有5%～10%的体重下降也可改善哮喘控制和生活质量[71]。

(2)胃食管反流病(GERD)

临床特征：GERD可导致烧心、上腹部或胸部疼痛等症状，也是干咳的常见病因。相比普通人群，哮喘患者中GERD症状出现和(或)合并GERD诊断更频繁；但这很可能是由于将干咳认为是哮喘相关症状所致。此外，部分哮喘药物，如$\beta_2$受体激动药和茶碱类药物，可导致食管下括约肌松弛。无症状的胃食管反流病一般不是难治性哮喘的致病因素。

诊断：对于确诊哮喘的患者，应将GERD视为干咳的可能病因。但是，对于哮喘控制不理想的患者筛查GERD是毫无价值的。对于哮喘且合并反流症状的患者，可考虑给予经验性抗反流治疗，如质子泵抑制药或促动力药物。若症状无缓解，可给予行针对性检查，如24小时pH监测或内镜检查。

治疗：有研究评估了使用质子泵抑制药治疗确诊合并GERD哮喘患者的疗效。研究发现大多数确诊GERD的患者通过监测PEF可以获益[73]。有研究评估了有明显哮喘症状但无GERD症状患者，研究发现：质子泵抑制药只对于那些同时合并明显反流和夜间呼吸系统症状的患者有效[74]。其他治疗方法包括促动力药物、生活方式改变和胃底折叠术。总之，对于有明显临床症状的反流应加以治疗；但是对于哮喘症状控制不理想的患者不应给予抗反流治疗，除非反流症状明显。目前对于有GERD症状哮喘儿童治疗的研究很少[75]。

(3)焦虑和抑郁

临床特征：精神疾病，特别是抑郁症和焦虑症，在哮喘人群中的发病率较高。精神合并症的出现往往导致哮喘症状控制不理想、药物依从性差及哮喘相关生活质量差。焦虑和抑郁症状会导致哮喘相关急性加重和急诊就诊次数的增多。惊恐发作可以被误诊为哮喘。

诊断：目前在初级保健机构中已有数个工具可用于抑郁和焦虑症状的筛查，但是大多数工具的有效性尚未在哮喘人群中得到证实。很难将哮喘症状和抑郁或焦虑症状区分开来，因此容易导致误诊的发生。需警惕哮喘人群中可能的抑郁和(或)焦虑，特别是当患者既往有抑郁或焦虑病史时。在适当情况下，可将患者转诊至精神病学家或通过疾病特异性精神诊断工具来明确诊断焦虑和(或)抑郁。

治疗：哮喘合并抑郁或焦虑的药物或非药物治疗研究大多质量不佳，且结果不一致[76,77]。一篇 Cochrane 综述收录了针对 15 名合并抑郁或焦虑的成人哮喘患者，采用心理干预治疗(包括认知行为治疗、心理教育、放松治疗和生物反馈治疗)的随机对照研究。研究发现，焦虑治疗的疗效是互为矛盾的，没有一个研究能显著改善抑郁患者转归[76]。有研究指出，药物治疗和认知行为疗法[77]对哮喘患者有一定疗效，但是目前相关研究资料有限(样本量少，方法学存在缺点)。

(4)食物过敏

临床特征：极少情况下，食物过敏会成为哮喘发作的诱因($<2\%$ 的哮喘患者)。食物过敏是极重症、甚至致命哮喘发作的一个严重危险因素。食物过敏常会诱发危及生命的哮喘发作[78]。

诊断：对于确诊食物过敏的患者，评估是否合并哮喘非常重要。相比没有食物过敏儿童，有食物过敏的儿童发生哮喘的可能性增加了 4 倍[79]。可将疑似食物过敏患者转诊至过敏专科接受过敏试验评估，包括：皮肤点刺试验和(或)血特异性 IgE 监测。

治疗：对于合并哮喘且确诊食物过敏的患者，有高危过敏反应发生风险，应给予相应宣教，需随身携带肾上腺素自动注射器。应对患者及其家属宣教，采取必要的食物回避措施。在病史上应特别标记。对于这些合并食物过敏的哮喘患者，应确保其哮喘症状控制良好、有书面哮喘实施计划、理解哮喘和过敏反应之间的差异，定期接受随访。

(5)鼻炎、鼻窦炎和鼻息肉

临床特征：有研究明确指出[80]，上呼吸道疾病和下呼吸道疾病之间存在相关性。大多数哮喘患者，不论是过敏性还是非过敏性，往往合并鼻炎存在。大约 10%～40% 的过敏性鼻炎患者有哮喘[81]。根据暴露的过敏源不同，过敏性鼻炎可以是季节性的(如豚草或花粉)、长期存在的(如螨虫过敏)或间歇性的(如宠物皮毛)。鼻炎是指鼻黏膜的刺激和炎症。过敏性鼻炎可同时伴随眼部症状(结膜炎)。鼻窦炎是指鼻部和鼻窦的炎症，往往伴随两个或两个以上症状，包括鼻塞和或鼻腔分泌物增多。其他症状包括面部疼痛，嗅觉的减退或消失。鼻窦炎往往伴随鼻炎共同出现。急性鼻窦炎是指鼻窦炎症状在 ＜ 12 周的时间内完全缓解。慢性鼻窦炎是指鼻窦炎症状持续 12 周及以上。慢性鼻窦炎是指鼻旁窦处于炎症状态，包括慢性鼻窦炎不伴鼻息肉(发病率 1%～10%)和慢性鼻窦炎伴鼻息肉(发病率 4%)。慢性鼻窦炎往往合并极重症哮喘，特别是那些合并鼻息肉的患者。

诊断：鼻炎可以分为过敏性和非过敏性。若鼻炎症状随着季节或环境而发生变化，则提示为过敏性鼻炎。对于重症哮喘患者应明确有无鼻炎存在。

治疗：循证指南建议，合并过敏性鼻炎和慢性鼻窦炎患者的哮喘患者，可给予鼻内糖皮质激素治疗。人群研究证实[82]，使用鼻内激素治疗鼻炎可以降低哮喘相关住院和急诊就诊次数。但是，目前尚无安慰剂对照研究系统评估合并慢性鼻窦炎哮喘患者的治疗疗效。

5. 特定人群哮喘治疗

(1)青少年

临床特征：哮喘青少年管理中应关注青春期中明显的生理、情感、认知和社会变化。哮喘控制治疗可能使症状改善或恶化。相比健康青少年，合并慢性疾病青少年发生冒险行为的比例更高，如吸烟。

治疗：WHO 已公布了青少年慢性疾病治疗的一般原则。应鼓励青少年及其家长／照顾者向哮喘自我管理过渡。这包括从儿童医疗机构向成人医疗机构的过渡。在随访过程中，应单独与青少年进行交流，这样敏感问题，如吸烟、依从性和心理健康，就可以私下讨论。哮喘宣教和自我管理应根据患者年龄相关社会心理发展情况以及自主意愿进行开展。青少年往往更关注短期转归，而非长期。可通过移情方法来明确治疗信念和目标，达到最佳治疗目地。例如，青少年可能会关注对生理或性能力有影响的治疗。药物治疗应根据青少年需要和生活方式进行制定，同时定期随访，按需调整。应告知青少年患者当地的相关宣教机构和帮助信息。

(2)运动诱发的支气管痉挛(EIB)

临床特征：对于很多哮喘患者，体育锻炼是哮喘症状出现的诱发因素。在停止体育活动后，会出现支气管痉挛和哮喘症状加重。但是运动中气促或喘息也可能与肥胖、身体健康状况较差或合并症(如声带功能障碍)有关。

治疗：目前已发表了 EIB 指南[83]。药物治疗可显著减少 EIB 的发生。若患者的症状只出现在运动中或运动后，没有其他急性加重危险因素，只需在运动前或症状出现时按需吸入 SABA 来缓解症状(A 级证据)[83]。但是若吸入 $\beta_2$受体激动药常规使用(超过一天一次)，当 EIB 出现时，单用吸入 $\beta_2$受体激动药症状改善可能不明显。可给予运动前加用 LTRA 或酮类药物[83](A 级证据)。定期训练和充分热身也可以降低 EIB 的发生频率和严重度(A 级证据)[83]。对于哮喘症状和运动无关或有任何急性加重危险因素的患者，推荐使用 ICS 或 LTRA 的常规控制治疗，这样可以减少 EIB 的发生。EIB 的突然出现往往提示哮喘控制不良，需要升阶梯治疗(在评估吸入器使用和依从性后)，这样可以减少运动相关症状的出现。对于哮喘症状控制良好，但仍有 EIB 的患者，可给予运动前或症状出现时使用 SABA 或 LTRA(A 级证据)[83]。

(3)运动员

临床特征：运动员，特别是那些高水平竞技选手，相比非运动员，呼吸道疾病的发生率显著增高。哮喘、EIB、过敏或非过敏性鼻炎、慢性咳嗽、声带功能障碍和反复呼吸道感染的发生率在运动员中都较高。气道高反应性在运动员中很常见。哮喘在运动员中也很常见，其临床症状和肺功能之间无显著相关性；随着肺容量和呼气流速的增高，气道嗜酸性炎症下降，哮喘症状控制难度升高。部分患者在停止训练后气道功能障碍出现改善。

预防及治疗措施包括：避免空气污染物、过敏源(若致敏)和游泳池中氯的暴露，特别是在运动期间。应避免在极端寒冷或污染环境下训练。应详细记录各种哮喘药物的治疗疗效。建议使用充分抗炎治疗，特别是 ICS。尽量减少 $\beta_2$受体激动药的使用，这样可以避免耐药的产生[83]。运动员中运动相关哮喘的治疗信息在欧洲呼吸学会的 Joint Task Force Report 和(www.wada-ama.org)提供。

(4)怀孕妇女

临床特征：在怀孕期间，哮喘控制水平往往会发生改变。大约 1/3 女性在怀孕期间哮喘症状加重，1/3 女性怀孕期间症状改善，剩下的 1/3 症状无改变。急性加重在孕期很常见，特别是在妊娠中期。机械性或激素水平改变、哮喘药物停用或减量(医生建议或因担心不良反应而自行停药)会导致孕期哮喘症状加重或症状控制不理想。孕妇特别容易受到呼吸道病毒感染的影响，包括流感。哮喘急性加重和症状控制不理想会同时导致胎儿(早产、低出生体重、围产期死亡率增加)和产妇(先兆子痫)转归不良。若孕期哮喘控制良好，产妇或胎儿出现并发症的风险不会增加。

治疗：虽然目前对于孕期哮喘药物的使用仍有一定担忧，但是研究发现孕期哮喘积极治疗(控制治疗 + 急救药物)的获益显著大于潜在风险(A 级证据)[84]。因此，即使目前尚无研究证实孕期药物使用的安全性，但是通过药物治疗来达到良好症状控制、防止哮喘急性加重发生，是合理的。使用 ICS、$\beta_2$受体激动药、茶碱类或孟鲁司特不会导致胎儿畸形发生率的增加。孕期使用 ICS 可以预防哮喘急性加重的发生(A 级证据)[84]，孕期停用 ICS 是急性加重的一个重要危险因素(A 级证据)[85]。有研究指出[86]，相比根据 ACQ 调整治疗方案，孕期每月通过 FENO 调整治疗方案可以减少哮喘急性加重，改善胎儿转归。但是鉴于该研究使用了特定算法，因此该研究结论不能和现有推荐治疗方案进行比较。考虑到孕期哮喘急性加重会导致不良转归的发生(A 级证据)[84]，孕期使用常规剂量 ICS 和 LABA 是安全的(A 级证据)[87]；一般不建议在孕期给予降阶梯治疗。尽管目前尚无证据证明孕期哮喘治疗会增加不良反应，但是很多医生和孕妇仍对药物治疗存在担心。应告知孕期哮喘患者，相比现有哮喘治疗，哮喘症状控制不理想和哮喘急性加重对胎儿的风险更大。孕期哮喘管理宣教可以帮助孕妇理解这一点。药剂师和临床医生可共同制定孕期哮喘治疗方案，每月通过电话随访哮喘控制情况。孕期应积极监测和治疗呼吸道感染。在哮喘急性加重期间，相比未怀孕患者，怀孕妇女不太可能接受适当的治疗。为了避免胎儿缺氧的发生，应通过 SABA、氧疗和早期使用全身糖皮质激素来积极治疗哮喘急性加重。在分娩过程中，应继续使用哮喘控制药物，按需使用急救药物。分娩过程中的哮喘急性加重是罕见的，但是分娩可能会导致支气管痉挛的发生，应使用 SABA 治疗。在分娩前 48 小时内使用大剂量 $\beta_2$受体激动药会导致新生儿低血糖的发生，特别是在早产儿中。应在出生后 24 小时内密切监测婴儿(特别是早产儿)血糖水平。

(5)职业性哮喘

临床特征：鼻炎起病常早于职业性哮喘的发生。一旦患者对职业致敏源发生过敏，即使暴露水平极低也会导致哮喘症状的出现，这会使哮喘重症急性加重频繁发生。若持续暴露在此环境中，会导致哮喘症状持续出现，同时出现不可逆性气流受限。

治疗：详细信息可见职业性哮喘循证指南[19]。所有成年起病哮喘患者都应询问其工作史和暴露情况。及早明确职业性哮喘诊断，及早去除职业性致敏原，远离致敏环境是职业性哮喘治疗中的重要组成部分。降低职业性暴露可以有效改善哮喘症状，特别是在工厂中[19]。通过使用不含滑石粉的乳胶手套可以经济有效的减少乳胶过敏的发生[19]。疑似或确诊职业性哮喘患者应至相关专科门诊就诊，因为职业性哮喘诊断的确立会产生经济和法律影响。

(6)老年人

临床特征：长期哮喘和老龄化会使胸壁僵硬、呼吸肌功能下降、弹性回缩力丧失和气道壁重塑，从而导致肺功能的逐渐减退。老年人可能不会主诉哮喘症状，同时将呼吸困难归因于正常的老龄化或合并症，如心血管疾病或肥胖。并发关节炎会降低运动耐量，使得吸入器使用困难。老年哮喘患者因其高住院率和药物费用使得哮喘总治疗费用较高。

治疗：制定老年哮喘患者治疗方案时需同时考虑症状控制、风险最小化、合并症影响、合并症治疗和老年人自我管理能力较差等因素。目前老年哮喘有效药物治疗的数据较少，这是因为这类患者常被排除在大型临床研究之外。相比年轻人，老年人中$\beta_2$受体激动药(如心脏毒性)和糖皮质激素(如皮肤瘀斑、骨质疏松症、白内障)的不良反应更常见[88]。茶碱的清除能力也出现下降[88]。应询问老年患者其他同时服用的药物，包括滴眼液；评估药物的相互作用。在选择吸入装置时，应考虑关节炎、肌肉无力、视力下降和吸气量有限等因素。每次随访时都应评估吸入器使用。老年患者对复杂药物治疗方案理解有困难，应尽量避免同时使用多种吸入装置。书面哮喘实施计划应使用较大字体打印。有认知功能障碍患者需要有一个照顾者来帮助他们服用哮喘药物。

(7)外科手术和哮喘

临床特征：没有证据表明，哮喘患者围手术期风险增加。但是，COPD 患者围手术期风险会增加，这一点也同样适用于 $FEV_1$ 下降的哮喘患者。哮喘患者围手术期重症支气管痉挛的发生率很低，但是一旦发生危及生命。

治疗：对于择期手术患者，术前应达到哮喘控制良好，特别是对于极重症哮喘、哮喘症状控制不理想、有急性加重病史或固定气流受限患者(B 级证据)[89]。对于急诊手术患者，若哮喘控制不理想，应首先权衡急诊手术的利弊。对于接受长期大剂量 ICS 或过去 6 个月中使用 OCS 超过 2 周的患者，应在术前给予氢化可的松，以避免手术中出现肾上腺危象(B 级证据)[90]。所有患者都应在围手术期继续维持常规哮喘治疗。

(8)阿司匹林激发的呼吸道疾病

临床特征：目前已明确了阿司匹林激发的呼吸道疾病(AERD，过去被称为阿司匹林哮喘)临床特点和病程。AERD 以鼻塞和嗅觉丧失起病，继而进展为伴鼻息肉的慢性鼻窦炎(鼻息肉在手术后也可在此迅速生长)。随后出现哮喘和对阿司匹林的高反应性。服用阿司匹林或非甾体类抗炎药(NSAID)1 ~2 小时内，出现哮喘急性发作。往往伴随流鼻涕、鼻塞、眼结膜发炎、脸部和颈部潮红，有时会进展为重症支气管痉挛、休克、意识丧失和呼吸暂停。AERD 与肺功能减退和重症哮喘密切相关。

诊断：服用阿司匹林或 NSAID 后出现哮喘急性加重高度提示 AERD。阿司匹林激发试验(口服、支气管或鼻部给药)是诊断的金标准。口服阿司匹林激发试验必须在有心肺复苏能力的专科中心进行，因为哮喘重症发作风险极高。相比口服激发试验，使用赖氨酸阿司匹林的支气管和鼻部激发试验更安全，可以在过敏中心进行。

治疗：AERD 患者应避免使用含有阿司匹林、NSAID 类药物或其他抑制环氧化酶 -1(COX -1)的药物，但是这并不能阻止疾病的进展。当这类患者需要使用 NSAID 类药物时，可在密切监测下使用 COX -2 抑制药(如塞来考昔或依托考昔)或对乙酰氨基酚(扑热息痛)，服用后至少观察 2 小时(B 级证据)[91]。对于 AERD 患者，ICS 是主要治疗药物，但是有时也需使用 OCS；也可使用 LTRA(B 级证据)[92]。脱敏是另一种治疗方案，可以在专科门诊或医院进行。阿司匹林脱敏后可以显著改善症状和生活质量、减少鼻息肉和鼻窦感染、降低 OCS 的剂量、避免鼻窦手术，改善鼻部和哮喘评分。

(9)难治性和重症哮喘

虽然大多数哮喘患者都能达到哮喘控制良好，但是部分哮喘患者即使在最佳治疗的情况下，哮喘控制仍不理想。难治性哮喘是指相关因素，如合并症、依从性差和过敏源暴露，影响了哮喘良好控制。耐药性哮喘是指哮喘诊断明确，但只有在大剂量 ICS 联合另一种哮喘控制药物，如 LABA(和(或)全身激素)治疗的基础上才能达到哮喘控制，或者一旦降阶梯治疗就会出现哮喘症状恶化。重症哮喘包括难治性哮喘和耐药性哮喘。

诊断：在明确诊断前，应评估和解决可能影响哮喘控制的相关因素。明确诊断是重要的，因为 12% ~50% 的重症哮喘患者其实是误诊[93]。对于已接受哮喘治疗患者的诊断方法见表2－2。

临床特征：很多重症或难治性哮喘患者会出现哮喘频繁发作、持续哮喘症状、哮喘急性加重频繁出现、肺功能持续下降、生活质量受损以及难处理的合并症，如焦虑和抑郁。重症哮喘在临床和炎症特点上存在显著异质性。有研究已经发现了数种不同类型重症或难治性哮喘，如早发性过敏性哮喘、迟发性非过敏性激素依赖性哮喘伴固定气流受限、老年肥胖女性晚发性哮喘[94]。迄今为止，研究只明确了少数几条哮喘相关生物靶向通路[95]。

治疗：可将重症哮喘患者转诊至有哮喘治疗经验的专科医生处接受诊断和治疗。对于疑似重症哮喘患者可考虑接受进一步评估以明确诊断。表2－11中罗列了相关治疗方案。当明确导致哮喘治疗效果不佳的可能原因后，应和患者一些讨论且制定哮喘控制方案，以避免无效过度治疗的发生（需同时考虑成本和潜在不良反应）。治疗的目的是在尽可能哮喘症状控制的前提下减少哮喘急性加重的发生。治疗应尽量避免影响日常生活，尽量减少哮喘症状和不良反应的发生。

**表2－11　重症哮喘的评估和治疗**

| 重症哮喘的评估 |
| --- |
| 明确哮喘诊断：应除外上气道功能障碍、合并COPD和复发性呼吸道感染等其他也可导致持续哮喘症状的疾病 |
| 合并症评估：包括慢性鼻窦炎、肥胖、GERD、阻塞性睡眠呼吸暂停和心理或精神疾病，这都会导致哮喘症状恶化，哮喘控制不理想。目前仍不清楚是否治疗合并症就能改善重症哮喘症状 |
| 评估吸入器使用和药物依从性：错误使用吸入器和依从性差是导致哮喘控制不理想的常见原因，这在重症哮喘中也很常见。对于难治性哮喘，通过依从性促进干预措施可改善依从性和健康转归 |
| 评估环境过敏原或有毒物质暴露：需明确家庭和工作环境中有无这些过敏原，若一旦发现应尽可能去除（表2－5） |

**续表 2－11**

| |
|---|
| 重症哮喘的治疗<br>几乎没有患者会对糖皮质激素完全耐药，因此 ICS 仍是难治性哮喘的主要治疗药物。其他治疗选择包括：<br>优化 ICS/LABA 剂量：相比常规推荐剂量，部分患者对于大剂量 ICS 的治疗效果更佳(B 级证据)。但是，这会增加不良反应风险。因此在治疗 3～6 个后应考虑降阶梯治疗以优化药物剂量(表 2－9，D 级证据)<br>口服糖皮质激素：部分重症哮喘患者通过低维持剂量 OCS 治疗可改善症状(D 级证据)。应对患者密切随访，以避免糖皮质激素诱导骨质疏松症的发生。对于疗程 ≥ 3 个月治疗的患者，应给予相关生活方式宣教，同时给予预防骨质疏松症治疗(在适当情况下) |
| 重症哮喘的治疗<br>附加疗法(与表型无关)：虽然其他附加控制治疗药物，如茶碱和 LTRA，也可用于重症哮喘治疗，但是目前的几个小样本量研究显示获益有限。对于哮喘症状控制不理想伴持续性气流受限的患者，在中－大剂量 ICS 和 LABA 的基础上，联用附加治疗(长效抗胆碱能支气管扩张药噻托溴铵)可以改善肺功能，延缓急性加重发作时间<br>根据诱导痰液分析结果调整治疗方案：在有条件的医院，可根据诱导痰分析结果(痰嗜酸性粒细胞计数)调整重症哮喘治疗方案，可使糖皮质激素使用剂量和急性加重发作频率降低(A 级证据)<br>根据哮喘表型调整附加治疗方案：重症哮喘患者根据表型(如重症过敏型、阿司匹林激发或嗜酸性粒细胞哮喘)选择相应治疗方案可获益。IgE 水平升高的重症过敏性哮喘患者通过抗 IgE 治疗可获益(A 级证据)。阿司匹林过敏性哮喘使用 LTRA 治疗可获益(B 级证据)<br>非药物治疗：支气管热成形术对于部分重症哮喘患者有帮助(B 级证据)，但是需进一步研究明确其在一般重症哮喘人群中的疗效及长期安全性。需精心设计对照研究，因为目前研究已发现存在明显安慰剂效应。高原治疗(C 级证据)或心理干预治疗(C 级证据)对于重症哮喘患者有帮助。这些重症哮喘治疗方案的地位尚未明确 |

## 九、小结

哮喘是全球性疾病，大多数国家的哮喘发病率正在增加，特别是儿童人群。在哮喘已逐步受到全球临床医生的高度重视同时，目前仍有相当多临床医生尤其是基层医院医生对哮喘的规范化诊治流程及更新内容不够熟悉，本章旨在加深临床医生对国际通用 GINA 指南的认识及理解，为临床医生正确诊断及个体化治疗哮喘提供帮助。

## 参考文献

[1] Levy M L, Quanjer P H, Booker R, et al. Diagnostic spirometry in primary care: Proposed standards for general practice compliant with American Thoracic Society and European Respiratory Society recommendations: a General Practice Airways Group (GPIAG) 1 document, in association with the Association for Respiratory Technology & Physiology (ARTP) 2 and Education for Health3 1 www. gpiag. org 2 www. artp. org 3 www. educationforhealth. org. uk[J]. Prim Care Respir J. 2009, 18(3): 130-147.

[2] Bel E H. Clinical phenotypes of asthma[J]. Curr Opin Pulm Med. 2004, 10(1): 44-50.

[3] Wenzel S E. Asthma phenotypes: the evolution from clinical to molecular approaches[J]. Nat Med. 2012, 18(5): 716-725.

[4] Anderson G P. Endotyping asthma: new insights into key pathogenic mechanisms in a complex, heterogeneous disease[J]. Lancet. 2008, 372(9643): 1107-1119.

[5] Pellegrino R, Viegi G, Brusasco V, et al. Interpretative strategies for lung function tests[J]. Eur Respir J. 2005, 26(5): 948-968.

[6] Reddel H, Ware S, Marks G, et al. Differences between asthma exacerbations and poor asthma control[J]. Lancet. 1999, 353(9150): 364

-369.

[7] Quanjer P H, Stanojevic S, Cole T J, et al. Multi - ethnic reference values for spirometry for the 3 - 95 - yr age range: the global lung function 2012 equations[J]. Eur Respir J. 2012, 40(6): 1324 - 1343.

[8] Crapo R O, Casaburi R, Coates A L, et al. Guidelines for methacholine and exercise challenge testing - 1999. This official statement of the American Thoracic Society was adopted by the ATS Board of Directors, July 1999[J]. Am J Respir Crit Care Med. 2000, 161(1): 309 - 329.

[9] Joos G F, O'Connor B, Anderson S D, et al. Indirect airway challenges[J]. Eur Respir J. 2003, 21(6): 1050 - 1068.

[10] Ramsdale E H, Morris M M, Roberts R S, et al. Asymptomatic bronchial hyperresponsiveness in rhinitis[J]. J Allergy Clin Immunol. 1985, 75(5): 573 - 577.

[11] van Haren E H, Lammers J W, Festen J, et al. The effects of the inhaled corticosteroid budesonide on lung function and bronchial hyperresponsiveness in adult patients with cystic fibrosis[J]. Respir Med. 1995, 89(3): 209 - 214.

[12] Joshi S, Powell T, Watkins W J, et al. Exercise - induced bronchoconstriction in school - aged children who had chronic lung disease in infancy[J]. J Pediatr. 2013, 162(4): 813 - 818.

[13] Ramsdale E H, Morris M M, Roberts R S, et al. Bronchial responsiveness to methacholine in chronic bronchitis: relationship to airflow obstruction and cold air responsiveness[J]. Thorax. 1984, 39(12): 912 - 918.

[14] Ahlstedt S, Murray C S. In vitro diagnosis of allergy: how to interpret IgE antibody results in clinical practice[J]. Prim Care Respir J. 2006, 15(4): 228 - 236.

[15] ATS/ERS recommendations for standardized procedures for the online and offline measurement of exhaled lower respiratory nitric oxide and nasal nitric oxide, 2005[J]. Am J Respir Crit Care Med. 2005, 171(8): 912 - 930.

[16] Dweik R A, Boggs P B, Erzurum S C, et al. An official ATS clinical practice guideline: interpretation of exhaled nitric oxide levels (FENO) for

clinical applications[J]. Am J Respir Crit Care Med. 2011, 184(5): 602 – 615.

[17] Gibson P G, Chang A B, Glasgow N J, et al. CICADA: Cough in Children and Adults: Diagnosis and Assessment. Australian cough guidelines summary statement[J]. Med J Aust. 2010, 192(5): 265 – 271.

[18] Desai D, Brightling C. Cough due to asthma, cough – variant asthma and non – asthmatic eosinophilic bronchitis[J]. Otolaryngol Clin North Am. 2010, 43(1): 123 – 130.

[19] Baur X, Sigsgaard T, Aasen T B, et al. Guidelines for the management of work – related asthma[J]. Eur Respir J. 2012, 39(3): 529 – 545.

[20] Tarlo S M, Malo J L. An official ATS proceedings: asthma in the workplace: the Third Jack Pepys Workshop on Asthma in the Workplace: answered and unanswered questions[J]. Proc Am Thorac Soc. 2009, 6(4): 339 – 349.

[21] Carlsen K H, Anderson S D, Bjermer L, et al. Exercise – induced asthma, respiratory and allergic disorders in elite athletes: epidemiology, mechanisms and diagnosis: part I of the report from the Joint Task Force of the European Respiratory Society (ERS) and the European Academy of Allergy and Clinical Immunology (EAACI) in cooperation with GA2LEN [J]. Allergy. 2008, 63(4): 387 – 403.

[22] Adams R J, Wilson D H, Appleton S, et al. Underdiagnosed asthma in South Australia[J]. Thorax. 2003, 58(10): 846 – 850.

[23] Parshall M B, Schwartzstein R M, Adams L, et al. An official American Thoracic Society statement: update on the mechanisms, assessment, and management of dyspnea[J]. Am J Respir Crit Care Med. 2012, 185(4): 435 – 452.

[24] Januzzi J J, Camargo C A, Anwaruddin S, et al. The N – terminal Pro – BNP investigation of dyspnea in the emergency department (PRIDE) study [J]. Am J Cardiol. 2005, 95(8): 948 – 954.

[25] Hanania N A, Celli B R, Donohue J F, et al. Bronchodilator reversibility in COPD[J]. Chest. 2011, 140(4): 1055 – 1063.

[26] Hardin M, Silverman E K, Barr R G, et al. The clinical features of the overlap between COPD and asthma[J]. Respir Res. 2011, 12: 127.

[27] Lucas A E, Smeenk F W, Smeele I J, et al. Overtreatment with inhaled corticosteroids and diagnostic problems in primary care patients, an exploratory study[J]. Fam Pract. 2008, 25(2): 86 - 91.

[28] Montnemery P, Hansson L, Lanke J, et al. Accuracy of a first diagnosis of asthma in primary health care[J]. Fam Pract. 2002, 19(4): 365 - 368.

[29] Aaron S D, Vandemheen K L, Boulet L P, et al. Overdiagnosis of asthma in obese and nonobese adults[J]. CMAJ. 2008, 179(11): 1121 - 1131.

[30] van Huisstede A, Castro C M, van de Geijn G J, et al. Underdiagnosis and overdiagnosis of asthma in the morbidly obese[J]. Respir Med. 2013, 107(9): 1356 - 1364.

[31] Levy M L, Fletcher M, Price D B, et al. International Primary Care Respiratory Group (IPCRG) Guidelines: diagnosis of respiratory diseases in primary care[J]. Prim Care Respir J. 2006, 15(1): 20 - 34.

[32] Wilson S R, Strub P, Buist A S, et al. Shared treatment decision making improves adherence and outcomes in poorly controlled asthma[J]. Am J Respir Crit Care Med. 2010, 181(6): 566 - 577.

[33] Gibson P G, Powell H, Coughlan J, et al. Self - management education and regular practitioner review for adults with asthma[J]. Cochrane Database Syst Rev. 2003(1): D1117.

[34] Guevara J P, Wolf F M, Grum C M, et al. Effects of educational interventions for self management of asthma in children and adolescents: systematic review and meta - analysis[J]. BMJ. 2003, 326(7402): 1308 - 1309.

[35] Busse W W, Pedersen S, Pauwels R A, et al. The Inhaled Steroid Treatment As Regular Therapy in Early Asthma (START) study 5 - year follow - up: effectiveness of early intervention with budesonide in mild persistent asthma[J]. J Allergy Clin Immunol. 2008, 121(5): 1167 - 1174.

[36] Selroos O, Pietinalho A, Lofroos A B, et al. Effect of early vs late

intervention with inhaled corticosteroids in asthma[J]. Chest. 1995, 108(5): 1228 - 1234.

[37] Selroos O. Effect of disease duration on dose - response of inhaled budesonide in asthma[J]. Respir Med. 2008, 102(7): 1065 - 1072.

[38] O'Byrne P M, Pedersen S, Lamm C J, et al. Severe exacerbations and decline in lung function in asthma[J]. Am J Respir Crit Care Med. 2009, 179(1): 19 - 24.

[39] Using beta 2 - stimulants in asthma[J]. Drug Ther Bull. 1997, 35(1): 1 - 4.

[40] O'Byrne P M, Barnes P J, Rodriguez - Roisin R, et al. Low dose inhaled budesonide and formoterol in mild persistent asthma: the OPTIMA randomized trial[J]. Am J Respir Crit Care Med. 2001, 164(8 Pt 1): 1392 - 1397.

[41] Zeiger R S, Baker J W, Kaplan M S, et al. Variability of symptoms in mild persistent asthma: baseline data from the MIAMI study[J]. Respir Med. 2004, 98(9): 898 - 905.

[42] Pauwels R A, Pedersen S, Busse W W, et al. Early intervention with budesonide in mild persistent asthma: a randomised, double - blind trial [J]. Lancet. 2003, 361(9363): 1071 - 1076.

[43] Welsh E J, Cates C J. Formoterol versus short - acting beta - agonists as relief medication for adults and children with asthma [J]. Cochrane Database Syst Rev. 2010(9): D8418.

[44] Adams N P, Bestall J B, Malouf R, et al. Inhaled beclomethasone versus placebo for chronic asthma[J]. Cochrane Database Syst Rev. 2005(1): D2738.

[45] Suissa S, Ernst P, Benayoun S, et al. Low - dose inhaled corticosteroids and the prevention of death from asthma[J]. N Engl J Med. 2000, 343(5): 332 - 336.

[46] Chauhan B F, Ducharme F M. Anti - leukotriene agents compared to inhaled corticosteroids in the management of recurrent and/or chronic asthma in adults and children[J]. Cochrane Database Syst Rev. 2012, 5:

D2314.

[47] Philip G, Nayak A S, Berger W E, et al. The effect of montelukast on rhinitis symptoms in patients with asthma and seasonal allergic rhinitis[J]. Curr Med Res Opin. 2004, 20(10): 1549 - 1558.

[48] Rimoin D L. PACHYDERMOPERIOSTOSIS (IDIOPATHIC CLUBBING AND PERIOSTOSIS): GENETIC AND PHYSIOLOGIC CONSIDERATIONS [J]. N Engl J Med. 1965, 272: 923 - 931.

[49] Dahl R, Larsen B B, Venge P. Effect of long - term treatment with inhaled budesonide or theophylline on lung function, airway reactivity and asthma symptoms[J]. Respir Med. 2002, 96(6): 432 - 438.

[50] Guevara J P, Ducharme F M, Keren R, et al. Inhaled corticosteroids versus sodium cromoglycate in children and adults with asthma [J]. Cochrane Database Syst Rev. 2006(2): D3558.

[51] Ducharme F M, Ni C M, Greenstone I, et al. Addition of long - acting beta2 - agonists to inhaled corticosteroids versus same dose inhaled corticosteroids for chronic asthma in adults and children [J]. Cochrane Database Syst Rev. 2010(5): D5535.

[52] Cates C J, Karner C. Combination formoterol and budesonide as maintenance and reliever therapy versus current best practice (including inhaled steroid maintenance), for chronic asthma in adults and children[J]. Cochrane Database Syst Rev. 2013, 4: D7313.

[53] Ducharme F M, Ni C M, Greenstone I, et al. Addition of long - acting beta2 - agonists to inhaled steroids versus higher dose inhaled steroids in adults and children with persistent asthma [J]. Cochrane Database Syst Rev. 2010(4): D5533.

[54] Evans D J, Taylor D A, Zetterstrom O, et al. A comparison of low - dose inhaled budesonide plus theophylline and high - dose inhaled budesonide for moderate asthma[J]. N Engl J Med. 1997, 337(20): 1412 - 1418.

[55] Bateman E D, Harrison T W, Quirce S, et al. Overall asthma control achieved with budesonide/formoterol maintenance and reliever therapy for patients on different treatment steps[J]. Respir Res. 2011, 12: 38.

[56] O'Byrne P M, Naya I P, Kallen A, et al. Increasing doses of inhaled corticosteroids compared to adding long - acting inhaled beta2 - agonists in achieving asthma control[J]. Chest. 2008, 134(6): 1192 - 1199.

[57] Kerstjens H A, Engel M, Dahl R, et al. Tiotropium in asthma poorly controlled with standard combination therapy[J]. N Engl J Med. 2012, 367(13): 1198 - 1207.

[58] Pauwels R A, Lofdahl C G, Postma D S, et al. Effect of inhaled formoterol and budesonide on exacerbations of asthma. Formoterol and Corticosteroids Establishing Therapy (FACET) International Study Group[J]. N Engl J Med. 1997, 337(20): 1405 - 1411.

[59] Virchow J J, Prasse A, Naya I, et al. Zafirlukast improves asthma control in patients receiving high - dose inhaled corticosteroids[J]. Am J Respir Crit Care Med. 2000, 162(2 Pt 1): 578 - 585.

[60] Malo J L, Cartier A, Ghezzo H, et al. Comparison of four - times - a - day and twice - a - day dosing regimens in subjects requiring 1200 micrograms or less of budesonide to control mild to moderate asthma[J]. Respir Med. 1995, 89(8): 537 - 543.

[61] Toogood J H, Baskerville J C, Jennings B, et al. Influence of dosing frequency and schedule on the response of chronic asthmatics to the aerosol steroid, budesonide[J]. J Allergy Clin Immunol. 1982, 70(4): 288 - 298.

[62] Rivington R N, Boulet L P, Cote J, et al. Efficacy of Uniphyl, salbutamol, and their combination in asthmatic patients on high - dose inhaled steroids [J]. Am J Respir Crit Care Med. 1995, 151(2 Pt 1): 325 - 332.

[63] Chung K F, Wenzel S E, Brozek J L, et al. International ERS/ATS guidelines on definition, evaluation and treatment of severe asthma[J]. Eur Respir J. 2014, 43(2): 343 - 373.

[64] Kerstjens H A, Disse B, Schroder - Babo W, et al. Tiotropium improves lung function in patients with severe uncontrolled asthma: a randomized controlled trial[J]. J Allergy Clin Immunol. 2011, 128(2): 308 - 314.

[65] Normansell R, Walker S, Milan S J, et al. Omalizumab for asthma in adults and children[J]. Cochrane Database Syst Rev. 2014, 1: D3559.

[66] Petsky H L, Cates C J, Lasserson T J, et al. A systematic review and meta - analysis: tailoring asthma treatment on eosinophilic markers (exhaled nitric oxide or sputum eosinophils)[J]. Thorax. 2012, 67(3): 199 - 208.

[67] Walsh L J, Wong C A, Oborne J, et al. Adverse effects of oral corticosteroids in relation to dose in patients with lung disease[J]. Thorax. 2001, 56(4): 279 - 284.

[68] Fitzgerald J M, Boulet L P, Follows R M. The CONCEPT trial: a 1 - year, multicenter, randomized, double - blind, double - dummy comparison of a stable dosing regimen of salmeterol/fluticasone propionate with an adjustable maintenance dosing regimen of formoterol/budesonide in adults with persistent asthma[J]. Clin Ther. 2005, 27(4): 393 - 406.

[69] Rank M A, Hagan J B, Park M A, et al. The risk of asthma exacerbation after stopping low - dose inhaled corticosteroids: a systematic review and meta - analysis of randomized controlled trials[J]. J Allergy Clin Immunol. 2013, 131(3): 724 - 729.

[70] Sutherland E R, Goleva E, Strand M, et al. Body mass and glucocorticoid response in asthma[J]. Am J Respir Crit Care Med. 2008, 178(7): 682 - 687.

[71] Scott H A, Gibson P G, Garg M L, et al. Dietary restriction and exercise improve airway inflammation and clinical outcomes in overweight and obese asthma: a randomized trial[J]. Clin Exp Allergy. 2013, 43(1): 36 - 49.

[72] Boulet L P, Turcotte H, Martin J, et al. Effect of bariatric surgery on airway response and lung function in obese subjects with asthma[J]. Respir Med. 2012, 106(5): 651 - 660.

[73] Chan W W, Chiou E, Obstein K L, et al. The efficacy of proton pump inhibitors for the treatment of asthma in adults: a meta - analysis[J]. Arch Intern Med. 2011, 171(7): 620 - 629.

[74] Mastronarde J G, Anthonisen N R, Castro M, et al. Efficacy of esomeprazole for treatment of poorly controlled asthma[J]. N Engl J Med. 2009, 360(15): 1487 - 1499.

[75] Holbrook J T, Wise R A, Gold B D, et al. Lansoprazole for children with

poorly controlled asthma: a randomized controlled trial[J]. JAMA. 2012, 307(4): 373-381.

[76] Yorke J, Fleming S L, Shuldham C. Psychological interventions for adults with asthma: a systematic review[J]. Respir Med. 2007, 101(1): 1-14.

[77] Parry G D, Cooper C L, Moore J M, et al. Cognitive behavioural intervention for adults with anxiety complications of asthma: prospective randomised trial[J]. Respir Med. 2012, 106(6): 802-810.

[78] Burks A W, Tang M, Sicherer S, et al. ICON: food allergy[J]. J Allergy Clin Immunol. 2012, 129(4): 906-920.

[79] Liu A H, Jaramillo R, Sicherer S H, et al. National prevalence and risk factors for food allergy and relationship to asthma: results from the National Health and Nutrition Examination Survey 2005-2006[J]. J Allergy Clin Immunol. 2010, 126(4): 798-806.

[80] Goodwin R D, Jacobi F, Thefeld W. Mental disorders and asthma in the community[J]. Arch Gen Psychiatry. 2003, 60(11): 1125-1130.

[81] Cruz A A, Popov T, Pawankar R, et al. Common characteristics of upper and lower airways in rhinitis and asthma: ARIA update, in collaboration with GA(2)LEN[J]. Allergy. 2007, 62 Suppl 84: 1-41.

[82] Corren J, Manning B E, Thompson S F, et al. Rhinitis therapy and the prevention of hospital care for asthma: a case-control study[J]. J Allergy Clin Immunol. 2004, 113(3): 415-419.

[83] Parsons J P, Hallstrand T S, Mastronarde J G, et al. An official American Thoracic Society clinical practice guideline: exercise-induced bronchoconstriction[J]. Am J Respir Crit Care Med. 2013, 187(9): 1016-1027.

[84] Murphy V E, Gibson P G. Asthma in pregnancy[J]. Clin Chest Med. 2011, 32(1): 93-110.

[85] Murphy V E, Clifton V L, Gibson P G. Asthma exacerbations during pregnancy: incidence and association with adverse pregnancy outcomes[J]. Thorax. 2006, 61(2): 169-176.

[86] Powell H, Murphy V E, Taylor D R, et al. Management of asthma in pregnancy guided by measurement of fraction of exhaled nitric oxide: a double - blind, randomised controlled trial [J]. Lancet. 2011, 378 (9795): 983 -990.

[87] Lim A, Stewart K, Konig K, et al. Systematic review of the safety of regular preventive asthma medications during pregnancy [J]. Ann Pharmacother. 2011, 45(7 -8): 931 -945.

[88] Reed C E. Asthma in the elderly: diagnosis and management[J]. J Allergy Clin Immunol. 2010, 126(4): 681 -687, 688 -689.

[89] Woods B D, Sladen R N. Perioperative considerations for the patient with asthma and bronchospasm [J]. Br J Anaesth. 2009, 103 Suppl 1: 157 -165.

[90] Wakim J H, Sledge K C. Anesthetic implications for patients receiving exogenous corticosteroids[J]. AANA J. 2006, 74(2): 133 -139.

[91] Dahlen S E, Malmstrom K, Nizankowska E, et al. Improvement of aspirin - intolerant asthma by montelukast, a leukotriene antagonist: a randomized, double - blind, placebo - controlled trial[J]. Am J Respir Crit Care Med. 2002, 165(1): 9 -14.

[92] Drazen J M. Asthma therapy with agents preventing leukotriene synthesis or action[J]. Proc Assoc Am Physicians. 1999, 111(6): 547 -559.

[93] Hashimoto S, Bel E H. Current treatment of severe asthma[J]. Clin Exp Allergy. 2012, 42(5): 693 -705.

[94] Moore W C, Meyers D A, Wenzel S E, et al. Identification of asthma phenotypes using cluster analysis in the Severe Asthma Research Program [J]. Am J Respir Crit Care Med. 2010, 181(4): 315 -323.

[95] Chung K F. New treatments for severe treatment - resistant asthma: targeting the right patient[J]. Lancet Respir Med. 2013, 1(8): 639 -652.

# 第三章　成人支气管扩张症专家共识解读

支气管扩张症是一种常见的慢性呼吸道疾病，病程长，病变不可逆转，由于反复感染，特别是广泛性支气管扩张可严重损害患者的肺组织和功能，严重影响患者的生活质量，造成沉重的社会经济负担。但目前，社会，包括医护人员对本病关注不足，相关文献也为数寥寥。在国外支气管扩张症属于少见病，所以专门论述本病的专著也不多，在学习“成人下呼吸道感染治疗指南”[1-2]及“非囊性纤维化支气管扩张指南”[3-4]的过程中，呼吸界十几位专家在借鉴国外文献的基础上，结合我国国情，制定了成人支气管扩张症专家共识[5]以供大家参考。

## 第一节　专家共识要点

### 一、定义

支气管扩张症是各种原因引起的支气管树的病理性、永久性扩张，导致反复发生化脓性感染的气道慢性炎症，临床表现为持续或反复性咳嗽、咳痰，有时伴有咯血。

### 二、流行病学

支气管扩张症的患病率随年龄增加而增高[6]，但我国因长期对该疾病缺乏重视，目前尚无相关流行病学资料。支气管扩张合并其他肺部疾病的问题也日益受到关注。

## 三、发病机制

支气管扩张症可以分为先天性和继发性两种：

(1)支气管先天发育不全包括支气管软骨发育不全、先天性巨大气管－支气管症和马方综合征等疾病。

(2)继发性支气管扩张症的发病基础多为支气管阻塞及支气管感染，主要机制包括气道防御功能低下、感染和气道炎症恶性循环导致支气管扩张两个方面。

## 四、病理与病理生理

(1)支气管扩张发生的部位与病因相关，后基底段是病变最常累及的部位，左舌叶支气管和右中叶支气管也较易发生支气管扩张。

(2)在形态学改变上可分为三种类型：①柱状支气管扩张；②囊柱型支气管扩张；③囊状支气管扩张。

(3)支气管扩张症患者由于肺动脉血流减少，支气管循环血流量增加，血管压力增高导致动脉破裂造成咯血，一般出血量小可自行停止，但也可发生致命性大出血。多数支气管扩张患者伴有气流阻塞，表现为阻塞性通气功能受损，疾病进一步进展可导致限制性通气功能障碍并弥散障碍，引起低氧血症甚至肺心病。

## 五、病因

支气管扩张症是由多种疾病(原发病)引起的一种病理性改变。寻找原发病因有助于采取针对性的诊疗措施，还可避免不必要的侵袭性、昂贵或费时的辅助检查。多数儿童和成人支气管扩张症继发于肺炎或其他呼吸道感染(如结核)，其他病因有异物和误吸，大气道先天性异常，免疫功能缺陷、纤毛功能异常、结缔组织疾病、炎症性肠病等。

## 六、临床评估和检查

(1)临床表现：①咳嗽是支气管扩张症最常见的症状(>90%)，且多伴有咳痰(75%~100%)，痰液可为黏液性、黏液脓性或脓性；②呼吸困难72%~83%，与支管扩张的严重程度相关，且与$FEV_1$下降及高分辨率CT显示的支气管扩张程度及痰量相关；③咯血(约50%)，多与感染相关，咯血可从痰中带血至大量咯血，部分患者以反复咯血为唯一症状；④听诊闻及湿性啰音是支气管扩张症的特征性表现，以肺底部最为多见，多自吸气早期开始，吸气中期最响亮，持续至吸气末。

(2)辅助检查：推荐所有患者进行主要检查，当患者存在可能导致支气管扩张症的特殊病因时应进一步检查(表3-1)。

**表3-1　支气管扩张症的辅助检查**

| 项目 | 影像学检查 | 实验室检查 | 其他检查 |
| --- | --- | --- | --- |
| 主要检查 | 胸部X线，胸部高分辨CT扫描 | 血炎性标志物，免疫球蛋白(IgG，IgA，IgM)和蛋白电泳，微生物学检查，血气分析 | 肺功能检查 |
| 次要检查 | 鼻窦CT检查 | 血IgE，烟曲霉皮试，曲霉沉淀素，类风湿因子，抗核抗体，抗中性粒抗体，胶质抗体，二线免疫功能检查囊性纤维化相关检查，纤毛功能检查 | 支气管镜检查 |

①影像学检查：胸部X线检查：疑诊支气管扩张症时应首先

进行胸部 X 线检查。绝大多数支气管扩张症患者 X 线胸片异常，但其敏感度及特异度均较差；胸部高分辨率 CT 扫描：可确诊支气管扩张症，但对轻度及早期支气管扩张症的诊断作用尚有争议。根据 CT 所见支气管扩张症可分为 4 型，即柱状型、囊状型、静脉曲张型及混合型；支气管碘油造影：是创伤性检查，现已极少用于临床。②实验室检查：血炎性标志物可反映疾病活动性及感染导致的急性加重；血清免疫球蛋白(IgG、IgA、IgM)和血清蛋白电泳可协助判断是否有感染存在；血气分析可用于评估患者肺功能受损状态，判断是否合并低氧血症和(或)高碳酸血症；微生物学检查可以帮助明确病因，支气管扩张症患者均应行下呼吸道微生物学检查；必要时可检测类风湿因子、抗核抗体、抗中性粒细胞胞质抗体。③其他检查：包括支气管镜检查和肺功能检查，均有助于评估患者病情。

## 七、诊断与鉴别诊断

(1)支气管扩张症的诊断应根据既往病史、临床表现、体征及实验室检查等资料综合分析确定，胸部高分辨 CT 是诊断支气管扩张症的主要手段。

(2)病因诊断：应明确患者是否继发于下呼吸道感染，应评估上呼吸道症状，对无明确感染史的患者，应完善相关检查。

(3)鉴别诊断：出现慢性咳嗽、咳痰者需要与 COPD、肺结核、慢性肺脓肿等鉴别(表 3－2)

**表 3－2 以慢性咳嗽、咳痰为主要症状的支气管扩张症的鉴别诊断**

| 诊断 | 鉴别诊断要点 |
|---|---|
| 支气管扩张症 | 大量脓痰，湿性啰音，可合并杵状指(趾)，X 线胸片或高分辨率 CT 提示支气管扩张和管壁增厚 |

续表 3－2

| 诊断 | 鉴别诊断要点 |
| --- | --- |
| COPD | 中年发病，症状缓慢进展，多有长期吸烟史，活动后气促，肺功能可有不完全可逆的气流受限（吸入支气管舒张药后 $FEV_1m$ / FVC ＜ 70%） |
| 肺结核 | 所有年龄均可发病，影像学检查提示肺浸润性病灶或结节状空洞样改变，细菌学检查可确诊 |
| 慢性肺脓肿 | 起病初期多有吸入因素，表现为反复不规则发热、咳脓性痰、咯血、消瘦、贫血等全身慢性中毒症状明显。影像学检查提示后壁空洞，形态可不规则，内可有液平面，周围有慢性炎症浸润及条索状阴影 |

反复咯血需要与支气管肺癌、结核病以及循环系统疾病进行鉴别（表 3－3）

表 3－3　以咯血为主要症状的支气管扩张症的鉴别诊断

| 诊断 | 鉴别诊断要点 |
| --- | --- |
| 支气管扩张症 | 多有长期咳嗽、咳脓痰病史，部分患者可无咳嗽、咳痰，而仅表现为反复咯血，咯血量由少至多，咯血间隔由长变短，咯血间期全身情况较好 |
| 支气管肺癌 | 多见于 40 岁以上患者，可伴有咳嗽、咳痰、胸痛。咯血小量到中量，多为痰中带血，持续性或间断性，大咯血者较少见。影像学检查、痰涂片细胞学检查、气管镜等有助于诊断 |
| 肺结核 | 可有低热、乏力、盗汗和消瘦等呼吸系统症状，约半数有不同程度咯血，可以咯血为首发症状，出血量多少不一，病变多位于双上肺野，影像学和痰液检查有助于诊断 |
| 心血管疾病 | 多有心脏病病史，常见疾病包括风湿性心脏病二尖瓣狭窄、急性左心衰竭、肺动脉高压等，体检可能有心脏杂音，咯血量可多可少，肺水肿时咳大量浆液性粉红色泡沫样血痰为其特点 |

## 八、治疗目的及治疗方法

支气管扩张症患者生活质量明显下降，其治疗目的包括：确定并治疗潜存病因以阻止疾病进展，维持或改善肺功能，减少急性加重，减少日间症状和急性加重次数，改善患者的生活质量。

(1)物理治疗：物理治疗可促进呼吸道分泌物排出，提高通气的有效性，维持或改善运动耐力，缓解气短、胸痛症状。主要包括排痰、震动拍击、主动呼吸训练、辅助排痰技术等，患者可根据自身情况单独或联合选用排痰方法。

(2)抗菌药物的使用：支气管扩张症患者出现急性加重合并症状恶化，即咳嗽、痰量增加或性质改变、脓痰增加和(或)喘息、气急、咯血及发热等全身症状时，应考虑应用抗菌药物。一般急性加重期是由定植菌引起，急性加重期开始抗菌药物治疗前应送痰培养，在等待培养结果时即应开始经验性抗菌药物治疗。若存在一种以上的病原菌，应尽可能选择能覆盖所有致病菌的抗菌药物。急性加重期抗菌药物治疗的最佳疗程尚不确定，建议所有急性加重治疗疗程均应为 14 d 左右。

(3)咯血的治疗：①大咯血的紧急处理：首先应保证气道通畅，改善氧合状态，稳定血流动力学状态。必要时可行气管插管甚至气管切开；②药物治疗：包括垂体后叶素和促凝血药物的使用；③介入治疗或外科手术治疗：包括支气管动脉栓塞术和经气管镜止血。

(4)非抗菌药物使用：主要包括黏液溶解剂、支气管舒张药及吸入糖皮质激素等。

(5)手术治疗：手术治疗主要适用于积极药物治疗无效，经介入治疗无效或大咯血危机生命的患者。

(6)无创通气：无创通气可改善部分合并慢性呼吸衰竭患者的生活质量。

(7)患者教育：是支气管扩张症治疗的重要环节，主要使患者了解支气管扩张的特征，了解其基础疾病及治疗方法。

(8)预防：应积极防治儿童时期下呼吸道感染，积极接种疫苗，预防和治疗肺结核。

## 九、今后研究的几点建议

目前我国相关研究不多，但临床上需要解决的问题甚多，可以先从以下几个方面入手进行研究：①组织多中心研究，进行必要的流行病学研究；②通过痰培养及药敏结果，以对下呼吸道感染进行进一步研究；③咯血的治疗；④如何指导患者进行康复训练；⑤对患者的教育；⑥预防。

## 第二节　专家共识解读

### 一、定义

（一）专家共识要点

支气管扩张症：支气管扩张症是各种原因引起的支气管树的病理性、永久性扩张，导致反复发生化脓性感染的气道慢性炎症，临床表现为持续或反复性咳嗽、咳痰，有时伴有咯血。

（二）专家共识解读

支气管扩张症是一种常见的慢性呼吸道疾病，病程长，病变不可逆转，各种原因引起的支气管树的病理性、永久性扩张，导致反复发生化脓性感染的气道慢性炎症，临床表现为持续或反复性咳嗽、咳痰，有时伴有咯血，可导致呼吸功能障碍及慢性肺源性心脏病。由于反复感染，特别是广泛性支气管扩张可严重损害患者肺组织和功能，严重影响患者的生活质量，造成沉重的社会经济负担。广义上的支气管扩张是一种病理解剖学状态，很多疾病影像学也表现为支气管扩张，如肺间质纤维化所致的牵拉性支气管扩张，本共识不讨论类似单纯影像学表现的支气管扩张。

### 二、流行病学

（一）专家共识要点

支气管扩张症的患病率随年龄增加而增高[6]，因我国长期对该疾病不够重视，我国缺少相关流行病学资料。支气管扩张合并其他肺部疾病的问题也日益受到关注。

（二）专家共识要点解读

相关研究资料显示，新西兰儿童支气管扩张的发病率很高，为3.7/10万，种族之间的发病率差异很大。大部分患者早期就已发病，但缺少相应的诊治手段[7]，而美国成人总体患病率为52/10 万[6]，英国的患病率约为100/10 万，美国18～34 岁人群的患病率为4.2/10 万，但70 岁及以上人群的患病率高达272/10万[8]。这些数据均为十余年前文献所得，当时尚未采用胸部高分辨率CT 等检查手段。在我国支气管扩张症并非少见病，但长期以来对这一疾病缺乏重视，到目前为止，我国没有支气管扩张症在普通人群中患病率的流行病学资料，因此，支气管扩张症的患病率仍不清楚，需要进行大规模的流行病学调查。支气管扩张合并其他肺部疾病的问题也日益受到关注。高分辨率CT 检查结果显示，临床诊断为慢性支气管炎或COPD 的患者中，15%～30%的患者可发现支气管扩张病变[9-11]，重度COPD 患者合并支气管扩张的甚至可达50%[12]。

## 三、发病机制

### (一)专家共识要点

支气管扩张症可以分为先天性和继发性两种：支气管先天发育不全包括支气管软骨发育不全、先天性巨大气管-支气管症和马方综合征等疾病。继发性支气管扩张症的发病基础多为支气管阻塞及支气管感染，主要机制包括气道防御功能低下、感染和气道炎症恶性循环导致支气管扩张两个方面。

### (二)专家共识要点解读

先天性支气管扩张症较少见，主要见于以下几种疾病：①先天性支气管软骨发育不全：一般表现为弥漫性支气管扩张，家族中常有类似疾病史可循，有相关病例报道根据其研究的6 例病例的家族谱，将其遗传方式列入常染色体显性遗传[13]；②先天性巨大气管-支气管症：是一种伴有慢性反复呼吸道感染的气管和大支气管显著扩张的先天性疾病，主要特征为胸内气管和支气管腔扩张，气管直径达3.0 cm 以上，则有诊断的病理意义[14-16]；

③马方综合征表现为结缔组织变性，从而导致肺部相关结缔组织病变引起支气管扩张，属于常染色体显性遗传。

大部分支气管扩张症为继发性，支气管反复感染和支气管阻塞时继发性支气管扩张症发病机制中的关键环节，两者相互影响，形成恶性循环，最终导致支气管扩张[17]。主要包括以下两种机制：①气道防御功能低下：大多数支气管扩张症患者在儿童时期即存在免疫功能缺陷，体内缺少相关免疫球蛋白至易发生反复的病毒或细菌感染，由于呼吸道反复感染、气道黏液栓塞，最终气道破坏，导致支气管扩张。同时原发性纤毛不动综合征会导致呼吸道纤毛无节律运动或不运动，呼吸道清除能力下降或丧失，易出现支气管反复感染而至扩张。除此之外一些免疫相关性疾病如获得性免疫缺陷综合征、类风湿关节炎等也被证实与支气管扩张有关。②感染和气道炎症恶性循环导致支气管扩张：尽管目前支气管扩张症的发病机制尚不明确，但相关研究提示感染、炎症和酶的相互作用形成的复杂、慢性持续的交互作用导致及加速支气管扩张症的发病及迁延进展，被认为是支气管扩张症发病中的3个明确的因素[18]，感染是最常见原因，是促使病情进展和影响预后的最主要因素。病情较轻者可以没有病原微生物定植，病情较重者最常见的气道定植菌是流感嗜血杆菌，而长期大量脓痰、反复感染、严重气流阻塞患者气道定植菌多为铜绿假单胞菌。细菌定植及反复感染可引起气道分泌物增加，痰液增多，损害气道纤毛上皮，影响气道分泌物排出，加重气道阻塞，引流不畅并进一步加重感染。关于致病菌的一项研究对56例患者痰标本行细菌培养，其中51例痰培养为阳性结果，占91.1%，所培养出的阳性菌共72株，其中革兰阴性菌66株，占91.6%；革兰阳性菌6株，占8.3%，革兰阴性菌中假单胞菌属占多数，其中铜绿假单胞杆菌31株，占43.1%；其他假单胞菌4株，占5.6%[19]；慢性炎症持续进展导致支气管树及其周围肺实质破坏，是发生支气管扩张症及其相关症状的一个主要原因；患者支气管肺泡灌洗液中弹性蛋白酶、组织蛋白酶 G 等蛋白分解酶活性增高，引起组织损伤，导致支气管扩张症患者肺组织的变质和变形[20]。

## 四、病理与病理生理

（一）专家共识要点

支气管扩张发生的部位与病因相关，后基底段是病变最常累及的部位，左舌叶支气管和右中叶支气管也较易发生支气管扩张，在形态学改变上可分为三种类型：①柱状支气管扩张；②囊柱型支气管扩张；③囊状支气管扩张。支气管扩张症患者由于肺动脉血流减少，支气管循环血流量增加，血管压力增高导致动脉破裂造成咯血，一般出血量小可自行停止，但也可发生致命性大出血。多数支气管扩张患者伴有气流阻塞，表现为阻塞性通气功能受损，疾病进一步进展可导致限制性通气功能障碍，进而引起肺心病。

（二）专家共识要点解读

支气管扩张发生的部位通常与病因相关。弥漫性支气管扩张通常由普通细菌感染引起，因重力因素导致分泌物排泄不畅，以双下肺多见，后基底段是最常累及部位，因左侧支气管也常受累，因其相对较细长且受到心脏和大血管的压迫，导致引流不畅，也因此，通常左肺发生多于右肺。左下叶与舌叶支气管扩张常同时存在，因左舌叶开口接近下叶背段而易受下叶感染波及。一般结核引起的支气管扩张多分布于上肺尖后段及下叶背段，与结核感染发生部位一致。一项关于支气管扩张症患者临床特点分析的研究结果提示：发病部位位于左下叶者 129 例(60.85%)、左舌叶 42 例(19.81%)、左上叶 19 例(8.96%)；右下叶 89 例(41.98%)、右中叶 71 例(33.49%)、右上叶 21 例(9.91%)[21]。

由于受损支气管壁收到慢性炎症而遭到破坏，反复的炎症会引起气道壁纤维化，同时扩展至肺泡，引起弥漫性支气管周围纤维化，从而引起支气管扩张，根据病理解剖学形态，将其分为柱状、囊柱状及囊状三种：柱状支气管扩张特点为管腔扩张大小基本一致，支气管管壁增厚，且可延伸至肺周边；而在柱状扩张的基础上出现局限性狭窄，导致支气管外观不再规则，属囊柱型支气管扩张；若支气管形态改变呈气球样结构，扩张末端为盲端，属囊状支气管扩张，一般表现为成串或成簇样病变。有关于支气管扩张临床特征的研究，对在北京协和医院住院经高分辨 CT 确诊的 119 例非囊性纤维化支气管扩张症患者进行回顾性研究，研究结果显示，在高分辨率 CT 下，各型支气管扩张所占比例分别为：柱状支气管扩张：36.47%，囊柱状支气管扩张：45.88%；囊状支气管扩张：17.65%[22]。

支气管扩张症患者最常见的临床表现为咯血，一般咯血量少，可自行停止，但少数患者在损伤动脉较大的情况下也可出现危及生命的大出血，在支气管扩张症的患者，存在阻塞性动脉炎，导致肺动脉血流减少，积蓄的血液经肺动脉与支气管血管之间广泛存在的血管吻合支进入支气管循环，从而导致支气管循环压力升高，压迫冲击支气管血管，导致其破裂出血，一般在出血之后压力减小，血管收缩后自行止血，但若损伤的血管管径较粗或损伤破口大，机体不能自行止血，则会出现大量咯血，甚至危及生命。支气管扩张症患者气道炎症及管腔内液体积聚导致支气管不同程度的阻塞，从而引起阻塞性通气功能障碍，对于病程较长已经发生支气管周围肺组织纤维化的患者，同时会伴有弥散功能障碍，多种机制可导致部分患者存在低氧血症。而低氧血症则可进一步引起肺动脉高压，疾病可进一步发展成肺源性心脏病。

## 五、病因

（一）专家共识要点

支气管扩张症是由多种疾病（原发病）引起的一种病理性改变。寻找原发病因有助于采取针对性的诊疗措施，还可避免不必要的侵袭性、昂贵或费时的辅助检查。多数儿童和成人支气管扩张症继发于肺炎或其他呼吸道感染（如结核），其他病因有异物和误吸，大气道先天性异常，免疫功能缺陷、纤毛功能异常、结缔组织疾病、炎症性肠病等。

（二）专家共识要点解读

支气管扩张症并不是独立起病，常由多种疾病相互作用发展而来，通常最常见的病因为感染，特别是细菌性肺炎、百日咳、支原体及病毒感染。相关研究对165例支气管扩张患者的病因研究结果为：感染后32%，特发性26%，原发性纤毛运动障碍综合征（PCD）10%，变应性支气管肺曲霉菌病（ABPA）8%，免疫缺陷7%，溃疡性结肠炎3%，杨氏综合征3%，泛细支气管炎2%，黄甲综合征2%，结核分枝杆菌感染2%，类风湿关节炎（RA）2%，吸入相关1%，囊性纤维变性（CF）1%[23]。下呼吸道感染是儿童及成人支气管扩张症最常见的病因，占41%～69%，所以在询问病史时应特别注意感染史情况，以便明确病因诊断。除此之外，结核分枝杆菌感染也是常见的病因，我国结核患病率高，在明确支气管患者病因时，应积极排查结核分枝杆菌感染，同时，非结核分枝杆菌感染也同样能导致支气管扩张，应注意排查。若气道内出现异物则可引起气道阻塞，从而引起支气管扩张，在儿童常见的原因为异物吸入堵塞气道，在成人相对少见，气道内肿瘤引起支气管扩张在成人较常见。对于支气管扩张症的患者，先天性大气道的异常是需要考虑的因素，比较常见的先天性疾病，如先天性支气管软骨发育不全、巨大气管－支气管症、马方综合征及食管气管瘘等。免疫系统调节是肺对微生物感染的第二道屏障，常见的免疫缺陷病是抗体减少和功能障碍，在发生低丙种球蛋白血症时，IgG 缺乏通常更容易导致支气管扩张的发生，对于儿童支气管扩张患者进行免疫缺陷的筛查具有重要意义，有助于确定治疗方案及影响预后[24]，对于反复、持续或反复感染，尤其是多部位感染或机会性感染者，应考虑到免疫功能缺陷的可能，尤其是支气管扩张病因未明的患者，相关研究显示有 4% ~48% 的患者存在有免疫功能缺陷。纤毛功能异常的患者因呼吸道清除能力下降，在气道炎症感染时，不能及时排出黏液、细菌，从而引起气道阻塞，进而导致支气管扩张，常见疾病有原发性纤毛不动综合征，几乎所有患者均合并上呼吸道症状及男性不育，女性宫外孕等，在收集病史时应注意询问相关既往史。有相关报道示结缔组织疾病患者部分可合并支气管扩张，2. 9% ~5. 2% 的类风湿关节炎患者肺部高分辨率 CT 检查可发现支气管扩张，而有报道干燥综合征患者支气管扩张的发生率为 59%，且合并有支气管扩张症的患者预后更差。已有研究表明支气管扩张与溃疡性结肠炎明确相关，在炎症性肠病患者出现呼吸系统症状，如咳嗽、咳痰时应考虑合并支气管扩张症可能，积极明确诊断及进行治疗。

## 六、临床评估和检查

### （一）专家共识要点

支气管扩张症患者最常见的临床表现为咳嗽（ >90%），且多伴有咳痰（75% ~100%），痰液可为黏液性、黏液脓性或脓性。另一常见的临床表现为呼吸困难（72% ~83%），表现为咯血的患者约为 50%，多与感染相关。咯血量不等，听诊闻及湿性啰音是支气管扩张症的特征性表现。为确诊支气管扩张，推荐所有患者进行主要检查，当患者存在可能导致支气管扩张症的特殊病因时应进一步检查（表 3 -1）。主要检查包括胸部 X 线检查、胸部高分辨率CT扫描、血清炎性标志物、免疫球蛋白等，次要检查包括鼻窦CT、自身抗体、曲霉菌检查、纤毛功能检查、囊性纤维化检查等，其他检查包括支气管镜检查和肺功能检查，均有助于评估患者病情。

（二）专家共识要点解读

支气管扩张症患者最常见的临床表现为咳嗽、呼吸困难及咯血，有相关研究对212例经CT确诊的支气管扩张症患者进行回顾性归纳及分析，得出结论：慢性咳嗽176例（83.02%），咳痰150例（70.75%）；咯血100例（47.12%）；其他临床表现34例（16.04%）含：胸痛15例，气喘、气促7例，发热11例，无临床表现者1例，其中8例无咳嗽、咳痰或咯血病史。

咯血按咯血量分为4组：痰中血丝33例，小量咯血（每日咯血量小于100 mL）43例，中等量咯血（每日咯血量100～500 mL）14例，大量咯血（每日咯血量500 mL以上或一次咯血100～500 mL）10例，可得出以慢性咳嗽、咳痰为主要临床表现者为70.76%、有咯血症状的患者为47.17%的结论[21]。不管是临床经验还是相关研究均显示咳嗽是支气管扩张症最常见的症状，超过90%的患者可表现为咳嗽，且多伴有咳痰（75%～100%），痰液可为黏液性、黏液脓性或脓性，在合并感染时咳嗽及咳痰均可明显加重，痰液可呈黄绿色脓痰，量也可增加至每日数百毫升。痰液静置后出现分层现象，典型的分层表现为四层，上层为泡沫，中层为浑浊黏液，下层为悬脓成分，最下层为坏死沉淀组织，出现典型分层现象的痰液可与其他疾病轻易鉴别，但目前这种典型分层现象并不多见。另一种常见的临床表现为呼吸困难，出现在72%～83%的患者中，且与支气管扩张的严重程度及痰量相关，支气管扩张程度重、痰量多时引起气道阻塞性通气功能障碍，$FEV_1$下降，从而导致患者出现呼吸困难。由于支气管扩张症患者肺组织与肺血管形态与结构变化，导致肺循环血流量重新分布，支气管血管血流量增加，压力增高，从而压迫血管致血管破裂引起咯血症状，约一半的支气管扩张症患者可出现，有的患者以反复咯血为唯一症状，即“干性支气管扩张”。支气管扩张症患者同时还可伴有焦虑、发热、乏力、食欲减退、消瘦、贫血及生活质量下降等临床表现。感染可导致疾病急性加重，表现为原有症状加重或出现新的症状，急性加重期需积极控制症状，治疗诱因。

支气管扩张症患者具有特征性的体征为肺部听诊可闻及湿性啰音，以吸气期最为明显，吸气中期最为响亮，还有部分患者可闻及哮鸣音或粗大的干啰音。由于肺功能下降，部分患者可由于缺氧出现杵状指(趾)、发绀等缺氧所致体征。在病程晚期，部分患者可发展至肺源性心脏病，甚至可出现右心衰竭表现。

对于考虑支气管扩张症的患者，首先应考虑完善的影像学检查是胸部X线，已经有许多研究证明，绝大多数患者胸部X线表现有不同程度的异常，2014年一项研究以84名支气管患者作为研究对象，对其不同体位情况进行X线平片检查，观察其特点并与病理学诊断结果相比较，得出结论：X线可用于支气管扩张患者的诊断，值得在临床上推广，但要求临床医生对支气管扩张的临床特点进行充分的掌握，明确图像所显示的特征，有可能提高支气管扩张疾病的确诊率[25]。支气管扩张症患者胸部X线可表现为灶性肺炎，散在不规则高密度影、线性或盘状不张，也可有特征性的气道扩张和增厚，表现为类环形阴影或轨道征。但对于轻症或特殊部位的支气管扩张，X线检查难以发现异常。所有患者均应完善胸部X线，对于疾病的诊断及鉴别诊断均有意义。一般不需定期复查。

确诊支气管扩张症依赖于胸部高分辨CT扫描，主要的影像学表现为支气管内径与其伴行动脉直径比例的变化，大于正常值0.62±0.13即为支气管扩张，扩张的支气管可呈柱状及囊状改变，气道壁增厚，黏液阻塞、树枝发芽征及马赛克征。扫描层面的不同，HRCT 上扩张的支气管表现也就不同，最常见的有“双轨征”“串珠样改变”“印戒征”“蜂窝状改变”及“杵状改变”，根据 CT 影像学表现，支气管扩张症可分为柱状型、囊状型、静脉曲张型及混合型。若支气管扩张症患者 CT 上同时伴有肺动脉扩张，提示肺动脉高压可能，这类患者通常预后不良。尽管高分辨 CT 对诊断支气管扩张症有明确的意义，但其对支气管扩张的病因诊断意义不明确，对有些特殊病因可能有提示意义。

胸部 X 线检查诊断支气管扩张的敏感度及特异度均较差[26]。一项关于胸部 X 线及胸部高分辨 CT 对支气管扩张症诊断意义的研究对 190 例支气管扩张症患者进行研究，分别拍摄胸部 X 线平片和进行 CT 扫描，结果 X 线平片漏诊率为 16.84%，而胸部高分辨 CT 漏诊率为 1.58%，得出结论：两种方法比较，X 线平片漏诊率较高（$P<0.01$），且 CT 可在多平面、多方位清晰显示扩张支气管及管腔内具体病变情况，因此，CT 扫描对支气管扩张症诊断率高，具有较好的应用价值[27]。

支气管碘油造影也是支气管扩张症的诊断方法，该方法有创性地在气道表面滴注造影剂，能直接显示扩张的支气管，在显示支气管壁僵硬和管壁不规则方面优于高分辨 CT[28]，但因其为有创性检查，且目前高分辨 CT 技术已趋向成熟，对于支气管扩张症的诊断灵敏度、特异性及准确性均较高，所以目前临床极少使用碘油造影作为诊断依据，首选高分辨 CT[29]。

支气管扩张症患者实验室检查并无特异性指标，往往实验室检查的异常提示相应的疾病变化，如血炎性指标升高往往或免疫球蛋白升高提示患者合并感染，ESR、C 反应蛋白可反映疾病的活动性或有无感染的急性加重；一般情况下支气管扩张症患者均应留取痰标本行痰培养及药敏试验，对抗菌药物的选择具有重要的指导意义；自身抗体检测可协助除外结缔组织病，怀疑免疫缺陷时应测定血清免疫球蛋白；纤毛功能检查一般不作为常规，在怀疑有原发性纤毛不动综合征时，如患者合并慢性上呼吸道疾病或中耳炎，尤其是自幼起病的患者需进行排查。患者还应常规行血气分析，评估是否合并低氧血症和(或)高碳酸血症。

由于支气管扩张症患者大多数合并有肺功能异常，且大部分表现为阻塞性通气功能障碍(>80%)[30]，所以对所有患者均建议行肺通气功能检查，有必要时可行激发试验和舒张试验，从而可为进一步治疗提供参考依据。多数支气管扩张症患者支气管镜下并无特异性表现，所以一般不需常规行支气管镜检查，通常在明确病原菌或病变局限患者可考虑行支气管镜。

## 七、诊断与鉴别诊断

### (一)专家共识要点

支气管扩张症的诊断应根据既往病史、临床表现、体征及实验室检查等资料综合分析确定，胸部高分辨CT是诊断支气管扩张症的主要手段。明确诊断后应明确患者是否继发于下呼吸道感染，应评估上呼吸道症状，对无明确感染史的患者，应完善相关检查。支气管扩张症表现为慢性咳嗽的患者需要与COPD、肺结核、慢性肺脓肿等鉴别(表3-2)；反复咯血需要与支气管肺癌、结核病以及循环系统疾病进行鉴别(表3-3)。

### (二)专家共识要点解读

支气管扩张症的诊断需结合病史、临床表现、体征及影像学资料综合评估，由于支气管扩张症最常见的病因为儿童时期下呼吸道感染，在询问病史时应特别注意既往幼年时期下呼吸道感染性疾病的病史、误吸史等，当成人出现持续排痰性咳嗽，且年龄较轻，症状持续多年，无吸烟史，每天均咳痰、咯血或痰中有铜绿假单胞菌定植；无法解释的咯血或无痰性咳嗽；“COPD”患者治疗反应不佳，下呼吸道感染不易恢复，反复急性加重或无吸烟史者应及时完善肺部高分辨CT，HRCT是诊断支气管扩张的主要手段。对于诊断明确的支气管扩张症患者，应记录痰的性状、评估24小时痰量、每年因感染导致急性加重次数以及抗菌药物使用情况还应查找支气管扩张病因并评估疾病的严重程度。对于支气管扩张症患者应完善的检查，推荐所有患者完成主要检查以明确诊断及评估病情严重程度，若患者存在特殊病因时应完善次要检查（表3－1）。

支气管扩张症患者缺乏特征性的临床表现，所以在出现相应症状时并不能明确支气管扩张症的诊断，需与相应疾病进行鉴别，如支气管症患者出现慢性咳嗽咳痰时需与COPD（慢性阻塞性肺疾病）、肺结核、慢性肺脓肿等鉴别（表3－2），但其中支气管扩张症患者肺功能出现不完全可逆气流受限时，不能诊断为COPD，支气管扩张症患者以反复咯血为临床表现时，需与支气管肺癌、肺结核以及心血管疾病进行鉴别（表3－3）。

## 八、治疗目的及治疗方法

### （一）专家共识要点

支气管扩张症患者生活质量明显下降，其治疗目的包括确定并治疗潜存病因以阻止疾病进展，维持或改善肺功能，改善患者的生活质量。目前临床上采用的主要手段包括有物理治疗、抗菌药物的使用、针对于咯血的相关治疗、非抗菌药物的使用及手术治疗等，本共识同时还强调了规范抗菌药物使用以及对患者进行相关教育的重要性，同时提倡应尽早意识到早期预防疾病的重要性。

### （二）专家共识要点解读

由于对呼吸功能的影响，支气管扩张症患者生活质量明显下降，因此，对支气管扩张症的积极治疗显得尤为重要，为提高患者的生活质量，通过相应的物理治疗、抗菌治疗、针对咯血的治疗及非抗菌药物的治疗来达到确定病因、阻止疾病进展、维持或改善肺功能、减少急性加重、减少日间症状和急性加重次数，改善患者生活质量的治疗目的。

(1)物理治疗：物理治疗的主要目的是促进呼吸道分泌物排出，缓解气道阻塞，改善阻塞性通气功能障碍从而缓解患者症状，延缓疾病进展，改善疾病预后，它是支气管扩张症患者长期治疗的重要环节[31]，特别是表现为黏液阻滞者，主要排痰方法包括体位引流、振动拍击、主动呼吸训练以及辅助排痰技术。体位引流是较简便且有效的排痰方法，通过适当的体位，依靠重力作用促进某一肺叶或肺段中分泌物的引流，由于肺内分泌物通常不局限于一处，所以通常体位引流时需采取多种体位，有助于不同部位分泌物的排出，但患者一般不容易耐受长时间或多次的体位引流，胸部 CT 结果有助于选择合适的体位(表 3－4)，有助于提高引流成功率及患者耐受性，而对于无法耐受所需的体位、无力排出分泌物、抗凝治疗、胸廓或脊柱骨折、近期大咯血和严重骨质疏松者不能选择体位引流。震动拍击是借助外力体外震动使积聚的分泌物更易于咳出，通常与体位引流联合使用。主动呼吸训练包括胸部扩张练习、用力呼气及呼吸控制。辅助排痰治疗包括气道湿化(清水雾化)、雾化吸入盐水，短时雾化吸入高渗盐水、雾化吸入特布他林及无创通气等。根据患者病情可单独或联合使用其中几种方式来排出呼吸道分泌物，每日 1～2 次，每次不超过 20～30 min，急性加重期可酌情增加次数或持续时间。

**表 3-4　支气管扩张的病变部位与引流体位**

| 病变部位<br>肺叶 | 肺段 | 引流体位 |
|---|---|---|
| 右上 | 1 | 坐位 |
| | 2 | 左侧俯卧位，右前胸距床面 45° |
| | 3 | 仰卧，右侧后背垫高 30° |
| 左上 | 1+2 | 坐位，上身略向前，向右倾斜 |
| | 3 | 仰卧，左侧后背垫高 30° |
| | 4，5 | 仰卧，左侧后背垫高 45°，臀部垫高或将床脚抬高 |
| 右中 | 4，5 | 仰卧，右侧后背垫高 45°，臀部垫高或将床脚抬高 |
| 双肺 | 6 | 俯卧，腹部垫高，或将床脚抬高，也可取膝胸卧位 |
| | 8 | 仰卧，臀部垫高，或将床脚抬高 |
| 下叶 | 9 | 健侧卧位，健侧腹部垫高，或将床脚抬高 |
| | 10 | 俯卧，下腹垫高，或将床脚抬高，也可取膝胸卧位 |
| | 7(右) | 斜仰卧位，左背距床面 30°，抬高床脚 |

(2)抗菌药物治疗：在支气管扩张症患者出现病情急性加重合并症状恶化(咳嗽、痰量增加或性质改变、脓痰增加、喘息、气急、咯血及发热等全身症状)，应考虑使用抗菌药物，而仅有脓痰或痰培养阳性不是应用抗菌药的指征。急性加重一般是由定植菌群引起，60%～80%的稳定期支气管扩张症患者存在潜在致病菌的定植，最常分离出的定植菌为铜绿假单胞菌和流感嗜血杆菌[32-33]，为及时了解患者病情，应定期通过痰培养或支气管镜检查以对支气管细菌定植状况进行评估。急性加重期应及时送痰培养，等待结果期间根据有无相应定植菌感染危险因素经验性用药，铜绿假单胞菌感染的危险因素：近期住院；频繁(每年 4 次以上)或近期(3 个月以内)应用抗生素；重度气流阻塞($FEV_1$ < 30%)；口服糖皮质激素(最近 2 周每日口服泼尼松 >2 周)，至少

符合4条中的2条及既往细菌培养结果选择抗菌药物(表3-5)。若存在一种以上的病原菌，尽可能选择能覆盖所有致病菌的药物，在必要时，也可联合用药达到最佳治疗效果。采用抗菌药物轮换理论上有助于减轻细菌耐药，但临床上尚无相关证据。

**表3-5 支气管扩张症急性加重期初始经验性治疗推荐使用的抗菌药物**

| 高危因素 | 常见病原体 | 初始经验性治疗的抗菌药物选择 |
|---|---|---|
| 无菌单胞菌感染高危因素 | 肺炎链球菌、流感嗜血杆菌、卡他莫拉菌、金黄色葡萄球菌、肠道菌群(肺炎克雷伯杆菌、大肠埃希菌等) | 氨苄西林/舒巴坦、阿莫西林/克拉维酸第二代头孢菌素、第三代头孢菌素(头孢三嗪、头孢噻肟等)、莫西沙星、左旋氧氟沙星 |
| 有假单胞菌感染高危因素 | 上述病原体+铜绿假单胞菌 | 具有抗假单胞菌活性的β-内酰胺类抗生素(如头孢他啶、头孢吡肟、哌拉西林/他唑巴坦、头孢哌酮/舒巴坦、亚胺培南、美洛培南等)，氨基糖苷类、喹诺酮类(环丙沙星或左旋氧氟沙星)可单独应用或联合应用 |

(3)咯血的治疗：主要包括保持呼吸道通常预防窒息、药物治疗及介入或外科手术治疗三个方面。在发生大咯血时防止咯血窒息被视为首要措施，保持气道通畅，改善氧合状态，可通过安抚患者情绪，嘱其侧卧位休息，病情重时，头低足高俯卧位有利于血液排出避免阻塞气道，患者口中有较大血块时应及时用手取出，若上述措施无效，为防止窒息可采取气管插管甚至器官切开挽救患者生命；大咯血时首选药物为垂体后叶素，垂体后叶素5~10 U加5%葡萄糖注射液20~40 mL，稀释后缓慢静脉注射，

约15分钟注射完毕，继之以10～20U加生理盐水或5%葡萄糖注射液500 mL稀释后静脉滴注（0.1U·$kg^{-1}$·$h^{-1}$），出血停止后再继续使用2～3天以巩固疗效；其他止血药物包括抗纤维蛋白溶解药物，如氨基己酸或氨甲苯酸，或增加毛细血管抵抗力和血小功能的药物如酚磺乙胺，给予血凝酶1～2 U静脉注射，其他药物如普鲁卡因或酚妥拉明等血管扩张药物。有相关研究针对止血药物的联合使用垂体后叶素和酚妥拉明的疗效及不良反应进行相应研究，得出结论：两药联合应用止血效果增强，两药合用其互补、协同加强，互相抵消其对方的不良反应，从而减轻了心率、血压的波动和恶心、呕吐、腹痛、腹泻、心悸、头痛等不良反应，止血率明显优于单独应用任何一种药物，不良反应相对较少，为内科治疗支气管扩张大咯血的最佳选择[34]；支气管动脉栓塞和（或）手术是大咯血的一线治疗方法，有关研究介入栓塞治疗疗效的研究对205例大咯血患者研究，其中治愈169例，显效24例，无效12例。总有效率为94.1%，治愈率为82.4%，得出结论：支气管动脉栓塞介入治疗是支气管扩张大咯血患者一种安全、有效、快速的治疗方法，可作为其首选方案[35]；经支气管镜可明确出血部位，从而可用压迫、填塞止血；在上述方法止血无效时可根据患者综合情况选择肺部分切除术。

（4）非抗菌药物治疗：黏液溶解剂，如吸入高渗盐水、溴己新、羟甲半胱氨酸等，通过改善分泌物的高黏稠性，促进痰液排出；支气管舒张药可改善气道阻塞及气道高反应性，改善通气功能，合并气流阻塞的患者应进行支气管舒张试验评价气道对$\beta_2$受体激动药或抗胆碱能药物的反应性，以指导治疗；吸入糖皮质激素可拮抗气道慢性炎症，减少排痰量，改善生活质量，但目前并无证据支持支气管扩张症患者需常规使用，均应详细评估患者病情后酌情使用。

（5）在积极的药物治疗后症状难以控制者，若患者一般情况尚好，可选择手术治疗，但术后并发症发生率为10%～19%，在老年人中发生概率更高，在评估患者是否有必要行手术治疗时应谨慎，尽量确保利大于弊。无创通气可改善患者的生活质量，但并无确切证据证实其能降低病死率。

(6)支气管扩张症是慢性炎症性疾病累及气道，此次专家共识强调了患者教育管理的重要性，包括使患者了解支气管扩张的特征并及早发现急性加重以确保能及时接受积极治疗，向病因明确的患者介绍治疗方法及主要手段，确保患者学会排痰技术，了解药物治疗及控制感染的重要性，同时也应提醒患者不要自行服用抗菌药物治疗。患者的良好管理要求医务人员为患者制定个性化的治疗、随访及监测方案。

(7)支气管扩张症的预防主要应从病因预防入手，儿童时期下呼吸道感染及肺结核是我国支气管扩张症最常见的病因，应积极接种相关疫苗；同时，免疫球蛋白缺乏患者定期使用免疫球蛋白治疗也可预防反复感染；高发患者群生活习惯的调整对发病有重要意义，戒烟和加强体育锻炼，增强抵抗力等有助于减少呼吸道感染和预防支气管扩张症急性发作。

## 九、小结

由于我国早期对于支气管扩张症的重视度不够，目前国内尚缺乏系统的对于支气管扩张症的研究，该共识详细解释了支气管扩张症的病因、发病机制及病理生理，让读者对支气管扩张症有清晰的认识，并罗列出相应检查来明确诊断及病因，同时，在治疗上强调了排痰、抗菌治疗、康复治疗等长期治疗的重要性，对于抗菌药物的使用，该共识强调重视患者痰培养的结果，规范用药，强调禁止滥用、过度使用抗菌药物，提倡提高对支气管扩张症患者气道定植菌及耐药状况的检测意识。由于我国缺少有关方面研究，该共识大部分内容缺乏相关的循证医学证据支持，因此，需据此组织多中心研究，进行必要的临床病学研究，了解我国支气管扩张症的患病情况及特点，并广泛宣教，改变患者“因症就诊”的医学模式。同时，我们需积极开展相关研究，根据我国国情，探索有效、简便易行的预防措施。

## 参考文献

[1] Woodhead M, Blasi F, Ewig S, et al. European Respiratory Society; European Society of Clinical Microbiologyand Infectious Diseases. Guidelines for the management of adult lower respiratory tract infections. Eur Respir J. 2005, 26 (6): 1138 - 1180.

[2] Woodhead M, Blasi F, Ewig S, et al. Guidelines for the management of adult lower respiratory tractinfections - full version. Clin Microbiol Infect. 2011, 17 Suppl 6: E1 - E59.

[3] Pasteur MC, Bilton D, Hill AT, et al. British Thoracic Society guideline for non - CF bronchiectasis. Thorax. 2010, 65 Suppl 1: i1 - i58.

[4] 马艳良，何权瀛. 英国胸科协会非囊性纤维化支气管扩张指南简介. 中华结核和呼吸杂志，2011，34(11)，812 - 815.

[5] 蔡柏蔷，何权瀛. 成人支气管扩张症诊治专家共识(2012 版)，中华危重症医学杂志(电子版)2012,5(5).

[6] King PT. The pathophysi0109y of bronchiectasis. Int J Chron Obstruct Pulmon Dis, 2009, 4: 411 419.

[7] Twiss J, Metcalfe R, Edwards E, et al. New Zealand national incidence of bronchiectasis "too high" for a developed country. Arch Dis Child, 2005, 90 (7): 737 - 740.

[8] Weycker D, Edelsberg J, Oster G, et al. Prevalence and economic burden of bronchiectasis. Clin Pulmon Med, 2005, 12: 205 - 209.

[9] Crofton J. Bronchiectasis. In: Crofton J, Douglas A, eds. Respiratory diseases. 3 rd eds. Oxford: Blackwell Scientific, 1981: 417 - 430.

[10] Patel IS, Vlahos I, Wilkinson TM, et al.. Bronchiectasis, exacerbation

indices, and inflammation inchronic obstructive pulmonary disease. Am J Respir Crit Care Med, 2004, 70 (4): 400 -407.

[11] O' Brien C, Guest PJ, Hill SL, et al. Physiological and radiological characterisation of patients diagnosed with chronic obstructive pulmonary disease in primary care. Thorax, 2000, 55 (8): 635 -642.

[12] King PT. The pathophysiology of bronchiectasis. Int J Chron Obstruct Pulmon Dis, 2009, 4: 411 -419.

[13] 赵志明, 蒋志斌. 家族性支气管扩张症一家系六例[J]. 中华医学遗传学杂志, 1999, 16(4).

[14] 庞磊, 崔有斌. 气管、支气管巨大症 1 例报道[J]. 中国实用医药, 2007, 2(1).

[15] Woodring JH , Howard RS , Rehm SR. Congenital tracheobronchomegaly (Mounier—Kuhn syndrome): a report of 10 cases and review. of the literature[ J]. J Thorac Jmaging , 1991, 6(2): 1 -10.

[16] 王春亭, 李怀臣, 雷茂禄. 气道支架治疗气管, 支气管狭窄研究进展[J]. 山东医药, 2000, 5(16): 268.

[17] King PT. The pathophysi0109y of bronchiectasis. Int J Chron Obstruct Pulmon Dis, 2009, 4: 411 419

[18] 吴其标 , 邢扬扬. 曹世宏支气管扩张症发病机制的若干研究进展[J]. 临床荟萃, 2006, 21(2).

[19] 成炜, 杜春华, 刘文静, 等. 支气管扩张症患者痰标本致病菌分析及药敏试验[ J]. 青岛大学医学院学报, 2004 , 4(2): 114 -116 .

[20] Sepper R, Kont inen YT , Ingman T , et al. Presence , activit ies , and m olecular f orms of cathepsin G , elast ase, alphal - an tit rypsin , and alpha 1 - ant ichym otryp sin in bronchiectasis[ J]. J Clin Imm unol , 1995 , 15(1): 27 -34.

[21] 程远雄, 黄东兰. 支气管扩张症 212 例临床特点分析[J]. 临床研究, 2011,9.

[22] 田欣伦, 吴翔, 徐凯峰. 成人支气管扩张患者的病因及临床特点分析[J]. Chin J Respir Crit Care Med, November 2013 , Vol 12, No. 6.

[23] 李晓云, 刘双. 支气管扩张病因的研究进展, 心肺血管病杂志, 2014,

33(1).

[24] 宋科意. X线平片诊断支气管扩张症的临床分析[J]. 世界最新医学信息文摘, 2015, 15(28).

[25] Woodring J H. Improved plain film criteria for the diagnosis of bronchiectasis 1994(01).

[26] 王东全, 张远海. X线平片与CT用于诊断支气管扩张症的对比研究[J]. 临床应用, 2015, 7.

[27] 赵泽钢, 谢汝明. 支气管扩张症碘油造影与HRCT诊断比较[J]. 论著, 2011, 4.

[28] 熊志安, 蒲红. 支气管扩张症的影像诊断, 论著, 2011, 9.

[29] Evans SA; Turner SM; Bosch BJ Lung function in bron chiectasis: the influence of Pseudomonas aeruginosa 1996(08).

[30] O'Neill B, Bradley JM, McArdle N. The current physiotherapy management of patients with bronchiectasis: a UK survey.

[31] Pang JA, Cheng A, Chan HS, et al. The bacteriology of bronchiectasis in Hong Kong investigated byprotected catheter brush and bronchoalveolar lavage. Am Rev Respir Dis, 1989, 139(1): 14-17.

[32] Angrill J, Agustí C, de Celis R, et al. Bacterial colonisation in patients with bronchiectasis: microbiological pattern and risk factors. Thorax, 2002, 57: 15-19.

[33] 陈济明, 李志莹. 垂体后叶素联合酚妥拉明治疗支气管扩张大咯血, 长春中医药大学学报, 2008, 24(5).

[34] 王国安, 吴宏成. 支气管动脉栓塞介入治疗支气管扩张大咯血205例疗效分析[J]. 论著, 2013, 1.

# 第四章 社区获得性肺炎诊治指南解读

社区获得性肺炎(community acquired pneumonia, CAP)是指在医院外罹患的感染性肺实质(含肺泡壁, 即广义上的肺间质)炎症, 包括具有明确潜伏期的病原体感染而在入院后潜伏期内发病的肺炎。中国成人社区获得性肺炎诊断和治疗指南(2016 年版)由中华医学会呼吸病学分会感染学组牵头修订。本指南的适用范围: 年龄 18 周岁及以上非免疫缺陷的 CAP 患者。以下临床情况, 本指南仅作参考, 包括人类免疫缺陷病毒(HIV)感染、粒细胞缺乏、血液系统肿瘤及实体肿瘤放化疗、器官移植、接受糖皮质激素及细胞因子拮抗药治疗者罹患的肺炎。

## 第一节 指南要点

### 一、CAP 的定义和诊断

社区获得性肺炎(community acquired pneumonia, CAP)是指在医院外罹患的感染性肺实质炎症。

欧美国家成人 CAP 每年的发病率为 5‰ ~ 11‰, 随年龄增加而逐渐升高。我国目前仅有 CAP 年龄构成比的研究, 尚无成人 CAP 的发病率和病死率数据。

CAP 致病原的组成和耐药特性在不同国家、地区之间存在着明显差异, 且随时间发生变迁。肺炎支原体和肺炎链球菌是我国成人 CAP 的重要致病原，对大环内酯类药物的耐药率高。病毒检出中流感病毒占首位，病毒检测阳性患者可合并细菌或非典型病原体感染。

CAP 临床诊断标准：①社区发病；②肺炎相关临床表现；③胸部影像学检查新发改变。符合①、③及②中任何 1 项，并除外其他肺部疾病后，可建立临床诊断。

CAP 诊治思路包括：判断诊断是否成立；评估病情严重程度；推测可能的病原体及耐药风险；合理安排病原学检查，及时启动经验性抗感染治疗；动态评估经验性抗感染效果，及时调整治疗方案；治疗后随访。

## 二、CAP 病情严重程度评价、住院标准及重症 CAP 诊断标准

CAP 严重程度的评分系统可作为辅助评价工具(ⅡA)。有 CURB－65、CRB－65(C：意识障碍，U：尿素氮；R：呼吸频率；B：血压；65：年龄)和肺炎严重指数(pneumonia severity index，PSI)评分等。

建议使用 CURB－65 评分作为判断 CAP 患者是否需要住院治疗的标准(IA)。任何评分系统都应结合具体情况综合判断(ⅡB)。

符合 1 项主要标准或≥3 项次要重症 CAP 的诊断标准者可诊断为重症肺炎，需密切观察，积极救治，有条件时收住 ICU 治疗(ⅡA)

## 三、CAP 病原学诊断

除群聚性发病或初始治疗无效外，门诊轻症 CAP 患者不必常规进行病原学检查（ⅢB）。住院 CAP 患者通常需要进行病原学检查(IA)。

侵入性病原学标本采集技术选择性适用于以下患者：①肺炎

合并胸腔积液；②接受机械通气治疗；③经验性治疗无效、怀疑特殊病原体感染，常规方法获得的标本无法明确致病原；④积极抗感染治疗后病情无好转，需要与非感染性肺部病变鉴别诊断（ⅢB）。

## 四、CAP 抗感染治疗

在确立临床诊断后，分析最有可能的病原，选择恰当的抗感染药物和给药方案，及时实施初始经验性抗感染治疗。我国不同地区病原流行病学分布和抗菌药物耐药率可能不一致，需结合地区具体情况选择。

选择抗菌药物要参考其药代动力学与药效学特点。时间依赖性抗菌药物，根据半衰期一天多次给药。浓度依赖性抗菌药物，通常每天一次用药。

首剂抗感染药物尽早使用，但不能忽略鉴别诊断（ⅡB）。门诊轻症患者，建议口服阿莫西林或阿莫西林克拉维酸（ⅠB）；青年无基础疾病或考虑支原体、衣原体感染，建议口服多西环素或米诺环素（ⅢB）。在耐药率较低地区，大环内酯类可用于经验性抗感染治疗（ⅡB）；呼吸喹诺酮类可用于对大环内酯耐药率较高地区，或药物过敏或不耐受的替代治疗（ⅡB）。住院患者，推荐单用β-内酰胺类或联合多西环素、米诺环素、大环内酯类，或单用呼吸喹诺酮类（ⅡB）。入住 ICU 的无基础疾病青壮年重症患者，推荐青霉素类与酶抑制药复合物、三代头孢菌素、厄他培南联合大环内酯类或单用呼吸喹诺酮类静脉治疗，老年人或有基础病患者推荐联合用药（ⅡB）。有误吸风险患者优先选择有抗厌氧菌活性的药物（ⅡA）。年龄≥65 岁或有基础疾病的住院患者，要考虑肠杆菌科细菌感染，高风险患者经验性治疗可选择头孢霉素类、哌拉西林他唑巴坦、头孢哌酮/舒巴坦或厄他培南等（ⅢB）。流感流行季节，怀疑流感病毒感染患者，推荐常规进行流感病毒抗原或核酸检查，并应积极应用神经氨酸酶抑制药抗病毒治疗（IA），需注意流感继发细菌感染的可能（ⅡA）。抗感染治疗一般可于热退2~3天且主要呼吸道症状明显改善后停药。通常轻度、中度CAP患者疗程5~7天，重症以及伴有肺外并发症患者可适当延长抗感染疗程。非典型病原体治疗反应较慢者，疗程延长至10~14天。易导致肺组织坏死的细菌感染，抗菌药物疗程可延长至14~21天（IB）。

一旦获得CAP病原学结果，就参考体外药敏试验结果进行目标性治疗。

## 五、CAP的辅助治疗

除抗感染治疗外，辅助治疗对CAP患者也是必要的（ⅡB）。早期液体复苏，氧疗和辅助通气，雾化、体位引流、胸部物理治疗等可被用于CAP的治疗（ⅡB）。重症CAP的辅助药物还包括糖皮质激素、静脉注射免疫球蛋白（IVIG）、他汀类药物（ⅡB）。

住院患者应及时评估血氧水平（ⅡB）。无创通气（NIV）获益明显（ⅡB），但不适宜并发成人急性呼吸窘迫综合征（ARDS）和重度低氧患者（ⅡA）。若NIV失败，应改为气管插管呼吸机辅助呼吸（ⅡA）。存在ARDS的气管插管患者宜采用小潮气量机械通气（ⅠA）。常规机械通气不能改善，可使用体外膜肺氧合（ECMO）（ⅡB）。

糖皮质激素能降低合并感染性休克CAP患者的病死率。

## 六、CAP治疗后的评价、处理和出院标准

初始治疗后72小时，只要临床表现无恶化，可以继续观察，不必更换抗感染药物（ⅠA）。根据治疗的反应可分为治疗有效或治疗失败，评价包括临床表现、生命体征、一般实验室检查、微生物学指标、影像学检查。

初始治疗有效是指经治疗后达到临床稳定，可继续原有抗感染药物治疗，或改用同类或抗菌谱相近、对致病菌敏感的口服制剂序贯治疗（ⅠA）。初始治疗失败是指初始治疗后患者症状无改善，或初始治疗一度改善又恶化，病情进展，认为初始治疗失败，需要更换抗感染药物（ⅡA）。包括进展性肺炎和对治疗无反应。出现局部或全身并发症是初始治疗失败的危险因素。要考虑初始治疗未覆盖的非细菌性微生物或耐药菌感染以及非感染性疾病的可能。

患者诊断明确，经有效治疗后病情明显好转，体温正常超过24小时且满足临床稳定的其他指标，可以转为口服药物治疗，无并发症及精神障碍等情况时，可以考虑出院（ⅠA）。

## 七、特殊类型的CAP

1. 特殊病原体

呼吸道病毒可以是CAP的直接病原体，也可以使患者易于继发细菌性肺炎。早期诊断、早期抗病毒及合理的支持对症治疗是降低病死率的关键手段（ⅡB）。

军团菌肺炎常发展为重症，可采用大环内酯类、喹诺酮类或多西环素治疗；对于重症病例、单药治疗失败、免疫功能低下的患者建议喹诺酮类药物联合利福平或大环内酯类药物治疗（IA）。当喹诺酮类药物联合大环内酯类药物治疗时，应警惕发生心脏电生理异常的潜在风险（IA）。

获得性耐甲氧西林金黄色葡萄球菌（CA－MRSA）肺炎病情进展迅速。糖肽类或利奈唑胺是CA－MRSA肺炎的首选药物（ⅢB）。

2. 特殊人群

老年CAP是指≥65岁人群发生的肺炎，临床表现可不典型。肺炎链球菌是主要病原体，要考虑肠杆菌科细菌感染的可能。老年人肾脏排泄功能降低，应根据情况适当调整药物剂量（ⅡB）。应评估深静脉血栓风险，必要时应用低分子肝素预防（ⅡB）。

吸入性肺炎是指食物、口咽分泌物、胃内容物等吸入到喉部和下呼吸道所引起的肺部感染性病变，不包括吸入无菌胃液所致的肺化学性炎症。多为厌氧菌、革兰阴性菌及金黄色葡萄球菌感染，治疗应覆盖以上病原体；应加强护理，减少吸入性肺炎的发生。

## 八、预防

戒烟、避免酗酒、保证充足营养、保持口腔健康有助于预防肺炎的发生（ⅢB）。保持良好手卫生习惯，减少呼吸道感染病原体播散（ⅢA）。

预防接种肺炎链球菌疫苗可减少特定人群罹患肺炎的风险。目前应用的肺炎链球菌疫苗包括肺炎链球菌多糖疫苗（pneumococcal polysaccharides vaccine，PPV）和肺炎链球菌结合疫苗（pneumococcal conjugate vaccine，PCV）。我国已上市23价肺炎链球菌多糖疫苗（PPV23），可有效预防侵袭性肺炎链球菌的感染。13价肺炎链球菌结合疫苗（PCV13）可覆盖我国大部分的肺炎链球菌血清型，但目前我国还未上市。

流感疫苗可预防流感发生或减轻流感相关症状，对流感病毒肺炎和流感继发细菌性肺炎有一定的预防作用，建议每年流感季接种（IA）。联合应用肺炎球菌疫苗和流感疫苗可降低老年患者的病死率（ⅡB）。

## 第二节 指南解读

### 一、CAP的定义和诊断

(一)指南要点

社区获得性肺炎(community acquired pneumonia, CAP)是指在医院外罹患的感染性肺实质炎症。

欧美国家成人CAP每年的发病率为5‰~11‰，随年龄增加而逐渐升高。我国目前仅有CAP年龄构成比的研究，尚无成人CAP的发病率和病死率数据。

CAP致病原的组成和耐药特性在不同国家、地区之间存在着明显差异，且随时间发生变迁。肺炎支原体和肺炎链球菌是我国成人CAP的重要致病原，对大环内酯类药物的耐药率高。病毒检出中流感病毒占首位，病毒检测阳性患者可合并细菌或非典型病原体感染。

CAP临床诊断标准：①社区发病，②肺炎相关临床表现；③胸部影像学检查新发改变。符合①、③及②中任何1项，并除外其他肺部疾病后，可建立临床诊断。

CAP诊治思路包括：判断诊断是否成立；评估病情严重程度；推测可能的病原体及耐药风险；合理安排病原学检查，及时启动经验性抗感染治疗；动态评估经验性抗感染效果，及时调整治疗方案；治疗后随访。

(二)指南解读

CAP是指在医院外罹患的感染性肺实质(含肺泡壁，即广义上的肺间质)炎症，包括具有明确潜伏期的病原体感染在入院后于潜伏期内发病的肺炎。

欧美国家成人CAP每年的发病率为5‰~11‰，随着年龄增加而逐渐升高。美国成人住院 CAP 的发病率平均为 2.5‰，65～79 岁为 6.3‰，年龄≥80 岁发病率最高，达 16.4‰。我国 2013 年研究结果显示，16585 例住院的 CAP 患者中≤5 岁(37.3%)及 >65 岁(28.7%)人群的构成比远高于 26～45 岁青壮年(9.2%)[2]。我国缺少 CAP 年发病率和病死率的数据。2008 年我国肺炎 2 周的患病率为 1.1‰，较 2003 年(0.9‰)有所上升。2012 年我国肺炎的死亡率平均为 17.46/10 万，1 岁以下人群的死亡率为 32.07/10 万，25～39 岁人群的死亡率 <1/10 万，65～69 岁人群的死亡率为 23.55/10 万，>85 岁人群的死亡率高达 864.17/10 万[3]。

肺炎支原体和肺炎链球菌是我国成人 CAP 的重要致病原[4-5]。其他常见病原体包括流感嗜血杆菌、肺炎衣原体、肺炎克雷伯菌及金黄色葡萄球菌；但铜绿假单胞菌、鲍曼不动杆菌少见。我国社区获得性耐甲氧西林金黄色葡萄球菌(CA-MRSA)肺炎仅有儿童及青少年的少量病例报道。对于特殊人群如高龄或存在基础疾病的患者(如充血性心力衰竭、心脑血管疾病、慢性呼吸系统疾病、肾衰竭、糖尿病等)，肺炎克雷伯菌及大肠埃希菌等革兰阴性菌则更加常见。

我国成人 CAP 患者中病毒检出率为 15.0%～34.9%，流感病毒占首位，其他病毒包括副流感病毒、鼻病毒、腺病毒、人偏肺病毒及呼吸道合胞病毒等。病毒检测阳性患者中 5.8%～65.7% 可合并细菌或非典型病原体感染。

我国成人 CAP 患者中肺炎链球菌对大环内酯类药物的高耐药率是有别于欧美国家的重要特点。肺炎链球菌对大环内酯类药物的耐药率为 63.2%～75.4%[4-5]，肺炎链球菌对阿奇霉素的耐药率高达 88.1%～91.3%(最低抑菌浓度 $MIC_{90}$ 为 32～256 mg/L)，对克拉霉素耐药率达 88.2%[6-7]。另外，我国肺炎链球菌对口服青霉素的耐药率达 24.5%～36.5%，对二代头孢菌素的耐药率为

39.9% ~50.7%，但对注射用青霉素和三代头孢菌素的耐药率较低(分别为1.9%和13.4%)[6-7]。

肺炎支原体对大环内酯类药物的高耐药率是另一特点。CAP患者中分离出的支原体对红霉素的耐药率达58.9% ~71.7%，对阿奇霉素的耐药率为54.9% ~60.4%[8-10]，耐药支原体感染可使患者发热时间及抗感染疗程延长，但仍对多西环素或米诺环素、喹诺酮类抗菌药物敏感[8, 11]。

CAP的临床诊断标准：CAP主要在社区发病；其发生肺炎相关临床表现主要为：①新近出现的咳嗽、咳痰或原有呼吸道疾病症状加重，伴或不伴脓痰、胸痛、呼吸困难及咯血；②发热；③肺实变体征和(或)闻及湿性啰音；④外周血白细胞 $>10\times10^9/L$ 或 $<4\times10^9/L$，伴或不伴细胞核左移；⑤胸部影像学检查显示新出现的斑片状浸润影、叶或段实变影、磨玻璃影或间质性改变，伴或不伴胸腔积液。符合①、③及②中任何1项，并除外肺结核、肺部肿瘤、非感染性肺间质性疾病、肺水肿、肺不张、肺栓塞、肺嗜酸粒细胞浸润症及肺血管炎等后，可建立临床诊断。

CAP的诊治思路包括：第1步：判断CAP诊断是否成立。对于临床疑似CAP患者，要注意与肺结核等特殊感染以及非感染病因进行鉴别。第2步：评估CAP病情的严重程度，选择治疗。第3步：推测CAP可能的病原体及耐药风险(表4-1)：参考年龄、发病季节、基础病和危险因素、症状或体征、胸部影像学(胸片或CT)特点、实验室检查、CAP病情严重程度、既往抗菌药物应用史等。第4步：合理安排病原学检查，及时启动经验性抗感染治疗。第5步：动态评估CAP经验性抗感染效果，初始治疗失败时查找原因，并及时调整治疗方案。第6步：治疗后随访，并进行健康宣教。

表 4－1 不同类型病原体肺炎的临床表现

| 可能病原体 | 临床特征 |
|---|---|
| 细菌 | 急性起病，高热，可伴有寒战，脓痰、褐色痰或血痰，胸痛，外周血白细胞明显升高，C 反应蛋白(CRP)升高，肺部实变体征或湿性啰音，影像学可表现为肺泡浸润或实变呈叶段分布 |
| 支原体、衣原体 | 年龄<60 岁，基础病少，持续咳嗽，无痰或痰涂片检查未发现细菌，肺部体征少，外周血白细胞 $<10\times10^9$/L，影像学可表现为上肺野和双肺病灶、小叶中心性结节、树芽征、磨玻璃影以及支气管壁增厚，病情进展可呈实变 |
| 病毒 | 多数具有季节性，可有流行病学接触史或群聚性发病，急性上呼吸道症状，肌痛，外周血白细胞正常或减低，降钙素原(PCT) <0.1 μg/L，抗菌药物治疗无效，影像学表现为双侧、多叶间质性渗出，磨玻璃影，可伴有实变 |

## 二、CAP 病情严重程度评价、住院标准及重症 CAP 诊断标准

### (一)指南要点

CAP 严重程度的评分系统可作为辅助评价工具(ⅡA)。有 CURB－65、CRB－65 和肺炎严重指数(pneumonia severity index, PSI)评分等。

建议使用 CURB－65 评分作为判断 CAP 患者是否需要住院治疗的标准(IA)。任何评分系统都应结合具体情况综合判断(ⅡB)。

符合 1 项主要标准或≥3 项次要重症 CAP 的诊断标准者可诊断为重症肺炎，需密切观察，积极救治，有条件时收住 ICU 治疗(ⅡA)

### (二)指南解读

CAP 严重程度的评分系统各具特点(表 4－2)，可作为辅助评价工具，但应结合临床经验作出判断，动态观察病情变化[12]

(ⅡA)。CURB－65、CRB－65(C：意识障碍，U：尿素氮，R：呼吸频率，B：血压，65：年龄)和肺炎严重指数(PSI)评分低估流感病毒肺炎的死亡风险和严重程度，而氧合指数结合外周血淋巴细胞绝对值减低预测流感病毒肺炎死亡风险优于 CURB－65 和 PSI (ⅡB)。

**表 4－2 常用的 CAP 严重程度评分系统及其特点**

| 评分系统 | 预测指标和计算方法 | 风险评分 |
| --- | --- | --- |
| CURB－65 评分 | 共5项指标，满足1项得1分：(1)意识障碍；(2)尿素氮 > 7mmol/L；(3)呼吸频率 ≥ 30次/min；(4)收缩压 < 90 mmHg 或舒张压 ≤ 60 mmHg；(5)年龄 ≥ 65岁 | 评估死亡风险<br>0～1分：低危；<br>2分：中危；<br>3～5分：高危 |
| CRB－5 评分 | 共4项指标，满足1项得1分：(1)意识障碍；(2)呼吸频率 ≥ 30次/min；(3)收缩压 < 90 mmHg 或舒张压 ≤ 60 mmHg；(4)年龄 ≥ 65岁 | 评估死亡风险<br>0分：低危，门诊治疗；<br>1～2分：中危，建议住院或机构严格随访下院外治疗；<br>≥3分：高危，应住院治疗 |
| PSI 评分 | 年龄(女性一10分)加所有危险因素得分总和：(1)居住在养老院(+10分)；(2)基础疾病：肿瘤(+30分)；肝病(+20分)；充血性心力衰竭(+10分)；脑血管疾病(+10分)；肾病(+10分)；(3)体征：意识状态改变(+20分)；呼吸频率 ≥ 30次/min(+20分)；收缩压 < 90 mmHg(+20分)；体温 < 35℃或/ > 40℃(+15分)；脉搏 ≥ 125次/min(+10分)；(4)实验室检查：动脉血 pH < 7.35(+30分)；血尿素氮 ≥ 11 mmol/L(+20分)；血钠 < 130 mmol/L(+20分)；血糖 ≥ 14 mmol/L(+10分)；红细胞压积(Hct)(30%(+10分)；$PaO_2$ < 60 mmHg(或指氧饱和度 < 90%)(+10分)；(5)胸部影像：胸腔积液(+10分) | 评估死亡风险<br>低危：Ⅰ级(< 50岁，无基础疾病)；Ⅱ级(≤70分)；Ⅲ级(71～90分)；中危：Ⅳ级(91～130分)；高危：Ⅴ级(>130分)；Ⅳ和Ⅴ级需要住院治疗 |

**续表 4-2**

| 评分系统 | 预测指标和计算方法 | 风险评分 |
|---|---|---|
| CURXO 评分 | 主要指标：(1)动脉血 pH < 7.30；(2)收缩压 < 90 mmHg 用于次要指标：(1)呼吸频率 > 30 次/min；(2)意识障碍；(3)血尿素氮 > 30 mg/L；(4) $PaO_2$ < 54 mmHg 或氧合指数 < 250；(5)年龄 > 80 岁；(6)X 线胸片示多叶或双侧肺受累 | 符合 1 项主要指标或 2 项以上次要指标为重症 CAP |
| SMART-COP 评分 | 下列所有危险因素得分总和：收缩压 < 90 mmHg(+2 分)；X 线胸片多肺叶受累(+1 分)；血清白蛋白 < 35 s/L(+1 分)；呼吸频率≥30 次/min(>50 岁)或≥25 次/min(≤50 岁)(+1 分)；心率≥125 次/min(+1 分)。新发的意识障碍(+1 分)；低氧血症(+2 分)：$PaO_2$，<70 mmHg 或指氧饱和度≤93% 或氧合指数 < 333 mmHg(≤50 岁)；$PaO_2$ < 60 mmHg 或指氧饱和度≤90% 或氧合指数 < 250 mmHg(>50 岁)；动脉血 pH < 7.35(+2 分) | 0~2 分：低风险<br>3~4 分：中度风险<br>5~6 分：高风险<br>7~8 分：极高风险 |

建议使用 CURB-5 评分作为判断 CAP 患者是否需要住院治疗的标准，评分 0~1 分：原则上门诊治疗即可；2 分：建议住院或在严格随访下的院外治疗；3~5 分：应住院治疗(ⅠA)。但任何评分系统都应结合患者年龄、基础疾病、社会经济状况、胃肠功能及治疗依从性等综合判断[13](ⅡB)。

重症 CAP 的诊断标准[14]：符合下列 1 项主要标准或≥3 项次要标准者可诊断为重症肺炎，需密切观察，积极救治，有条件时收住 ICU 治疗(ⅡA)。主要标准：①需要气管插管行机械通气治疗；②脓毒症休克经积极液体复苏后仍需要血管活性药物治疗。次要标准：①呼吸频率≥30 次/min；②氧合指数≤250 mmHg；③多肺叶浸润；④意识障碍和(或)定向障碍；⑤血尿素氮≥7.14 mmol/L；⑥收缩压 < 90 mmHg 需要积极的液体复苏。

## 三、CAP 病原学诊断

（一）指南要点

除群聚性发病或初始治疗无效外，门诊轻症 CAP 患者不必常规进行病原学检查（ⅢB）。住院 CAP 患者通常需要进行病原学检查(IA)。

侵入性病原学标本采集技术选择性适用于以下患者：①肺炎合并胸腔积液；②接受机械通气治疗；③经验性治疗无效、怀疑特殊病原体感染，常规方法获得的标本无法明确致病原；④积极抗感染治疗后病情无好转，需要与非感染性肺部病变鉴别诊断(ⅢB)。

（二）指南解读

除群聚性发病或初始经验性治疗无效外，在门诊接受治疗的轻症 CAP 患者不必常规进行病原学检查(ⅢB)。住院 CAP 患者(包括需要急诊留观的患者)通常需要进行病原学检查，病原学检查项目的选择应综合考虑患者的年龄、基础疾病、免疫状态、临床特点、病情严重程度以及先期的抗感染治疗情况等。当经验性抗感染疗效不佳需要进行调整时，合理的病原学检查尤为重要。特定临床情况下病原学检查项目的建议参见表 4-3。

侵入性病原学标本采集技术仅选择性适用于以下患者：①肺炎合并胸腔积液，尤其是与肺部感染病灶同侧的胸腔积液，可通过胸腔穿刺抽液行胸腔积液病原学检查；②接受机械通气治疗的患者，可经支气管镜留取下呼吸道标本[包括气管内吸出物(ETA)、支气管肺泡灌洗液(BALF)、防污染毛刷(PSB)等]进行病原学检查；③经验性治疗无效、怀疑特殊病原体感染的 CAP 患者，采用常规方法获得的呼吸道标本无法明确致病原时，可经支气管镜留取下呼吸道标本(包括 ETA、BALF、PSB 等)或通过经皮肺穿刺活检留取肺组织标本进行病原学检查；④积极抗感染治疗后病情无好转，需要与非感染性肺部病变（如肿瘤、血管炎、间质病等）鉴别诊断者（ⅢB）。

**表 4－3　CAP 特定临床情况下建议进行的病原学检查**

| 临床情况 | 痰涂片及培养 | 血培养 | 胸腔积液培养 | 支原体/衣原体/军团菌筛查 | 呼吸道病毒筛查 | LPI 尿抗原 | SP 尿抗原 | 真菌抗原 | 结核筛查 |
|---|---|---|---|---|---|---|---|---|---|
| 群聚性发病 | | | | √ | √ | √ | | | |
| 初始经验治疗无效 | √ | √ | | √ | √ | √ | √ | | |
| 重症 | √ | √ | | √ | √ | √ | √ | | |
| 特殊影像学表现 | | | | | | | | | |
| 坏死性肺炎或合并空洞 | √ | √ | | | | | | √ | √ |
| 合并胸腔积液 | √ | √ | √ | √ | | √ | √ | | √ |
| 双肺多叶病灶 | √ | √ | | √ | √ | √ | | | √ |
| 基础疾病 | | | | | | | | | |
| 合并慢阻肺 | √ | | | | | | | | |
| 合并结构性肺疾病 | √ | | | | | | | | √ |
| 免疫缺陷 | √ | √ | | √ | √ | √ | √ | √ | √ |
| 发病前 2 周内外出旅行史 | | | | | | √ | | | |

CAP 致病原的主要检测方法及其相应的诊断标准见表 4－4。

表 4-4 CAP 致病原的主要检测方法及其诊断意义

| 致病原 | 检测方法 | 采用标本 | 诊断意义 | 说明 |
|---|---|---|---|---|
| 需氧菌和兼性厌氧菌 | | | | |
| | 直接涂片（革兰染色） | 痰、ETA、BALF、PSB标本、血液、胸腔积液、支气管黏膜活检标本、肺活检标本 | 可作为病原学确定诊断依据的结果：①血或其他无菌标本（胸腔积液、肺活检标本等）培养到病原菌；②合格下呼吸道标本分离到土拉热弗朗西斯菌、鼠疫耶尔森菌、炭疽芽孢肝菌；③肺炎链球菌抗原检测（ICT 法）阳性<br>对诊断有重要参考意义的结果：①合格下呼吸道标本培养优势菌重度生长（≥+++）（正常定植菌除外）；②合格下呼吸道标本细菌少量生长，但与涂片镜检结构一致（肺炎链球菌、流感嗜血杆菌、卡他莫拉菌）；③合格下呼吸道标本涂片镜检时可见明显的中性粒细胞吞噬细菌现象 | 合格下呼吸道标本中，痰标本需满足：鳞状上皮细胞 < 10 个/低倍视野，多核白细胞 >25 个/低倍视野，或二者比例 <1:2.5 |
| | 常规培养 | | | |
| | 肺炎链球菌尿抗原 | 新鲜尿液 | | |
| 厌氧菌 | | | | |
| | 直接涂片（革兰染色）<br>厌氧培养 | 血、胸腔积液 | 可作为病原学确定诊断依据的检测结果：血、胸腔积液培养到病原菌 | |

续表 4－4

| 致病原 | 检测方法 | 采用标本 | 诊断意义 | 说明 |
|---|---|---|---|---|
| 分枝杆菌 | | | | |
| | 涂片镜检（萋尼染色镜检、荧光染色镜检）<br>分枝杆菌培养<br>核酸检测 | 痰、ETA、BALF、PSB标本、胸腔积液、支气管黏膜活检标本、肺活检标本 | 可作为病原学确定诊断依据的结果：①涂片镜检发现抗酸杆菌，但不能鉴别结核分支杆菌和非结核分支杆菌；②分枝杆菌培养阳性，可鉴别结核分支杆菌和非结核分支杆菌<br>对诊断有重要参考意义的结果：分枝杆菌核酸检测阳性，可鉴别结核分支杆菌和非结核分支杆菌 | （1）荧光涂片镜检敏感度高于萋尼染色<br>（2）分枝杆菌培养的敏感性优于涂片镜检，可进行体外药敏试验，但耗时较长、操作较复杂，对实验室有较高生物安全要求<br>（3）Xpert MTB/RIF 是 WHO 推荐的分枝杆菌核酸检测方法，可同时提供利平的耐药信息<br>（4）IGRAs 阳性提示宿主已被结核分杆菌抗原致敏，TST 阳性提示曾感 MTB，均不建议用于活动性核的诊断 |
| | γ－干扰素释放试验<br>结核菌素皮肤试验 | 全血标本 | | |

续表 4-4

| 致病原 | 检测方法 | 采用标本 | 诊断意义 | 说明 |
| --- | --- | --- | --- | --- |
| 军团菌属 | | | | |
| | 血清特异性抗体检测(IFA、ELISA) | 急性期及恢复期双份血清 | 可作为病原学确定诊断依据的结果：①合格下呼吸道标本、胸腔积液、支气管黏膜活检标本或肺活检标本分离培养到军团菌；②嗜肺军团菌1型尿抗原检测(ICT法)阳性；③急性期和恢复期双份血清嗜肺军团菌1型特异性抗体(IFA法或ELISA法)滴度呈4倍或4倍以上变化<br>对诊断有重要参考意义的结果：①单份血清嗜肺军团菌I型特异性抗体滴度达到阳性标准；②除嗜肺军团菌1型之外的其他嗜肺军团菌血清型或其他军团菌属双份血清特异性抗体滴度4倍或4倍以上增高；③合格下呼吸道标本、胸腔积液、支气管黏膜活检标本或肺活检标本嗜肺军团菌抗原检测阳性(DFA法)；④合格下呼吸道标本、胸腔积液、支气管黏膜活检标本或肺活检标本军团菌属核酸检测阳性 | (1)军团菌培养阳性是诊断军团菌感染金标准，但阳性率低，先期的抗感染药物使用可能造成假阴性；采用BALF和肺活检标本可提高阳性率<br>(2)肺军团菌1型尿抗原检测可用于期快速诊断，结果不受先期抗感染疗影响<br>(3)合格下呼吸道标本军团菌抗原检测具有快速、简便、可进行属种鉴定、可区分亚型等优点，但敏感度、特异度较差<br>(4)军团菌属核酸检测可用于军团菌肺炎的早期诊断，敏感度较高，可检测肺军团菌各亚型，但目前尚未被认可为确诊标准 |
| | 嗜肺军团菌1型尿抗原检测(ICT) | 尿液 | | |
| | 核酸检测<br>分离培养<br>下呼吸道标本抗原检测(DFA) | 痰、ETA、BALF、PSB标本、胸腔积液、支气管黏膜活检标本、肺活检标本 | | |

**续表 4-4**

| 致病原 | 检测方法 | 采用标本 | 诊断意义 | 说明 |
|---|---|---|---|---|
| 肺炎支原体 | | | | |
| | 血清特异性抗体检测（CF、PA、MAG、EIA、IFA） | 急性期及恢复期双份血清 | 可作为病原学确定诊断依据的结果：①口咽或鼻咽拭子、合格下呼吸道标本、胸腔积液、支气管黏膜活检标本或肺活检标本分离培养到肺炎支原体；②急性期和恢复期双份血清肺炎支原体特异性抗体滴度呈 4 倍或 4 倍以上变化<br>对诊断有重要参考意义的结果：①口咽或鼻咽拭子、合格下呼吸道标本、胸腔积液、支气管黏膜活检标本或肺活检标本肺炎支原体核酸检测阳性；②单份血清肺炎支原体特异性 IgM 抗体阳性 | （1）肺炎支原体培养阳性可以确诊，但耗时长、阳性率偏低<br>（2）CF 法和 PA 法测定的血清特异性抗体滴度受 IgG 的影响较大，早期诊断价值有限。MAG 法、EIA 法或 IFA 法可测定血清特异性 IgM 或 IgG。血清特异性 IgM 出现较早，但阴性不能排除急性感染。双份血清特异性抗体 4 倍或以上升高有回顾性诊断意义<br>（3）肺炎支原体核酸检测已批准用于临床，可作为早期快速诊断的重要手段 |
| | 核酸检测<br>培养（专用培养基） | 口咽或鼻咽拭子、痰、ETA、BALF、PSB 标本、胸腔积液、支气管黏膜活检标本、肺活检标本 | | |

续表 4-4

| 致病原 | 检测方法 | 采用标本 | 诊断意义 | 说明 |
| --- | --- | --- | --- | --- |
| 肺炎衣原体 | | | | |
| | 血清特异性抗体检测（MIF） | 急性期及恢复期双份血清 | 可作为病原学确定诊断依据的结果：①口咽或鼻咽拭子、合格下呼吸道标本、胸腔积液、支气管黏膜活检标本或肺活检标本分离培养到肺炎衣原体；②急性期和恢复期双份血清肺炎支原体特异性 IgG 抗体滴度呈 4 倍或 4 倍以上变化；③血清肺炎衣原体特异性 IgM≥1∶16<br>对诊断有重要参考意义的结果：①口咽或鼻咽拭子、合格下呼吸道标本、胸腔积液、支气管黏膜活检标本或肺活检标本肺炎支原体核酸检测阳性；②单份血清肺炎支原体特异性 IgG 抗体滴度≥1∶512 | （1）肺炎衣原体为专性细胞内致病原，必须采用细胞培养技术才能进行体外分离，技术复杂，一般不建议用于临床诊断<br>（2）血清特异性抗体检测对早期诊断意义有限，特异性 IgM 升高或双份血清特异性 IgG 抗体呈 4 倍或 4 倍以上变化有回顾诊断意义<br>（3）肺炎衣原体核酸检测已批准用于临床，阳性结果对早期快速诊断有重要参考价值 |
| | 核酸检测<br>培养（细胞培养） | 口咽或鼻咽拭子、痰、ETA、BALF、PSB 标本、胸腔积液、支气管黏膜活检标本、肺活检标本 | | |

续表 4－4

| 致病原 | 检测方法 | 采用标本 | 诊断意义 | 说明 |
| --- | --- | --- | --- | --- |
| 伯氏考克斯体 | | | | |
| | 核酸检测 | 咽拭子、鼻拭子、痰、ETA、BALF、PSB 标本 | 可作为病原学确定诊断依据的结果：①口咽或鼻咽拭子、合格下呼吸道标本分离培养到伯氏考克斯体；②合格下呼吸道标本或肺活检标本中伯氏考克斯体核酸检测阳性；③肺活检标本免疫组化染色发现伯氏考克斯体且伴有相应炎症反应；④急性期和恢复期双份血清伯氏考克斯体 II 相抗原特异性 IgG 抗体滴度呈 4 倍或 4 倍以上变化<br>对诊断有重要参考意义的结果：单份伯氏考克斯体 II 相抗原特异性 IgG≥1∶128（IFA 法），或 ELISA、dot－ELISA、MAT 和 CF 法检测结果显示单份伯氏考克斯体 II 相抗原特异性（IgG、IgM 或补体结合抗体）滴度升高 | （1）合格下呼吸道标本中分离到伯氏考克斯体或肺组织活检标本经免疫组织化学染色发现伯氏考克斯体均可确诊 Q 热肺炎，但敏感度偏低<br>（2）口咽或鼻咽拭子、合格下呼吸道标本中伯氏考克斯体核酸检测阳性已被美国和欧洲列为 Q 热肺炎的确诊依据，是早期快速诊断的重要手段<br>（3）血清伯氏考克斯体 II 相抗原特异性 IgM 抗体检测对早期诊断有一定帮助 |
| | 血清特异性抗体检测（CF、MAT、IFA、ELISA） | 急性期及恢复期双份血清 | | |
| | 病理组织学检查 | 肺活检标本 | | |

续表 4－4

| 致病原 | 检测方法 | 采用标本 | 诊断意义 | 说明 |
|---|---|---|---|---|
| 病毒 | | | | |
| | 核酸检测 | 咽拭子、鼻拭子、鼻咽吸引物、气管吸引物、痰等呼吸道标本 | 可作为病原学确定诊断依据的结果：①口咽或鼻咽拭子、合格下呼吸道标本或肺组织标本中流感病毒、副流感病毒 1～4 型、呼吸道合胞病毒、腺病毒、冠状病毒、人偏肺病毒等核酸检测阳性；②急性期和恢复期双份血清流感病毒、呼吸道合胞病毒等呼吸道病毒特异性 I gG 抗体滴度呈 4 倍或 4 倍以上变化；③咽或鼻咽拭子或合格下呼吸道标本中流感病毒快速抗原检测阳性（DFA 法或胶体金法），并有相关流行病学史支持；④口咽或鼻咽或合格下呼吸道标本中副流感病毒 1～4 型、呼吸道合胞病毒、腺病毒、人偏肺病毒的快速抗原检测阳性（DFA 法）；⑤合格下呼吸道标本中分离到流感病毒、呼吸道合胞病毒等呼吸道病毒<br>对诊断有重要参考意义的结果：血清流感病毒、呼吸道合胞病毒等呼吸道病毒特异性 IgM 阳性 | （1）病毒分离培养是确诊呼吸道病毒感染的金标准，对新发或突发呼吸道传染病病原的发现和确诊具有重要意义，但需时较长、实验条件要求较高，不是临床检测的常规项目<br>（2）逆转录 PcR/时实定量 PCR 的敏感度和特异度较高，是流感病毒、禽流感病毒等呼吸道病毒感染快速诊断的首选方法<br>（3）合格下呼吸道标本的病毒抗原检测可作为早期快速诊断的初筛方法，敏感度低于核酸检测方法，对其结果的解释应结合患者的流行病史和临床症状综合考虑，必要时使用核酸检测或病毒分离培养进一步确认<br>（4）血清特异性病毒抗体检测是回顾性诊断的主要手段 |
| | 病毒抗原检测（DFA、胶体金法） | | | |
| | 血清特异性抗体检测（IFA、ELISA、CF、血凝抑制试验） | 急性期及恢复期双份血清 | | |
| | 病毒分离培养 | 口咽拭子、鼻咽拭子、鼻咽吸引物、气管吸引物、痰液等新鲜呼吸道标本 | | |

续表 4－4

| 致病原 | 检测方法 | 采用标本 | 诊断意义 | 说明 |
| --- | --- | --- | --- | --- |
| 真菌 | | | | |
| | 涂片镜检（革兰染色、KOH 浮载剂镜检、Giemsa 染色、GMS 染色、黏蛋白卡红染色） | 痰液、ETA、BALF、PSB 标本、支气管黏膜或肺活检标本 | 可作为病原学确定诊断依据的结果：①血或其他无菌标本（如胸腔积液、肺活检组织标本等）培养到真菌（血培养曲霉阳性应注意除外污染）；②肺组织标本免疫组化染色发现隐球菌、丝状真菌、人肺孢子菌，且伴有相应的炎症反应；③合格下呼吸道标本涂片镜检发现隐球菌或人肺孢子菌；④合格下呼吸道标本分离培养到新型隐球菌；⑤血清隐球菌荚膜多糖抗原阳性 | （1）除常规革兰染色镜检外，黏蛋白卡红染色可用于发现隐球菌，GMS 染色可用于发现人肺孢子菌 KOH 浮载剂镜检可以发现真菌菌丝和孢子，但无法区别菌种<br>（2）采用无菌技术从通常无菌部位采集的标本培养阳性是诊断的金标准，非无菌标本应注意除外定植或污染<br>（3）血清 1－3－β－D 葡聚糖抗原检测对除隐球菌和接合菌以外的侵袭性真菌感染的诊断有一定参考价值；血清或 BALF 半乳甘露聚糖抗原检测对侵袭性曲霉感染的诊断有重要参考价值<br>（4）血清隐球菌荚膜多糖抗原检测在非播散性隐球菌感染者中可能存在假阴性，现有研究不支持其用于疗效和预后评估<br>（5）脑脊液隐球菌荚膜多糖抗原阳性虽然并非诊断肺隐球菌病的直接依据，但对于脑脊液隐球菌荚膜多糖抗原阳性患者，应警惕同时合并肺隐球菌病的可能 |
| | 真菌培养 | 痰液、ETA、BALF、PSB 标本、支气管黏膜或肺活检标本、血液 | | |
| | 1－3－β－D 葡聚糖抗原 | 血清 | | |
| | 半乳甘露聚糖抗原 | 血清、BALF | 对诊断有重要参考意义的结果：①血清或 BALF 半乳甘露聚糖抗原阳性；②血清 1－3－β－D 葡聚糖抗原阳性，并能排除导致假阳性的各种因素 | |
| | 隐球菌荚膜多糖抗原（乳胶凝集法，EIA） | 血清、脑脊液 | | |
| | 病理组织学检查 | 肺组织活检标本 | | |

续表 4-4

| 致病原 | 检测方法 | 采用标本 | 诊断意义 | 说明 |
|---|---|---|---|---|
| 寄生虫 | | | | |
| | 涂片或组织印片镜检 | 痰或其他下呼吸道标本、胸腔积液、肺组织活检标本 | 可作为病原学确定诊断依据的结果：①合格下呼吸道标本涂片镜检发现寄生虫虫体、虫卵、滋养体、包囊或卵囊；②肺组织活检标本经免疫组化染色发现寄生虫虫卵、虫体、滋养体、包囊或卵囊；③血液、脑脊液、合格下呼吸道标本或肺组织标本中刚地弓形虫核酸检测阳性；合格下呼吸道标本或肺组织标本中比氏微孢子虫、隐孢子虫等核酸检测阳性；④血液或其他体液中寄生虫循环抗原阳性<br>对诊断有重要参考意义的结果：①寄生虫抗原皮内试验阳性；②特定寄生虫相应的血清特异性抗体（IgG、IgM 或 IgA）阳性 | （1）直接涂片镜检可发现并殖吸虫虫卵、阿米巴原虫滋养体；Giemsa 染色可发现刚地弓形虫滋养体或包囊；改良抗酸染色可发现隐孢子虫卵囊；改良三色染色法可发现比氏微孢子虫<br>（2）免疫缺陷患者如怀疑罹患弓形虫病等机会性寄生虫感染，可优先选择核酸检测方法以利于早期快速诊断<br>（3）对免疫功能正常者，血清特异性抗体检测是最常用的寄生虫感染初筛试验。但是，由于寄生虫感染后血清特异性抗体持续时间长、寄生虫抗原皮内试验阳性或血清特异性抗体（IgG、IgM 或 IgA）阳性并不能确定是急性感染 |
| | 病理组织学检查 | 肺组织活检标本 | | |
| | 核酸检测 | 血液、脑脊液、BALF、支气管黏膜或肺组织活检标本 | | |
| | 血清特异性抗体检测（DT、ELISA、IFA、HA、IHA、ISAGA、Western 印迹试验） | 血清 | | |
| | 抗原检测（ELISA、ICA） | 血液、脑脊液、胸腔积液等 | | |

## 四、CAP 抗感染治疗

（一）指南要点

在确立临床诊断后，分析最有可能的病原，选择恰当的抗感染药物和给药方案，及时实施初始经验性抗感染治疗。我国不同地区病原流行病学分布和抗菌药物耐药率可能不一致，需结合地区具体情况选择。

选择抗菌药物要参考其药代动力学和药效学特点。时间依赖性抗菌药物，根据半衰期一天多次给药。浓度依赖性抗菌药物，通常每天一次用药。

首剂抗感染药物尽早使用，但不能忽略鉴别诊断（ⅡB）。门诊轻症患者，建议口服阿莫西林或阿莫西林克拉维酸（ⅠB）；青年无基础疾病或考虑支原体、衣原体感染，建议口服多西环素或米诺环素（ⅢB）。在耐药率较低地区，大环内酯类可用于经验性抗感染治疗（ⅡB）；呼吸喹诺酮类可用于对大环内酯耐药率较高地区，或药物过敏或不耐受的替代治疗（ⅡB）。住院患者，推荐单用β-内酰胺类或联合多西环素、米诺环素、大环内酯类，或单用呼吸喹诺酮类（ⅡB）。入住 ICU 的无基础疾病青壮年重症患者，推荐青霉素类/酶抑制药复合物、三代头孢菌素、厄他培南联合大环内酯类或单用呼吸喹诺酮类静脉治疗，老年人或有基础病患者推荐联合用药（ⅡB）。有误吸风险患者优先选择有抗厌氧菌活性的药物（ⅡA）。年龄≥65 岁或有基础疾病的住院患者，要考虑肠杆菌科细菌感染，高风险患者经验性治疗可选择头霉素类、哌拉西林他唑巴坦、头孢哌酮/舒巴坦或厄他培南等（ⅢB）。流感流行季节，怀疑流感病毒感染患者，推荐常规进行流感病毒抗原或核酸检查，并应积极应用神经氨酸酶抑制药抗病毒治疗（ⅠA），需注意流感继发细菌感染的可能（ⅡA）。抗感染治疗一般可于热退 2～3 天且主要呼吸道症状明显改善后停药。通常轻度、中度 CAP 患者疗程 5 ~7 天，重症以及伴有肺外并发症患者可适当延长抗感染疗程。非典型病原体治疗反应较慢者，疗程延长至 10 ~14d。易导致肺组织坏死的细菌感染，抗菌药物疗程可延长至 14 ~21 天(ⅠB)。

一旦获得 CAP 病原学结果，就参考体外药敏试验结果进行目标性治疗。

（二）指南解读

确立 CAP 临床诊断并安排合理病原学检查及标本采样后，需要根据患者年龄、基础疾病、临床特点、实验室及影像学检查、疾病严重程度、肝肾功能、既往用药和药物敏感性情况分析最有可能的病原并评估耐药风险，选择恰当的抗感染药物和给药方案(表4 -5)，及时实施初始经验性抗感染治疗。我国不同地区病原流行病学分布和抗菌药物耐药率可能不一致，治疗建议仅是原则性的，需结合患者所在地区具体情况进行选择。

**表4 -5　初始经验性抗感染药物的选择**

| 不同人群 | 常见病原体 | 抗感染药物选择 | 备注 |
|---|---|---|---|
| 门诊治疗（推荐口服给药） | | | |
| 无基础疾病青壮年 | 肺炎链球菌、肺炎支原体、流感嗜血杆菌、肺炎衣原体、流感病毒、腺病毒、卡他莫拉菌 | (1)氨基青霉素、青霉素类/酶抑制药复合物；(2)一代、二代头孢菌素；(3)多西环素或米诺环素；(4)呼吸喹诺酮类；(5)大环内酯类 | (1)根据临床特征鉴别细菌性肺炎、支原体或衣原体肺炎和病毒性肺炎；(2)门诊轻症支原体、衣原体和病毒性肺炎多有自限性 |

**续表 4－5**

| 不同人群 | 常见病原体 | 抗感染药物选择 | 备注 |
|---|---|---|---|
| 有基础疾病或老年人（年龄≥65 岁） | 肺炎链球菌、流感嗜血杆菌、肺炎克雷伯菌等肠杆菌科菌、肺炎衣原体、流感病毒、RSV 病毒、卡他莫拉菌 | (1)青霉素类/酶抑制药复合物；(2)二代、三代头孢菌素（口服）；(3)呼吸喹诺酮类；(4)青霉素类/酶抑制药复合物、二代头孢菌素、三代头孢菌素联合多西环素、米诺环素或大环内酯类 | 年龄＞65 岁、存在基础疾病(慢性心脏、肺、肝、肾疾病及糖尿病、免疫抑制)、酗酒、3 个月内接受 β－内酰胺类药物治疗是耐药肺炎链球菌感染的危险因素，不宜单用多西环素、米诺环素或大环内酯类药物 |
| 需入院治疗、但不必收住 ICU（可选择静脉或口服给药） | | | |
| 无基础疾病青壮年 | 肺炎链球菌、流感嗜血杆菌、卡他莫拉菌、金黄色葡萄球菌、肺炎支原体、肺炎衣原体、流感病毒、腺病毒、其他呼吸道病毒 | (1)青霉素 G、氨基青霉素、青霉素类/酶抑制药复合物；(2)二代、三代头孢菌素、头霉素类、氧头孢烯类；(3)上述药物联合多西环素、米诺环素或大环内酯类；(4)呼吸喹诺酮类；(5)大环内酯类 | (1)我国成人 CAP 致病菌中肺炎链球菌对静脉青霉素耐药率仅 1.9%，中介率仅 9% 左右。青霉素中介肺炎链球菌感染的住院 CAP 患者仍可以通过提高静脉青霉素剂量达到疗效；(2)疑似非典型病原体感染首选多西环素、米诺环素或呼吸喹诺酮，在支原体耐药率较低地区可选择大环内酯类 |

续表 4-5

| 不同人群 | 常见病原体 | 抗感染药物选择 | 备注 |
| --- | --- | --- | --- |
| 有基础疾病或老年人(年龄≥65岁) | 肺炎链球菌、流感嗜血杆菌、肺炎克雷伯菌等肠杆菌科菌、流感病毒、RSV病毒、卡他莫拉菌、厌氧菌、军团菌 | (1)青霉素类/酶抑制药复合物;(2)三代头孢菌素或其酶抑制药复合物、头霉素类、氧头孢烯类、厄他培南等碳青霉烯类;(3)上述药物单用或联合大环内酯类;(4)呼吸喹诺酮类 | (1)有基础病患者及老年人要考虑肠杆菌科菌感染的可能,并需要进一步评估产ESBL肠杆菌科菌感染的风险;(2)老年人需关注吸入风险因素 |
| 需入住1CU(推荐静脉给药) | | | |
| 无基础疾病青壮年 | 肺炎链球菌、金黄色葡萄球菌、流感病毒、腺病毒、军团菌 | (1)青霉素类/酶抑制药复合物、三代头孢菌素、头霉素类、氧头孢烯类、厄他培南联合大环内酯类;(2)呼吸喹诺酮类 | (1)肺炎链球菌感染最常见,其他要考虑的病原体包括金黄色葡萄球菌、军团菌属、流感病毒等;(2)流感流行季节注意流感病毒感染,考虑联合神经氨酸酶抑制药,并注意流感继发金黄色葡萄球菌感染,必要时联合治疗MRSA肺炎的药物 |
| 有基础疾病或老年人(年龄≥65岁) | 肺炎链球菌、军团菌、肺炎克雷伯菌等肠杆菌科菌、金黄色葡萄球菌、厌氧菌、流感病毒、RSV病毒 | (1)青霉素类/酶抑制药复合物、三代头孢菌素或其酶抑制药的复合物、厄他培南等碳青霉烯类联合大环内酯类;(2)青霉素类/酶抑制药复合物、三代头孢菌素或其酶抑制药复合物、厄他培南等碳青霉烯类联合呼吸喹诺酮类 | (1)评估产ESBL肠杆菌科细菌感染风险;(2)关注吸入风险因素及相关病原菌的药物覆盖 |

**续表 4 -5**

| 不同人群 | 常见病原体 | 抗感染药物选择 | 备注 |
|---|---|---|---|
| 有铜绿假单胞菌感染危险因素的CAP，需住院或入住ICU（推荐静脉给药） | 铜绿假单胞菌、肺炎链球菌、军团菌、肺炎克雷伯菌等肠杆菌科菌、金黄色葡萄球菌、厌氧菌、流感病毒、RSV 病毒 | (1)具有抗假单胞菌活性的β-内酰胺类；(2)有抗假单胞菌活性的喹诺酮类；(3)具有抗假单胞菌活性的β-内酰胺类联合有抗假单胞菌活性的喹诺酮类或氨基糖苷类；(4)具有抗假单胞菌活性的β-内酰胺类、氨基糖苷类、喹诺酮类三药联合 | 危险因素包括：(1)气道铜绿假单胞菌定植；(2)因慢性气道疾病反复使用抗菌药物或糖皮质激素。重症患者或明确耐药患者推荐联合用药 |

选择抗菌药物要参考其药代/药效学特点，对于时间依赖性抗菌药物(如青霉素类、头孢菌素类、单环β-内酰胺类、碳青霉烯类)，其杀菌能力在4～5倍最小抑菌浓度(MIC)时基本达到饱和，血清药物浓度超过MIC时间(T > MIC)是决定疗效的重要因素，根据半衰期1天多次给药可获得更好临床疗效。而浓度依赖性抗菌药物(如氨基糖苷类、喹诺酮类)的杀菌效果随药物浓度升高而增加，药物峰浓度越高效果越好，因此通常每天1次用药，可增加药物活性，减少耐药的发生并能降低氨基糖苷类药物肾损害的风险。

指南对CAP经验性抗感染治疗的推荐意见如下：

(1)首剂抗感染药物争取在诊断CAP后尽早使用，以改善疗效，降低病死率，缩短住院时间。正确诊断是前提，不能为了追求“早”而忽略必要的鉴别诊断(ⅡB)。

(2)对于门诊轻症CAP患者，尽量使用生物利用度好的口服抗感染药物治疗。建议口服阿莫西林或阿莫西林克拉维酸治疗

(IB)；青年无基础疾病患者或考虑支原体、衣原体感染患者可口服多西环素或米诺环素。(ⅢB)；我国肺炎链球菌及肺炎支原体对大环内酯类药物耐药率高，在耐药率较低地区可用于经验性抗感染治疗(ⅡB)；呼吸喹诺酮类可用于上述药物耐药率较高地区或药物过敏或不耐受患者的替代治疗(ⅡB)。

(3)对于需要住院的CAP患者，推荐单用β-内酰胺类或联合多西环素、米诺环素、大环内酯类或单用呼吸喹诺酮类(ⅡB)。但与联合用药相比，呼吸喹诺酮类单药治疗不良反应少，且不需要皮试。

(4)对于需要入住ICU的无基础疾病青壮年罹患重症CAP的患者，推荐青霉素类/酶抑制药复合物、三代头孢菌素、厄他培南联合大环内酯类或单用呼吸喹诺酮类静脉治疗，而老年人或有基础病患者推荐联合用药(ⅡB)。

(5)对有误吸风险的CAP患者应优先选择氨苄西林舒巴坦、阿莫西林克拉维酸、莫西沙星、碳青霉烯类等有抗厌氧菌活性的药物，或联合应用甲硝唑、克林霉素等(ⅡA)。

(6)年龄≥65岁或有基础疾病(如充血性心力衰竭、心脑血管疾病、慢性呼吸系统疾病、肾功能衰竭、糖尿病等)的住院CAP患者，要考虑肠杆菌科细菌感染的可能。此类患者应进一步评估产ESBL菌感染风险(有产ESBL菌定植或感染史、曾使用三代头孢菌素、有反复或长期住院史、留置植入物以及肾脏替代治疗等)，高风险患者经验性治疗可选择头霉素类、哌拉西林他唑巴坦、头孢哌酮/舒巴坦或厄他培南等(ⅢB)。

(7)在流感流行季节，对怀疑流感病毒感染的CAP患者，推荐常规进行流感病毒抗原或核酸检查，并应积极应用神经氨酸酶抑制药抗病毒治疗，不必等待流感病原检查结果，即使发病时间超过48小时也推荐应用(IA)。流感流行季节需注意流感继发细菌感染的可能，其中肺炎链球菌、金黄色葡萄球菌及流感嗜血杆菌较为常见(ⅡA)。

(8)抗感染治疗一般可于热退2~3天且主要呼吸道症状明显改善后停药，但疗程应视病情严重程度、缓解速度、并发症以及不同病原体而异，不必以肺部阴影吸收程度作为停用抗菌药物的指征。通常轻度、中度CAP患者疗程5~7 d，重症以及伴有肺外并发症患者可适当延长抗感染疗程。非典型病原体治疗反应较慢者疗程延长至10~14 d。金黄色葡萄球菌、铜绿假单胞菌、克雷伯菌属或厌氧菌等容易导致肺组织坏死，抗菌药物疗程可延长至14~21 d(IB)。

一旦获得CAP病原学结果，就可以参考体外药敏试验结果进行目标性治疗。CAP常见致病原、常用抗感染药物和用法见表4-6。

**表4-6　CAP常见致病原、常有抗感染药物和用法**

| 致病原 | 首选抗感染药物 | 次选抗感染药物 | 备注 |
| --- | --- | --- | --- |
| 肺炎链球菌 | | | |
| 青霉素 MIC < 2 mg/L | 青霉素G 160万~240万U静脉滴注1次/4~6小时，；氨苄西林4~8 g/d静脉滴注，分2~4次；氧苄西林/舒巴坦1.5~3 g静脉滴注，1次/6小时；阿莫西林/克拉维酸1.2 g静脉滴注，1次/8~12小时；头孢唑林0.5~1 g静脉滴注，1次/6~8小时；头孢拉定0.5~1 g静脉滴注，1次/6 h；头孢呋辛0.75~1.5 g静脉滴注，1次/8 h；拉氧头孢1~2 g静脉滴注，1次/8 h；头霉素类 | 头孢曲松；头孢噻肟；克林霉素；多西环素；喹诺酮类；阿奇霉素；克拉霉素 | |

**续表 4 -6**

| 致病原 | 首选抗感染药物 | 次选抗感染药物 | 备注 |
|---|---|---|---|
| 流感嗜血杆菌 | | | |
| 青霉素 MIC ≥ 2mg/L | 头孢噻肟 1 ~2 g 静脉滴注，1 次/6 ~8 h；头孢曲松 0.5 ~1 g 静脉滴注，1 次/24 小时；左氧氟沙星 0.5 ~0.75 g 静脉滴注，1 次/d；莫西沙星 0.4g 静脉滴注，1 次/d；吉米沙星 0.32 g 口服，1 次/d | 大剂量氨苄西林 (2 g 静脉滴注，1 次/6 h)；万古霉素；去甲万古霉素；利奈唑胺；头孢洛林 | |
| 不产 β - 内酰胺酶 | 氨苄西林 4 ~8g/d 静脉滴注，分 2 ~4 次；氨苄西林/舒巴坦 1.5 ~3 g 静脉滴注，1 次/6 h；阿莫西林/克拉维酸 1.2 g 静脉滴注，1 次/8 ~12 h；头孢呋辛 0.75 ~1.5 g 静脉滴注，1 次/8 h；拉氧头孢 1 ~2 g 静脉滴注 1 次/8 h；头霉素类 | 喹诺酮类；多西环素；阿奇霉素；克林霉素；头孢曲松；头孢噻肟；SMZ - TMP | |
| 产β-内酰胺酶 | 阿莫西林/克拉维酸 1.2 g 静脉滴注，1 次/6 ~8 h；氨苄西林/舒巴坦 1.5 ~3 g 静脉滴注，1 次/6 h；头孢呋辛 0.75 ~1.5 g 静脉滴注，1 次/8 h；头孢噻肟 1 ~2 g 静脉滴注，1 次/6 ~8 h；头孢曲松 1 ~2 g 静脉滴注，1 次/24 小时 | 喹诺酮类；阿奇霉素；氨基糖苷类 | 25% ~35% 菌株 β - 内酰胺酶阳性，对 SMZ - TMP 及多西环素耐药率高 |
| 卡他莫拉菌 | 阿莫西林/克拉维酸 1.2 g 静脉滴注，1 次/8 ~12 h；氨苄西林/舒巴坦 1.5 ~3 g 静脉滴注，1 次/6 h；头孢呋辛 0.75 ~1.5 静脉滴注，1 次/8 h；头霉素类；拉氧头孢 1 ~2 g静脉滴注，1 次/8 h | 头孢曲松；头孢噻肟；喹诺酮类；阿奇霉素；克林霉素；多西环素；米诺环素；SMZ - TMP | |

**续表 4-6**

| 致病原 | 首选抗感染药物 | 次选抗感染药物 | 备注 |
|---|---|---|---|
| 金黄色葡萄球菌 | | | |
| 甲氧西林敏感 | 苯唑西林 1~2 g 静脉滴注，1次/4 h；氯唑西林 2~4g/d 静脉滴注，分 2~4 次；氨苄西林 4~8g/d 静脉滴注，分 2~4 次；阿莫西林/克拉维酸 1.2 g 静脉滴注，1 次/8~12 h；氨苄西林/舒巴坦 1.5~3 g 静脉滴注，1 次/6 h；头孢唑林 0.5~1 g 静脉滴注，1 次/6~8 h；头孢拉定 1~2 g 静脉滴注，1 次/6~8 h；头孢呋辛 0.75! 1.5 g 静脉滴注，1 次/8 h；拉氧头孢 1~2 g 静脉滴注，1 次/8 h；头霉素类 | 克林霉素；阿奇霉素；红霉素；克林霉素；多西环素；米诺环素；头孢噻肟；头孢曲松；头孢吡肟；左氧氟沙星；吉米沙星；莫西沙星 | 万古霉素目标血谷浓度为 15~20 mg/L，一些推荐负荷量为 25~30 mg/kg。利奈唑胺与万古霉素疗效相当，改善 MRSA 肺炎患者生存率利奈唑胺优于万古霉素。不同时应用万古霉素和利奈唑胺，二者有拮抗作用。如万古霉素 MIC≥2mg/L，换用替代方案 |
| 甲氧西林耐药 | 万古霉素 15mg/kg 静脉滴注，1次/12 h；利奈唑胺 600 mg 静脉滴注，1 次/12 h | 去甲万古霉素；替考拉宁；头孢洛林；替加环素；利福平；磷霉素；SMZ-TMP | |
| 铜绿假单胞菌 | 有抗铜绿假单胞菌作用的 β-内酰胺类 ± 环丙沙星 400 mg 静脉滴注，1 次/8~12 h 或 ± 左氧氟沙星 750 mg 静脉滴注，1 次/d 或氨基糖苷类 | 氨基糖苷类 + 环丙沙星或左氧氟沙星；如果多重耐药用多黏菌素 | 氨基糖苷类与环孢素、万古霉素、两性霉素 B 及放射造影剂合用时，肾毒性风险增加。重症患者可联合治疗，但治疗价值有争议 |

**续表 4-6**

| 致病原 | 首选抗感染药物 | 次选抗感染药物 | 备注 |
|---|---|---|---|
| 肺炎克雷伯菌及肠杆菌科菌 | | | |
| 不产酶 | 头孢呋辛 0.75~1.5 g 静脉滴注，1 次/8 h；头孢噻肟 1~2 g 静脉滴注，1 次/6~8 h；头孢曲松 1~2 g 静脉滴注，1 次/24 小时；β-内酰胺类/酶抑制药；头霉素类 | 头孢吡肟；左氧氟沙星；莫西沙星；吉米沙星；氨基糖苷类 | ESBL 可使所有头孢菌素失效；β-内酰胺类/β-内酰胺酶抑制药的活性难以预测；对所有喹诺酮类及大部分氨基糖苷类也耐药。四代头孢、哌拉西林钠他唑巴坦/他唑巴坦体外有抗菌活性，但动物模型尚未完全证明有效。喹诺酮可能对敏感株有效，但多数耐药。某些菌株体外对注射用二、三代头孢菌素敏感，但对头孢他啶耐药，这些菌株感染时，注射用二、三代头孢菌素治疗无效。替加环素在体外有活性 |
| 产 ESBL 肠杆菌科菌 | 碳青霉烯类，哌拉西林/他唑巴坦 4.5 g 静脉滴注，1 次/6~8 h；头孢哌酮/舒巴坦 2~4g 静脉滴注，1 次/8~12 h | 头孢吡肟；替加环素 | |
| 高产 AmpC 酶肠杆菌 | 碳青霉烯类 | 头孢吡肟；替加环素 | |
| 产碳青霉烯酶肠杆菌 | 多黏菌素 E 基质 $5mg \times kg^{-1} \times d^{-1}$ 静脉滴注，分 2~4 次，最大剂量不超过 300 mg/d；多黏菌素 B $1.5 \sim 2.5\ mg \times kg^{-1} \times d^{-1}$ 静脉滴注，分 2 次 | 替加环素；可选择相对敏感药物联合用药 | |

**续表 4-6**

| 致病原 | 首选抗感染药物 | 次选抗感染药物 | 备注 |
| --- | --- | --- | --- |
| 不动杆菌属 | 氨苄西林/舒巴坦 3 g 静脉滴注，1 次/6 h；头孢哌酮/舒巴坦 2 ~ 4g 静脉滴注，1 次/8 ~ 12 h；喹诺酮类 + 阿米卡星 15 mg/kg 静脉滴注，1 次/24 小时或头孢他啶 2 g 静脉滴注，1 次/8 ~ 12 h；碳青霉烯类 | 头孢哌酮/舒巴坦 + 阿米卡星或米诺环素；多黏菌素 E；多黏菌素 B；替加环素；舒巴坦 + 米诺环素、多黏菌素 E、阿米卡星或碳青霉烯 | 氨苄西林/舒巴坦中的舒巴坦成分有抗菌活性，可用 3 g静脉滴注，1 次/6 h<br>我国鲍曼不动杆菌对碳青霉烯耐药严重，一般只在 MIC≤8mg/L 时使用，建议联合用药 |
| 厌氧菌 | 青霉素类/酶抑制药复合物 | 克林霉素；甲硝唑；莫西沙星碳青霉烯类 | |
| 肺炎支原体 | 多西环素首剂 200 mg 口服，后 100 mg 口服，2 次/d，米诺环素 100 mg 口服，2 次/d，左氧氟沙星 500 mg 静脉滴注/口服，1 次/d，莫西沙星 400 mg 静脉滴注/口服，1 次/d | 阿奇霉素；克拉霉素；吉米沙星 | 大环内酯类药物应用可参照当地药敏试验结果。克林霉素及 β - 内酰胺类药物对肺炎支原体无效 |
| 肺炎衣原体 | 阿奇霉素 500 mg 静脉滴注，1 次/d；克拉霉素 500 mg口服，2 次/d；红霉素 500 mg 静脉滴注，1 次/6 h；左氧氟沙星 500 mg 静脉滴注 1 次/d；莫西沙星 400 mg 静脉滴注/口服，1 次/d | 多西环素；米诺环素；吉米沙星 | |

**续表 4－6**

| 致病原 | 首选抗感染药物 | 次选抗感染药物 | 备注 |
|---|---|---|---|
| 军团菌 | 阿奇霉素 500 mg 静脉滴注，1 次/d；红霉素 500 mg 静脉滴注，1 次/6 h；左氧氟沙星 500 mg 静脉滴注 1 次/d；吉米沙星 0.32 g 口服，1 次/d；莫西沙星 400 mg 静脉滴注/口服，1 次/d | 多西环素；克拉霉素；米诺环素；SMZ－TMP；上述喹诺酮类＋利福平或阿奇霉素 | 喹诺酮类药物联合大环内酯类药物治疗时，应警惕发生心脏电生理异常的潜在风险 |
| 鹦鹉热衣原体 | 多西环素 100 mg 静脉滴注/口服，2 次/d，米诺环素 100 mg 口服，2 次/d | 阿奇霉素；克拉霉素；红霉素；氯霉素 | 发热和其他症状一般可在 48～72 h 内得到控制，但抗生素至少联用 10 天 |
| 伯氏考克斯体 | 多西环素 200 mg 口服，1 次/d，米诺环素 100 mg 口服，2 次/d | 红霉素；氯霉素；左氧氟沙星；莫西沙星；吉米沙星 | Q 热 |
| 类鼻疽伯克霍尔德菌 | 头孢他啶 30～50 mg/kg 静脉滴注，1 次/8 h；亚胺培南 20 mg/kg 静脉滴注，1 次/8 h。治疗至少 10 天，如病情好转改口服治疗 | 静脉给药后口服治疗：氯霉素 10 mg/kg，1 次/6 h×8 周；多西环素 2mg/kg，2 次/d×20 周；SMZ－TMP 5 mg/kg（按 TMP 计算），2 次/d×20 周；喹诺酮类 | 孕妇：口服药物使用阿莫西林－克拉维酸缓释片（其中含阿莫西林 1000 mg，克拉维酸钾 62.5 mg），2 片，2 次/d×20 周。头孢他啶每日最大剂量 6g。替加环素：体外敏感，但无临床资料。喹诺酮体外有效。多西环素＋氯霉素＋SMZ－TMP 比多西环素单用可更有效地维持疗效。美罗培南也有效 |
| 百日咳博德特菌 | 阿奇霉素 0.5 g 静脉滴注，1 次/d；红霉素 0.5 g 静脉滴注，次/6 h | SMZ － TMP；克拉霉素 | |

**续表 4 -6**

| 致病原 | 首选抗感染药物 | 次选抗感染药物 | 备注 |
| --- | --- | --- | --- |
| 嗜麦芽窄食单胞菌 | SMZ - TMP 0.48g（400/80 mg剂型），口服，2 ~ 3 片/次，3 次/d；替卡西林克拉维酸 3.2 g 静脉滴注，1 次/6 ~ 8 h | 头孢哌酮/舒巴坦；哌拉西林/他唑巴坦；头孢他啶；莫西沙星；替卡西林/克拉维酸 + 氨曲南 | 替卡西林/克拉维酸 + SMZTMP；替卡西林/克拉维酸 + 环丙沙星在体外有协同抗菌作用 |
| 奴卡菌 | SMZ - TMP 15 mg × kg$^{-1}$ × d$^{-1}$（按 TMP 计算）口服，分 2 ~ 4 次，治疗 3 ~ 4 周，后 10 mg × kg$^{-1}$ × d$^{-1}$ 口服，分 2 ~ 4 次，治疗 3 ~ 4 个月 | 亚胺培南/西司他丁 + 阿米卡星 7.5 mr/kg 静脉滴注，1 次/12 h 治疗 3 ~ 4 周，后 SMZ - TMP 治疗 3 ~ 4 个月 | 原发肺奴卡菌病疗程为 3 ~ 4 个月 |
| 放线菌 | 氨苄西林 2 g 静脉滴注，1 次/8 h，疗程 4 ~ 6 周，后青霉素 V 钾 2 ~ 4g × kg$^{-1}$ × d$^{-1}$ 口服，治疗 3 ~ 6 周 | 哌拉西林；阿莫西林/克拉维酸；氨苄西林/舒巴坦；哌拉西林/他唑巴坦；多西环素；米诺环素；头孢曲松；克林霉素；氯霉素；阿奇霉素；红霉素；莫西沙星；亚胺培南；厄他培南 | 可用青霉素 G 代替氨苄西林：1000 万 ~ 2000 万 U/d，静脉滴注分次，疗程 4 ~ 6 周 |
| 鼠疫耶尔森菌 | 庆大霉素 5 mg/kg 静脉滴注，1 次/d | 多西环素；米诺环素 | SMZ - TMP 可预防鼠疫肺炎。氯霉素有效，但毒性大；头孢菌素和喹诺酮类在动物模型中有效 |

**续表 4-6**

| 致病原 | 首选抗感染药物 | 次选抗感染药物 | 备注 |
| --- | --- | --- | --- |
| 肺炭疽 | 环丙沙星 400 mg 静脉滴注，1 次/12 h 或左氧氟沙星 500 mg 静脉滴注，1 次/d 或多西环素 100 mg 静脉滴注，1 次/12 h + 克林霉素 900 mg 静脉滴注，1 次/8 h ± 利福平 300 mg 静脉滴注，1 次/12 h<br>病情好转后改口服并减少剂量：环丙沙星 500 mg 口服，2 次/d；克林霉素 450 mg 口服，1 次/8 h 及利福平 300 mg 口服，2 次/d。疗程 60 天 | 青霉素 G | 克林霉素可阻止毒素生成。利福平可进入脑脊液和细胞内。若分离病原对青霉素敏感，青霉素 400 万 U 静脉滴注，1 次/4 h；产结构型和诱生型 β-内胺酶，则不单用青霉素或氨苄西林<br>不用头孢菌素或 SMZ-MP<br>红霉素和阿奇霉素活性处于边缘状态，克拉霉素有效，莫西沙星有效，但无临床资料 |
| 流感病毒或人流感禽流感病毒 | 奥司他韦 75 mg 口服，2 次/d×5 天，肥胖患者奥司他韦剂量增至 150 mg 口服，2 次/d；重症患者考虑大剂量（150 mg 口服，2 次/d）和长疗程治疗（≥10 天）；孕妇大剂量安全性尚未确定；扎那米韦 10 mg(5 mg/喷)，2 次/d×5 天 | 金刚烷胺；金刚乙胺；严重危及生命的患者可考虑使用帕拉米韦 600 mg 静脉滴注，1 次/d，至少 5 天 | 慢阻肺或哮喘患者，使用扎那米韦有潜在引起支气管痉挛的风险。大多数流行的病毒株对金刚烷和金刚乙胺耐药 |
| 腺病毒 | 西多福韦 1mg/kg 静脉滴注，1 次/d×2 周，每次输注前口服丙磺舒 2 g，然后分别在输注后 2 h 和 8 h 各服 1g，监测肾功能 | | 血肌酐 > 133μmol/L，CrCl ≤55 mL/min 或者尿蛋白≥100 mg/L 时严禁使用 |

**续表 4 -6**

| 致病原 | 首选抗感染药物 | 次选抗感染药物 | 备注 |
| --- | --- | --- | --- |
| 呼吸道合胞病毒 | 目前无特效药物 | 利巴韦林0.5 ~1 g/d 静脉滴注，1 次/12 h（不常规推荐） | 主要是补液、吸氧对症治疗 |
| 中东呼吸综合征病毒 | 目前无特效药物 | 聚乙二醇干扰素 α -2a 皮下 180μg/周 ×2 周 + 利巴韦林首剂 2000 mg 口服，后 1200 mg 口服，1 次/8 h ×4 天，后 600 mg 口服，1 次/8 h × 4 ~6 天（利巴韦林应根据肾功能调整剂量，注意监测肾功能） | 回顾性研究结果显示，对于重症患者可能提高 14 天生存率，但不改善 28 天生存率；可引起血红蛋白降低 |
| 曲霉 | 伏立康唑第 1 天 6mg/kg 静脉滴注，1 次/12 h，后 4mg/kg 静脉滴注，1 次/12 h或 200 mg 口服，1 次/12 h（体重 ≥ 40kg），或 100 mg口服，1 次/12 h（体重 < 40kg）；两性霉素 B 0.75 ~1 mg · kg$^{-1}$ · d$^{-1}$静脉滴注（起始剂量 1 ~5 mg/d）；两性霉素 B 脂质体（L -AmB）3 ~5 mg · kg$^{-1}$ · d$^{-1}$。静脉滴注或两性霉素 B 脂质复合物（ALBC）5 mg · kg$^{-1}$ · d$^{-1}$静脉滴注 | 伊曲康唑；卡泊芬净；米卡芬净；泊沙康唑 | 伏立康唑疗效优于两性霉素 B，CrCl < 50 mL/min 的患者只能口服，不能静脉给药<br>卡泊芬净对侵袭性肺曲霉病有效率约 50%，可作为补救治疗方法<br>联合治疗地位不清楚，不常规推荐，难治病例可考虑；经典联合治疗是棘白霉素类联合唑类或两性霉素 B 脂质体 |

**续表 4－6**

| 致病原 | 首选抗感染药物 | 次选抗感染药物 | 备注 |
|---|---|---|---|
| 毛霉 | 两性霉素 B 0.75～1 mg·kg$^{-1}$·d$^{-1}$静脉滴注(起始剂量1～5 mg/d)；两性霉素B脂质体(L－AmB)3～5 mg·kg$^{-1}$·d$^{-1}$。静脉滴注或两性霉素B脂质复合物(ALBC)5 mg·kg$^{-1}$·d$^{-1}$静脉滴注 | 泊沙康唑 | 泊沙康唑补救方案的完全或部分有效率为60%～80% |
| 人肺孢子菌肺炎 | | | |
| 非急性，能口服药物，$PaO6_2$＞70 mmHg | SMZ－TMP(800/100 mg剂型)2片口服，1次/8 h×21天或氨苯砜100 mg口服，1次/d＋甲氧苄啶5 mg/kg口服，3次/d×21天 | 克林霉素300～450 mg口服，1次/6 h＋伯氨喹啉15 mg基质口服，1次/d治疗21天，或阿托伐醌悬浮剂750 mg口服，2次/d，进餐时服用×21天 | 危重患者，$PaO_2$＜70 mmHg时可使用糖皮质激素：开始泼尼松40 mg口服，2次/d×5天，然后40 mg口服，1次/d×5天，后20 mg口服，1次/d×11天 |
| 急性，不能口服药物，$PaO_2$＜70 mmHg，干咳、进行性呼吸困难、弥漫性肺浸润病变 | SMZ－TMP给药前15～30分钟给予糖皮质激素，SMZ－TMP 15 mg·kg$^{-1}$·d$^{-1}$分次，1次/8 h(按TMP成分计算剂量)或2片，1次/8 h，治疗21天 | 克林霉素600 mg静脉滴注，1次/8 h＋伯氨喹啉30 mg基质口服，1次/d治疗21天，羟乙磺酸喷他脒4mg·kg$^{-1}$·d$^{-1}$静脉滴注，治疗21天 | SMZ－TMP耐药肺孢子菌虽然少见，但确实存在。卡泊芬净在动物模型有活性 |

## 五、CAP 的辅助治疗

（一）指南要点

除抗感染治疗外，辅助治疗对 CAP 患者也是必要的（ⅡB）。早期液体复苏，氧疗和辅助通气，雾化、体位引流、胸部物理治疗等可被用于 CAP 的治疗（ⅡB）。重症 CAP 的辅助药物还包括糖皮质激素、静脉注射丙种球蛋白（IVIG）、他汀类药物（ⅡB）。

住院患者应及时评估血氧水平（ⅡB）。无创通气（NIV）获益明显（ⅡB），但不适宜并发成人急性呼吸窘迫综合征（ARDS）和重度低氧患者（ⅡA）。若 NIV 失败，应改为气管插管呼吸机辅助呼吸（ⅡA）。存在 ARDS 的气管插管患者宜采用小潮气量机械通气（IA）。常规机械通气不能改善，可使用体外膜肺氧合（ECMO）（ⅡB）。

糖皮质激素能降低合并感染性休克 CAP 患者的病死率。

（二）指南解读

中、重症患者补液、保持水电解质平衡、营养支持以及物理治疗等辅助治疗对 CAP 患者是必要的（ⅡB）。合并低血压的 CAP 患者早期液体复苏是降低严重 CAP 病死率的重要措施（ⅡB）。低氧血症患者的氧疗和辅助通气也是改善患者预后的重要治疗手段，此外雾化、体位引流、胸部物理治疗等也被用于 CAP 的治疗（ⅡB）。重症 CAP 的辅助药物还包括糖皮质激素、静脉注射丙种球蛋白（IVIG）、他汀类药物，但到目前为止无确切证据证明其有效性（ⅡB）。

住院 CAP 患者应及时评估血氧水平，存在低氧血症的患者推荐鼻导管或面罩氧疗，维持血氧饱和度 90% 以上。但对于有高碳酸血症风险的患者，在获得血气结果前，血氧饱和度宜维持在 88% ~ 92%（ⅢA）。经鼻导管加温湿化的高流量吸氧（40 ~ 60 L/min）也可用于临床（ⅡB）。

与高浓度氧疗相比，无创通气(NIV，包括双水平正压通气或持续正压通气)能降低急性呼吸衰竭 CAP 患者的气管插管率和病死率，使氧合指数得到更快、更明显的改善，降低多器官衰竭和感染性休克的发生率，合并慢阻肺的 CAP 患者获益更明显(ⅡB)。但对于并发成人急性呼吸窘迫综合征(ARDS)的 CAP 患者，使用 NIV 的失败率高，且不能改善预后，重度低氧 CAP 患者(氧合指数 < 150 mmHg)也不适宜采用(ⅡA)。需要及时识别 NIV 失败，在使用 NIV 的最初 1 ~ 2 h 不能改善患者的呼吸频率和氧合状态，或不能降低初始高碳酸血症患者的血二氧化碳水平，均提示 NIV 失败，应立即改为气管插管呼吸机辅助呼吸(ⅡA)。

存在 ARDS 的 CAP 患者气管插管后宜采用小潮气量机械通气(6 mL/kg 理想体重)(IA)。

重症 CAP 患者如果合并 ARDS 且常规机械通气不能改善，可以使用体外膜肺氧合(ECMO)(ⅡB)。ECMO 的适应证包括：①可逆性的呼吸衰竭伴有严重低氧(氧合指数 < 80 mmHg 或即使用高水平的 PEEP 辅助通气 6 h 也不能纠正低氧)；②酸中毒严重失代偿(pH < 7. 15)；③过高的平台压(如 > 35 ~ 45 $cmH_2O$)[15]。

糖皮质激素能降低合并感染性休克 CAP 患者的病死率。，推荐琥珀酸氢化可的松 200 mg/d[16]，感染性休克纠正后应及时停药，用药一般不超过 7 天(ⅡC)。糖皮质激素对不合并感染性休克的其他重症 CAP 患者的益处并不确定。全身应用糖皮质激素可能导致需要胰岛素干预的高血糖发生。

## 六、CAP 治疗后的评价、处理和出院标准

### (一)指南要点

初始治疗后 72 h，只要临床表现无恶化，可以继续观察，不必更换抗感染药物(IA)。根据治疗的反应可分为治疗有效或治疗失败，评价包括临床表现，生命体征，一般实验室检查，微生

物学指标，影像学检查。

初始治疗有效是指经治疗后达到临床稳定，可继续原有抗感染药物治疗，或改用同类或抗菌谱相近、对致病菌敏感的口服制剂序贯治疗（IA）。初始治疗失败是指初始治疗后患者症状无改善，或初始治疗一度改善又恶化，病情进展，认为初始治疗失败，需要更换抗感染药物（ⅡA）。包括进展性肺炎和对治疗无反应。出现局部或全身并发症是初始治疗失败的危险因素。要考虑初始治疗未覆盖的非细菌性微生物或耐药菌感染以及非感染性疾病的可能。

患者诊断明确，经有效治疗后病情明显好转，体温正常超过24小时且满足临床稳定的其他指标，可以转为口服药物治疗，无并发症及精神障碍等情况时，可以考虑出院（IA）。

（二）指南解读

大多数CAP患者在初始治疗后72 h临床症状改善，但影像学改善滞后于临床症状。应在初始治疗后72 h对病情进行评价，部分患者对治疗的反应相对较慢，只要临床表现无恶化，可以继续观察，不必急于更换抗感染药物（IA）。

初始治疗后评价应包括以下5个方面。

（1）临床表现：包括呼吸道及全身症状、体征（ⅢA）。

（2）生命体征：一般情况、意识、体温、呼吸频率、心率和血压等（IA）。

（3）一般实验室检查：包括血常规、血生化、血气分析、C反应蛋白、降钙素原等指标。建议住院患者72 h后重复C反应蛋白、降钙素原和血常规检查，有助于区分治疗失败与治疗反应慢的患者，重症患者急应严密监测（ⅡB）。

（4）微生物学指标：可重复进行常规微生物学检查，必要时采用分子生物学和血清学等方法，积极获取病原学证据（ⅡB）。

（5）胸部影像学：临床症状明显改善的患者不推荐常规复查

胸部影像；症状或体征持续存在或恶化时，应复查胸片或胸部 CT 确定肺部病灶变化（IA）。

初始治疗有效的定义：经治疗后达到临床稳定，可以认定为初始治疗有效。临床稳定标准需符合下列所有 5 项指标：①体温≤37.8℃；②心率≤100 次/min；③呼吸频率≤24 次/min；④收缩压≥90 mmHg；⑤氧饱和度≥90%（或者动脉氧分压≥60 mmHg，吸空气条件下）（ⅡA）。初始治疗有效的处理：①经初始治疗后症状明显改善者可继续原有抗感染药物治疗（IA）；②对达到临床稳定且能接受口服药物治疗的患者，改用同类或抗菌谱相近、对致病菌敏感的口服制剂进行序贯治疗（IA）。

初始治疗失败的定义：初始治疗后患者症状无改善，需要更换抗感染药物，或初始治疗一度改善又恶化，病情进展，认为初始治疗失败（ⅡA）。临床上主要包括两种形式：①进展性肺炎：在入院 72 h 内进展为急性呼吸衰竭需要机械通气支持或脓毒性休克需要血管活性药物治疗；②对治疗无反应：初始治疗 72 h，患者不能达到临床稳定标准。出现局部或全身并发症，如肺炎旁积液、脓胸、肺脓肿、ARDS、静脉炎、败血症及转移性脓肿是初始治疗失败的危险因素。其他要考虑初始治疗未覆盖的非细菌性微生物或耐药菌感染以及非感染性疾病的可能。初始治疗失败的原因及处理详见图 4－1。

患者诊断明确，经有效治疗后病情明显好转，体温正常超过 24 小时且满足临床稳定的其他 4 项指标，可以转为口服药物治疗，无需要进一步处理的并发症及精神障碍等情况时，可以考虑出院[1]（IA）。

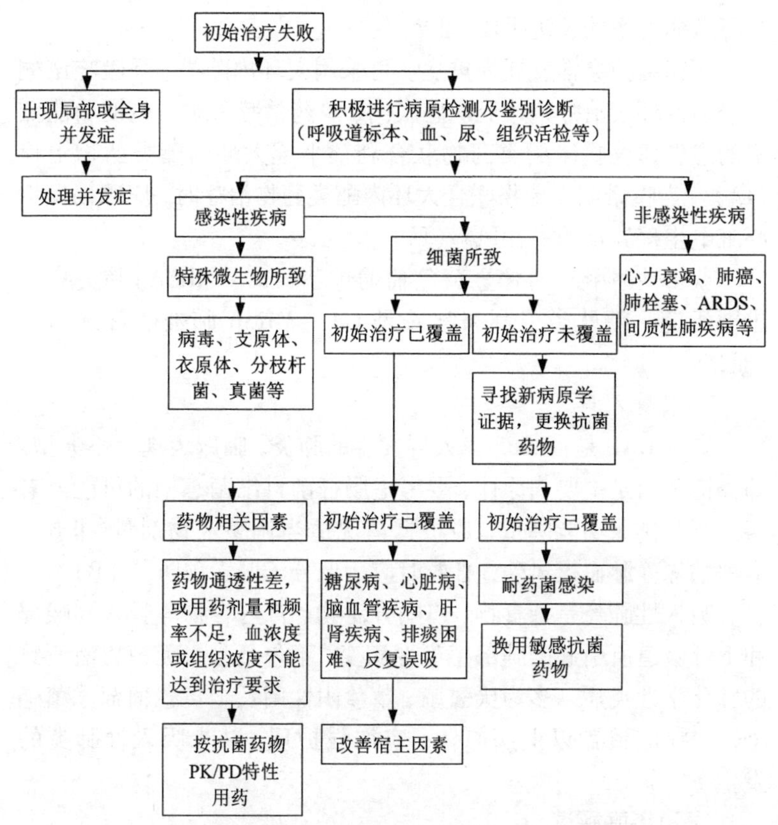


**图 4－1　初始治疗失败诊疗流程图**

## 七、特殊类型的 CAP

### (一)指南要点

1. 特殊病原体

呼吸道病毒可以是 CAP 的直接病原体，也可以使患者易于继发细菌性肺炎。早期诊断、早期抗病毒及合理的支持对症治疗是降低病死率的关键手段(ⅡB)。

军团菌肺炎常发展为重症。可采用大环内酯类、呼吸喹诺酮类或多西环素治疗;对于重症病例、单药治疗失败、免疫功能低下的患者建议喹诺酮类药物联合利福平或大环内酯类药物治疗(IA)。当喹诺酮类药物联合大环内酯类药物治疗时,应警惕发生心脏电生理异常的潜在风险(IA)。

获得性耐甲氧西林金黄色葡萄球菌(CA-MRSA)肺炎病情进展迅速。糖肽类或利奈唑胺是CA-MRSA肺炎的首选药物(ⅢB)。

2. 特殊人群

老年CAP是指≥65岁人群发生的肺炎,临床表现可不典型。肺炎链球菌是主要病原体,要考虑肠杆菌科细菌感染的可能。老年人肾脏排泄功能降低,应根据情况适当调整药物剂量(ⅡB)。应评估深静脉血栓风险,必要时应用低分子肝素预防(ⅡB)。

吸入性肺炎是指食物、口咽分泌物、胃内容物等吸入到喉部和下呼吸道所引起的肺部感染性病变,不包括吸入无菌胃液所致的肺化学性炎症。多为厌氧菌、革兰阴性菌及金黄色葡萄球菌感染,治疗应覆盖以上病原体;应加强护理,减少吸入性肺炎的发生。

(二)指南解读

1. 特殊病原体

(1)病毒性肺炎。呼吸道病毒可以是CAP的直接病原体,也可以使患者易于继发肺炎链球菌、金黄色葡萄球菌等细菌性肺炎;原发性病毒性肺炎、继发或合并细菌感染均不乏重症。我国免疫功能正常成人CAP检测到病毒的比例为15.0%~34.9%[17-18],常见病毒有流感病毒、副流感病毒、鼻病毒、腺病毒、人偏肺病毒及呼吸道合胞病毒等。2009年以来,新甲型

H1N1 流感病毒已经成为季节性流感的主要病毒株，与季节性病毒株 H3N2 共同流行。近年来，我国亦有人感染禽流感（H5N1、H7N9 和 H10N8）和输入性中东呼吸系统综合征病例。结合流行病学（如流行季节和疫区旅行史等）和临床特征早期诊断、早期抗病毒（48 h 内）及合理的支持对症治疗是降低病死率的关键手段（ⅡB）。主要呼吸道病毒性肺炎的流行病学、临床特征及治疗见表 4－7，高传染性和新发呼吸道病毒尤其应注意流行病学线索。

**表 4－7　主要呼吸道病毒性肺炎的流行病学及临床特征**

| 呼吸道病毒 | 流行病学要点 | 临床特征 | 影像学特征 | 治疗 |
|---|---|---|---|---|
| 甲型 H1N1 流感病毒、H3N2 流感病毒 | 流行季节北方为 11 月底至次年 2 月底、南方另一高峰为 5～8 月，流感大流行可发生在任何季节；高危人群包括老年（≥65 岁）、基础疾病、肥胖、免疫功能抑制、妊娠中期以上孕妇等。经空气、飞沫和直接接触传播，潜伏期一般 1～7 天，多为 2～4 天 | 发热、咳嗽，白细胞正常或减低、淋巴细胞减低，CRP <20 mg/L，肌酸激酶或乳酸脱氢酶可有升高，部分患者进展迅速，可出现持续高热、严重呼吸困难和顽固性低氧血症 | 重症者双肺磨玻璃或斑片结节状浸润影，可伴有实变 | 奥司他韦、扎那米韦、帕拉米韦（IA） |
| 人感染禽流感病毒 | 人对禽流感病毒缺乏免疫力，与不明原因病死家禽、活禽市场或禽流感确诊患者密切接触者为高危人群。主要经接触病死禽及其污染的物品和环境传播，H5N1 存在少数非持续的人间传播。潜伏期一般在 7 天以内 | 与流感病毒肺炎相似，但白细胞、淋巴细胞或血小板减低更为多见，谷丙转氨酶、乳酸脱氢酶及肌酸激酶升高更明显。H7N9 感染者咯血及凝血功能异常更常见 | 与流感病毒肺炎相似 | 与流感病毒肺炎相似（IA） |

**续表 4-7**

| 呼吸道病毒 | 流行病学要点 | 临床特征 | 影像学特征 | 治疗 |
|---|---|---|---|---|
| 腺病毒 | 流行季节为每年 2～5 月；无基础疾病青壮年多见。潜伏期 3～8 天。HAdV-55、HAdV-11、HAdV-7 为较常见的血清型 | 与流感病毒肺炎相似，在免疫正常人群中更常见于青壮年 | 重症者以肺实变为主，可伴有磨玻璃和斑片影，可为单侧或双侧、多叶 | 西多福韦（ⅡB） |
| 呼吸道合胞病毒 | 婴儿和幼儿下呼吸道感染最重要的病原体，在成人中多见于高龄、有心肺基础疾病、免疫抑制者。潜伏期 4～5 天 | 与流感病毒肺炎相似 | 特征表现为结节影、树芽征伴支气管壁增厚 | 利巴韦林静脉或口服（不常规推荐）（ⅡB） |
| 中东呼吸系统综合征冠状病毒 | 人群普遍易感，需特别注意有沙特阿拉伯、阿联酋等疫区工作或旅游史；或与 MERS 确诊患者有密切接触史者。潜伏期 2～14 天 | 发热伴畏寒、寒战、咳嗽、气短、肌肉酸痛；腹泻、恶心呕吐、腹痛等胃肠道症状较为常见；部分患者伴有血小板减少、淋巴细胞减少；乳酸脱氢酶及肌酐升高 | 以双侧胸膜下和基底部肺组织受累为主的广泛磨玻璃影，可伴有实质影，亦可以胸腔积液、小叶间隔增厚等表现 | 利巴韦林联合干扰素（ⅡC） |

(2)军团菌肺炎。国内军团菌肺炎在 CAP 中所占比例为 5%[5]。军团菌肺炎常发展为重症，住院的军团菌感染者近半需入住 ICU，病死率达 5%～30%。易感人群包括老年、男性及吸烟者、伴有慢性心肺基础疾病、糖尿病、恶性肿瘤、免疫抑制、应用肿瘤坏死因子-α 拮抗药的人群。流行病学史包括接触被污染的空调或空调冷却塔以及被污染的饮用水、温泉洗浴、园艺工

作、管道修理、军团菌病源地旅游史等。

当成人 CAP 患者出现伴相对缓脉的发热、急性发作性头痛、非药物引发的意识障碍或嗜睡、非药物引起的腹泻、休克、急性肝肾功能损伤、低钠血症、低磷血症、对 β－内酰胺类抗菌药物无应答时，要考虑到军团菌肺炎的可能。军团菌肺炎胸部影像相对特异性的表现是磨玻璃影中混杂着边缘相对清晰的实变影。虽然临床症状改善，影像学在 1 周内仍有进展，或肺部浸润影几周甚至几个月后才完全吸收也是军团菌肺炎的影像学特点。

对于免疫功能正常的轻度、中度军团菌肺炎患者，可采用大环内酯类、喹诺酮类或多西环素单药治疗；对于重症病例、单药治疗失败、免疫功能低下的患者建议喹诺酮类药物联合利福平或大环内酯类药物治疗（IA）。当喹诺酮类药物联合大环内酯类药物治疗时，应警惕发生心脏电生理异常的潜在风险（IA）。

（3）社区获得性耐甲氧西林金黄色葡萄球菌（CA－MRSA）肺炎。目前我国大陆 CA－MRSA 肺炎较少，仅限于儿童及青少年少量病例报道。在皮肤软组织金黄色葡萄球菌感染中，MRSA 所占比例也较低（5/164）[19]。估计 CA－MRSA 肺炎的发病率为 0.51～0.64/10 万人[20]。CA－MRSA 肺炎病情严重，病死率高达 41.1%[21]。易感人群包括与 MRSA 感染者或携带者密切接触者、流感病毒感染者、监狱服刑人员、竞技类体育运动员、近期服兵役的人员、男性有同性性行为者、经静脉吸毒的人员、蒸气浴使用者及在感染前使用过抗菌药物的人群。

CA－MRSA 肺炎病情进展迅速，其临床症状包括类流感症状、发热、咳嗽、胸痛、胃肠道症状、皮疹，严重者可出现咯血、意识模糊、急性呼吸窘迫综合征、多器官衰竭、休克等重症肺炎表现；也可并发酸中毒、弥散性血管内凝血、深静脉血栓、气胸或脓胸、肺气囊、肺脓肿及急性坏死性肺炎。CA－MRSA 肺炎影像学特征为双侧广泛的肺实变及多发空洞。流感后或既往健康年轻患者出现空洞、坏死性肺炎，伴胸腔积液快速增加、大咯血、中性粒细胞减少及红斑性皮疹时需疑诊 CA－MRSA 肺炎。糖肽类或利奈唑胺是 CA－MRSA 肺炎的首选药物（ⅢB）。

2. 特殊人群

（1）老年 CAP。目前普遍将老年 CAP 定义为年龄≥65 岁人群发生的肺炎。随着年龄增长，老年 CAP 的发病率递增。老年 CAP 的临床表现可不典型，有时仅表现为食欲减退、尿失禁、体力下降、精神状态异常等，而发热、咳嗽、白细胞或中性粒细胞增高等典型肺炎表现不明显，容易漏诊和误诊。呼吸急促是老年 CAP 的一个敏感指标。当老年人出现发热或上述不典型症状时，应尽早行胸部影像学检查以明确诊断。肺炎链球菌是老年 CAP 的主要病原体，但对于伴有基础疾病的老年患者（充血性心力衰竭、心脑血管疾病、慢性呼吸系统疾病、肾功能衰竭、糖尿病等），要考虑肠杆菌科细菌感染的可能，应进一步评估产 ESBL 肠杆菌科菌的危险因素，有产 ESBL 耐药菌感染高风险的患者可经验性选择头霉素类、哌拉西林/他唑巴坦、头孢哌酮/舒巴坦、厄他培南或其他碳青霉烯类（ⅢB）。相关危险因素包括：有产 ESBL 肠杆菌

老年人脏器功能减退，在治疗时需定植或感染史、前期曾使用三代头孢菌素、反复或长期住院史、留置医疗器械以及肾脏替代治疗。关注各脏器功能，避免发生不良反应。肾脏排泄功能降低导致药物半衰期延长，治疗时应根据年龄和肌酐清除率等情况适当调整药物剂量[22]（ⅡB）。若无禁忌证，老年住院 CAP 患者应评估深静脉血栓风险，必要时应用低分子肝素预防[23]（ⅡB）。

老年 CAP 治疗失败率为 6%～15%[24]，常见原因为伴发严重脓毒血症、心肌梗死或肺炎进展。心血管事件在老年 CAP 中很常见，为病死率增加的原因之一。

（2）吸入性肺炎。吸入性肺炎是指食物、口咽分泌物、胃内

容物等吸入到喉部和下呼吸道所引起的肺部感染性病变，不包括吸入无菌胃液所致的肺化学性炎症。吸入性肺炎多由隐性误吸引起，约占老年 CAP 的 71%[25]。诊断吸入性肺炎时应注意：①有无吸入的危险因素(如脑血管病等各种原因所致的意识障碍、吞咽困难、牙周疾病或口腔卫生状况差等)；②胸部影像学显示病灶是否以上叶后段、下叶背段或后基底段为主，呈坠积样特点。

吸入性肺炎多为厌氧菌、革兰阴性菌及金黄色葡萄球菌感染，治疗应覆盖以上病原体，并根据患者病情严重程度选择阿莫西林/克拉维酸、氨苄西林/舒巴坦、莫西沙星、碳青霉烯类等具有抗厌氧菌活性的药物，或联合应用甲硝唑、克林霉素(ⅡA)，待痰培养及药敏试验结果回报后进行针对性目标治疗。

对于有误吸危险因素的老年患者需要加强护理，减少吸入性肺炎的发生：①长期卧床者若无禁忌证应把床头抬高 35°~40°。并采用适当的进食体位；②保持口腔卫生，降低口咽部细菌定植；③对严重吞咽困难和已发生误吸的老年患者，应权衡利弊留置胃管给予鼻饲饮食；④停用或少用抗精神病药物、抗组胺药物和抗胆碱能药物(ⅡB)。

## 八、预防

### (一)指南要点

戒烟、避免酗酒、保证充足营养、保持口腔健康有助于预防肺炎的发生(ⅢB)。保持良好手卫生习惯，减少呼吸道感染病原体播散(ⅢA)。

预防接种肺炎链球菌疫苗可减少特定人群罹患肺炎的风险。目前应用的肺炎链球菌疫苗包括肺炎链球菌多糖疫苗(pneumococcal polysaccharidesvaccine，PPV)和肺炎链球菌结合疫苗(pneumococcal conjugate vaccine，PCV)。我国已上市 23 价肺炎链球菌多糖疫苗(PPV23)，可有效预防侵袭性肺炎链球菌的感染。13 价肺炎链球菌结合疫苗(PCV13)可覆盖我国大部分的肺炎链球菌血清型，但目前我国还未上市。

流感疫苗可预防流感发生或减轻流感相关症状，对流感病毒肺炎和流感继发细菌性肺炎有一定的预防作用，建议每年流感季接种(IA)。联合应用肺炎球菌疫苗和流感疫苗可降低老年患者的病死率(ⅡB)。

(二)指南解读

戒烟、避免酗酒、保证充足营养、保持口腔健康有助于预防肺炎的发生(ⅢB)。保持良好手卫生习惯，有咳嗽、喷嚏等呼吸道症状时戴口罩或用纸巾、肘部衣物遮挡口鼻有助于减少呼吸道感染病原体播散(ⅢA)。

预防接种肺炎链球菌疫苗可减少特定人群罹患肺炎的风险。目前应用的肺炎链球菌疫苗包括肺炎链球菌多糖疫苗(PPV)和肺炎链球菌结合疫苗(PCV)。我国已上市 23 价肺炎链球菌多糖疫苗(PPV23)，可有效预防侵袭性肺炎链球菌的感染[26]。PPV23 建议接种人群(IB)：①年龄≥65 岁；②年龄<65 岁，但伴有慢性肺部疾病、慢性心血管疾病、糖尿病、慢性肾功能衰竭、肾病综合征、慢性肝病(包括肝硬化)、酒精中毒、耳蜗移植、脑脊液漏、免疫功能低下、功能或器质性无脾；③长期居住养老院或其他医疗机构；④吸烟者。建议肌肉或皮下注射 1 剂，通常不建议在免疫功能正常者中开展复种，但可在年龄<65 岁并伴有慢性肾功能衰竭、肾病综合征、功能或器质性无脾及免疫功能受损者中开展复种，2 剂 PPV23 间至少间隔 5 年，首次接种年龄≥65 岁者无需复种(IB)。

13 价肺炎链球菌结合疫苗(PCV13)可覆盖我国 70% ~80% 的肺炎链球菌血清型[27-28]，有良好的免疫原性，但目前我国还未上市。PCV13 接种策略：未接种肺炎球菌疫苗且年龄≥65 岁的成人，应接种 1 剂 PCV13，并在 6 ~12 个月后接种 1 剂 PPV23；

之前接种过1剂或多剂PPV23且年龄≥65岁的成人，距最近1剂PPV23接种≥1年后应该接种1剂PCV13；65岁前曾接种PPV23的成人，应该在65岁之后(并且距上次接种至少1年后)接种PCV13，在至少6~12个月后可重复接种PPV23，但2剂PPV23间隔≥5年(IB)。

流感疫苗可预防流感发生或减轻流感相关症状，对流感病毒肺炎和流感继发细菌性肺炎有一定的预防作用[29]，适用人群较肺炎链球菌疫苗更加广泛，建议每年流感季接种1剂(IA)。联合应用肺炎球菌疫苗和流感疫苗可降低老年患者的病死率[30](ⅡB)。

## 参考文献

[1] Lim WS, Baudouin SV, George RC, et a1. BTS guidelines for the management of community acquired pneumonia in adults: update 2009[J]. Thorax, 2009, 64(Suppl 3): iiil-55. DOI: 10. 1136/thx. 2009. 121434.

[2] 刘慧，肖新才，陆剑云，等. 2009_2012年广州市社区获得性肺炎流行特征和病原学研究[J]. 中华预防医学杂志，2013，47(12)：1089-1094. D0l：10. 3760/cma. j. issn. 0253-9624. 2013. 12. 005.

[3] 国家卫生和计划生育委员会统计信息中心. 中国卫生和计划生育统计年鉴[EB/0L]. (2014-04-26)[2015-11-6]. http://www. nhfpc. gov. cn/ htmlfiles/ zwgkzt/ ptjnj/ year2013/ index2013. html.

[4] Tao LL, Hu BJ, He Lx, el al. Etiology and antimicrobial resistance of community-acquired pneumonia in adult patients in China[J]. Chin Med J (Engl), 2012, 125(17): 2967-2972. DOI: 10. 3760/cma. j. issn. 0366-6999. 2012. 17. 002.

[5] 刘又宁，陈民钧，赵铁梅，等. 中国城市成人社区获得性肺炎665例病原学多中心调查[J]. 中华结核和呼吸杂志，2006，29(1)：3-8，DOI：10. 3760/j：issn：1001-0939. 2006. 01. 003.

[6] 王辉，刘亚丽，陈民钧，等. 2009-2010年中国六城市成人社区获得性呼

吸道感染病原菌耐药性监测[J]. 中华结核和呼吸杂志，2012，35(2)：113－119. DOI：10. 3760 / cma. j. issn. 1001－0939. 2012. 02. 012.

[7] 赵春江，张菲菲，王占伟，等. 2012 年中国成人社区获得性呼吸道感染主要致病菌耐药性的多中心研究[J]. 中华结核和呼吸杂志，2015，38(1)：18－22. DOI：10. 3760 / cma. j. issn. 1001－0939. 2015. 01. 008.

[8] 尹玉东，曹彬，王辉，等. 北京地区成人社区获得性肺炎患者中肺炎支原体耐药情况的多中心调查[J]. 中华结核和呼吸杂志，2013，36(12)：954－958. DOI：10. 3760 / cma. j. issn. 1001－0939. 2013. 12. 022.

[9] Cao B, zhao cJ, Yin YD, et al. High prevalence of macrolide resistance in Mycoplasma pneumoniae isolates from adult and adolescent patients with respiratory tract infection in China [J]. Clin Infect Dis, 20l0, 51(2): 189－194. DOI: 10. 1086/653535.

[10] 李晓明，汪丽珠，龚国富，成人社区获得性肺炎中肺炎支原体的耐药性探讨[J]. 临床内科杂志，2014，3l(2)：113－115. DOI：10. 3969/ j. issn. 1001－9057. 2014. 02. 013.

[11] Liu Y, Ye x, Zhang H, et a1. Antimicrobial susceptibility of Mycoplasma pneumoniae isolates and molecular analysis of macrolide－resistant strains from Shanghai, China[J]. Antimicrob Agents Chemother, 2009, 53(5): 2160－2162. DOI: 10. 1128/AAC. 01684－08.

[12] Chen CZ, Fan PS, Lin CC, et al. Repeated pneumonia severity index measurement after admission increases its predictive value for mortality in severe community－acquired pneumonia[J]. J Formos Med Assoc, 2009, 108(3): 219－223 DOI: 10. 1016 / S0929－6646(09)60055－3.

[13] Julian－Jimenez A, Gonzalez－Castillo J, Candel Gonzalez FJ. When, where and how should a patient with community acquired pneumonia be admitted[J]. Rev Clin Esp (Barc), 2013, 213(2): 99.107. DOI: 10. 1016 / j. rce. 2012. 02. 006.

[14] Salih W, Schembri S, Chalmers JD. Simplification of the IDSA/ATS criteria for severe CAP using meta－analysis and observational 天 ata[J]. Eur Respir J, 2014, 43(3): 842－851. DOI: 10. 1183 /

09031936. 00089513.

[15] Bmdie D, Bacchetta M. Extracorporeal membrane oxygenation for ARDS in adults [J]. N Engl J Med, 2011, 365 (20): 1905 - 1914. DOI: 10. 1056/NEJMct 1103720.

[16] Dellinger RP, Levy MM, Rhodes A, et al. Surviving sepsis campaign: international guidelines for management of severe sepsis and septic shock: 2012 [J]. Crit Care Med, 2013, 41 (2): 580 - 637. DOI: 10, 1097/CCM. 0b013e31827e83af

[17] Qu JX, Gu L, Pu ZH, et al. Viral etiology of community - acquired pneumonia among adolescents and adults with mild or moderate severity and its relation to age and severity[J]. BMC Infect Dis, 2015, 15: 89. DOI: 10. 1186/s12879 - 015 - 0808 - 0.

[18] Zhan Y, Yang Z, Chen R, et al. Respiratory virus is a real pathogen in immunocompetent community - acquired pneumonia: comparing to influenza like illness and volunteer controls [J]. BMC Pulm Med. 2014. 14: 144. DOI: 10. 1186/1471 - 2466 - 14 - 144.

[19] Zhao C, Liu Y, Zhao M, et al. Characterization of community - acquired Staphylococcus aurous associated with skin and soft tissue infection in Beijing: high prevalence of PVL + ST398 [J]. PLoS One, 2012, 7(6): e38577. DOI: 10. 1007/s00204 - 012 - 10024.

[20] Vardakas KZ, Matthaiou DK, Falagas ME. Incidence, Characteristics and outcomes of patients with severe community acquired - MRSA pneumonia [J]. Eur Respir J, 2009, 34 (5): 1148 - 1158. DOI: 10. 1183/09031936. 00041009.

[21] 李洪涛，张天托，黄静，等. 社区获得性耐甲氧西林金黄色葡萄球菌肺炎死亡相关危险因素分析[J]. 中国危重病急救医学，2010，22(8)：459464. DOI：10. 3760 / cma. j. issn. 1003 - 0603. 2010. 08. 004.

[22] Committee for the Japanese Respiratory Society Guidelines for the Management of Respimtory I. Guidelines for the management of community acquired pneumonia in adults, revised edition [J]. Respirology, 2006, 11 (Suppl 3): S79 - 133. DOI: 10. 1111/j. 1440 - 1843. 2006. 00937_1. x.

[23] Gonzalez – Castillo J, Marlin – Sanchez FJ, Llinares P, et al. Guidelines for the management of community – acquired pneumonia in the elderly patient [J]. Rev Esp Quimioter, 2014, 27(1): 69 – 86.
[24] Faverio P, Aliberti S, Bellelli G, et al. The management of community – acquired pneumonia in the elderly [J]. Eur J Intern Med, 2014, 25(4): 312 – 319. DOI: 10. 1016 / j. ejim. 2013. 12. 001.
[25] Komiva K, Ishii H, Kadota J. Healthcare – associated Pneumonia and Aspiration Pneumonia [J]. Aging Dis, 2015, 6 (1): 27 – 37. DOI: 10. 14336/AD. 2014. 0127.
[26] Moberley S, Holden J, Tatham DP, et al. Vaccinesfor preventing pneumococcal infection in adults [J]. Cochrane Database Syst Rev. 2013, CD000422. DOI: 10. 1002 / 14651858. C13000422. pub3.
[27] 王启，张菲菲，赵春江，等.(2010 – 2011)年中国肺炎链球菌耐药性和血清型研究[J]. 中华结核和呼吸杂志，2013，36(2)：106. 112. DOI: 10. 3760/cma. j. issn. 1001 – 0939. 2013. 02. 009.
[28] 刘春林，赵春江，刘显东，等. 侵袭性肺炎链球菌148株血清型、耐药性及分子分型研究[J]. 中华医学杂志，2010，90(22)：1565 – 1570. DOI: 10. 3760/cma. j. issn. 0376 – 2491. 2010. 22. 014.
[29] Ferdinands JM, Gargiullo P, Haber M, et al. Inactivated influenza vaccines for prevention of community – acquired pneumonia: the limits of using nonspecific outcomes in vaccine effectiveness studies [J], Epidemiology, 2013, 24(4): 530 – 537. DOI. 10. 1097 / EDE. 0b013e3182953065.
[30] Mahamat A, Daures JP, De Wzieres B. Additive preventive effect of influenza and pneumococcal vaccines in the elderly: results of a large cohort study [J]. Hum Vaccin Immunother, 2013, 9 (1): 128. 135, DOI: 10. 4161/hv. 22550.

# 第五章 医院获得性肺炎诊治指南解读

医院获得性肺炎(hospital acquired pneumonia, HAP)是我国最常见的医院感染类型，HAP在病原学、流行病学、临床诊治上与CAP有显著不同，病死率高[1-5]，在治疗过程中也存在抗生素使用不规范等问题，为提高HAP的诊断水平，促进抗生素合理利用，减少耐药菌的产生和传播，改善预后等，中华医学会呼吸病学分会组织编写了“医院获得性肺炎诊断与治疗指南”(以下简称指南)，为更好帮助临床医生对指南的理解，特对指南进行解读。

## 第一节 指南要点

### 一、定义

医院获得性肺炎(hospital acquired pneumonia, HAP)是指住院48小时后在医院内发生的肺炎，包括呼吸机相关性肺炎和医疗保健相关肺炎。

### 二、流行病学

HAP是常见的院内获得性感染，病死率高，多见于重症监护病房，特别是机械通气患者。我国以鲍曼不动杆菌、铜绿假单胞菌、金黄色葡萄球菌和肺炎克雷伯菌感染常见。抗生素的使用是导致多重耐药菌(multiple resistant bacteria, MRD)相关HAP的重要因素。

## 三、危险因素

医院获得性肺炎发病的危险因素，应从如下情况进行分析：宿主情况（年老、误吸、吸烟、体位与肠内营养、血糖异常）、医源性因素（插管与机械通气、抗菌药、输血、久住 ICU、糖皮质激素、免疫抑制药或细胞毒药物、医务人员的手或呼吸治疗设备污染）等。

## 四、临床表现

患者可以出现高热、寒战，咳嗽、咳痰、气促，呼吸困难、发绀以及其他相关的全身症状表现。查体可见发热、呼吸频率及心率增快，部分患者可出现低血压，双肺可闻及湿性啰音。临床症状及体征为肺部感染的表现，但不具有特异性。

2005 年美国治疗学会（ATS）关于 HAP 临床诊断包括 X 线胸片提示新出现的或渐进性渗出灶，结合 3 项临床表现（体温 > 38℃，白细胞增多或减少，脓性痰）中的 2 项，是开始抗菌药物经验治疗的指征。

## 五、实验室及辅助检查

医院获得性肺炎的临床表现、实验室和影像学所见的特异性甚低，尤其应注意排除肺不张、心力衰竭和肺水肿、基础疾病肺侵犯、药物性肺损伤、肺栓塞和 ARDS 等。准确的病原学诊断对 HAP 处理的重要性甚过社区获得性肺炎。HAP 患者除呼吸道标本外常规作血培养 2 次。呼吸道分泌物细菌培养尤需重视半定量培养。HAP 特别是机械通气患者的痰标本（包括下呼吸道标本）病原学检查存在的问题不是假阴性，而是假阳性。培养结果意义的判断需参考细菌浓度。

## 六、诊断

医院获得性肺炎(HAP)是指住院48小时后在医院内发生的肺炎。诊断标准HAP临床诊断与社区获得性肺炎相同，也是主要根据临床、胸部X线检查确诊HAP。一般而言每例患者都应拍摄X线胸片，所有疑似HAP患者均应行血培养，并且动脉血氧饱和度、动脉血气分析、全血细胞计数、血电解质、肝肾功能等实验室检查对诊断均有帮助。

如患者有大量胸腔积液或合并中毒症状，应作诊断性胸膜腔穿刺术，以除外并发脓胸或胸膜炎。所有疑似HAP病例均应在使用抗菌药物经验治疗前采集下呼吸道标本做病原学检查。呼吸道分泌物培养前72小时内未应用抗菌药物，同时培养结果阴性时，可以排除细菌性肺炎的诊断，但不能除外病毒或军团菌属感染的可能；如患者有感染的临床表现，尚需考虑肺外感染的可能。

## 七、病情评估

轻中症：一般状态较好，早发性发病等。重症：同社区获得性肺炎，详见本节指南解读。

## 八、治疗及预防

一旦考虑为HAP疑似病例，应即采集下呼吸道标本进行培养和显微镜检；然后，根据患者是否存在多重耐药菌感染(multiple resistant bacteria，MRD)、病原菌感染的危险因素和当地细菌耐药性监测资料，开始抗菌药物经验性治疗；第2天、第3天，观察培养结果及患者治疗后的反应，根据疗效调整治疗方案。在48～72小时内病情有所改善的患者，如培养阳性应针对培养结果，在可能的情况下改用窄谱抗菌药物，治疗5～7天后再次评价；如培养阴性可考虑停用抗菌药物；在48～72小时内病情无改善者，如培养阳性应调整抗菌药物并积极寻找原因；如培养阴性，应通过相关检查寻找原因。

## 第二节 指南解读

### 一、定义

（一）指南要点

医院获得性肺炎（hospital acquired pneumonia，HAP）是指住院48小时后在医院内发生的肺炎，包括呼吸机相关性肺炎和医疗保健相关肺炎[1-2,6]。

（二）指南解读

（1）医院获得性肺炎（HAP）亦称医院内肺炎（Nosocomical Pneumonia，NP），是指患者入院时不存在、也不处感染潜伏期，而于入院48 h后在医院（包括老年护理院、康复院）内发生的肺炎，亦指在医院内获得感染而于出院后48小时内发病的肺炎。其中包括呼吸机相关性肺炎（ventilator associated pneumonia，VAP）和医疗保健相关肺炎（health care associated pneumonia，HCAP）[1-3]。

（2）呼吸机相关性肺炎（VAP）是指建立人工气道（气管插管或切开）和机械通气48小时后发生的肺炎[6]。

（3）医疗保健相关肺炎（HCAP）是指发生于以下情况的肺炎：感染前90天曾因急性病住院治疗2天及以上，居住于养老院或长期护理机构，感染前30天接受过静脉抗生素治疗、化疗、创伤性治疗，以及在医院或血透诊所接受透析的患者发生肺炎[6]。

## 二、流行病学

（一）指南要点

HAP 是常见的院内获得性感染，病死率高，多见于重症监护病房，特别是机械通气患者。我国以鲍曼不动杆菌、铜绿假单胞菌、金黄色葡萄球菌和肺炎克雷伯菌感染常见。抗生素的使用是导致多重耐药菌相关 HAP 的重要因素[2,5]。

（二）指南解读

1. 发病情况

国际上多数报道 HAP 发病率为 0.5% ~1.0%，在西方国家居医院感染的第 2 ~4 位；重症监护室（ICU）内发病率为 15% ~20%，其中接受气管插管和机械通气患者高达 18% ~60%，病死率超过 50%。我国 HAP 发病率为 1.3% ~3.4%，是第一位的医院内感染（占 29.5%）。近期，由中华医学会呼吸分会牵头完成的中国九城市成人医院获得性肺炎微生物调查发现：HAP 常见病原体主要为鲍曼不动杆菌、铜绿假单胞菌、金黄色葡萄球菌和肺炎克雷伯菌。在几种多重耐药菌感染（MRD）的危险因素中，抗生素使用史比住院时间更重要。在使用抗生素组中，住院内（早发 HAP）与 5 天以上（晚发 HAP）都是以 MRD 为主[2-3,5]。

与社区获得性肺炎相比，HAP 和 VAP 有较高可能为定植菌和 MRD 病原菌感染。HAP 的患病率为 5 ~15 例/1000 住院患者，接受气管插管和机械通气的患者肺炎患病率为非插管通气患者的 6 ~20 倍[2]。

肺炎发生的时间是影响感染病原菌和患者预后的重要因素。入院 4 天内发生的 HAP 和 VAP，即早发 HAP 和 VAP，多由对抗菌药较敏感的细菌引起，患者预后较好。入院 5 天后发生的 HAP 和 VAP，即晚发 HAP 和 VAP，多由 MRD 病原菌引起，患者病死率高。早发 HAP 患者如发病前曾用过抗菌药，或发病前 90 天内曾住院，则有较大可能为定植菌或MRD病原菌感染，其处理与晚发病例相同。

MDR病原菌所致HAP、VAP和HCAP在住院患者，尤其入住ICU及接受器官移植者中明显增加。其患病率与不同医院、ICU类型、患者数有关，因此，当地监测资料对于肺炎的处理极为重要。感染MDR病原菌的危险因素有：发病前90天内曾用抗菌药物治疗，近期住院≥5天，所在社区或病房中耐药菌发生率高，存在发生HCAP的危险因素，免疫缺陷患者或接受免疫抑制药治疗等[4]。

HAP的病死率约30%～70%，较其他医院感染的病死率高。以下因素可增加病死率：菌血症，尤其是由铜绿假单胞菌或不动杆菌属细菌引起的菌血症，合并其他内科疾病，及不适当的抗菌药物治疗，以及MDR病原菌[5]。

2. *病原学*

多数HAP、VAP及HCAP为细菌感染引起，混合感染亦较常见。常见的致病菌为铜绿假单胞菌、肺炎克雷伯菌、不动杆菌属等革兰阴性杆菌，以及金葡菌等革兰阳性球菌，其中多为MRSA；厌氧菌较为少见；免疫功能正常者真菌或病毒引起的HAP和VAP少见。通常，非人工通气HAP的病原菌与Ⅵ擅的病原菌相似，亦包括MRSA、铜绿假单胞菌、不动杆菌属及肺炎克雷伯菌等MDR菌[5-6]。

铜绿假单胞菌是引起HAP和VAP最常见的MRD革兰阴性菌，该菌对许多抗菌药物具有固有的耐药性。这种耐药性由多种外排泵介导。在美国，铜绿假单胞菌对哌拉西林、头孢他啶、头孢吡肟、亚胺培南、美罗培南、氨基苷类或氟喹诺酮类的耐药性正在上升。外膜孔蛋白表达降低可引起对亚胺培南和美罗培南的耐药，但不对其他B内酰胺类产生耐药。目前，一些铜绿假单胞菌的MRD株仅对多黏菌素B敏感[3,7]。

## 三、危险因素

(一)指南要点

医院获得性肺炎发病的危险因素，应从如下情况进行分析：宿主情况(年老、误吸、吸烟、体位与肠内营养、血糖异常)、医源性因素(插管与机械通气、抗菌药、输血、久住 ICU、糖皮质激素、免疫抑制药或细胞毒药物、医务人员的手或呼吸治疗设备污染)等[1-3]。

(二)指南解读

1. 宿主情况

(1)老年(年龄大于 70 岁)。

(2)基础疾病为肺部病变，如 COPD、近期呼吸道感染陈旧肺结核、支气管扩张症(简称支扩)以及肺间质纤维化等。

(3)患有影响免疫力或恶病质的疾病，如恶性肿瘤、免疫功能低下，糖尿病，慢性心、肾功能不全，慢性肝脏疾患，以及脾切除术后。

(4)已经出现了误吸或存在易致误吸的因素，例如平卧位、昏迷。

(5)长期酗酒、吸烟、营养不良以及生活不规律。

(6)精神异常。

2. 医源性因素

(1)长期住院，特别是久住 ICU。

(2)长期留置鼻胃管。

(3)头颈部或胸腹手术。

(4)先期抗生素、糖皮质激素、免疫抑制药或细胞毒药物治疗。

(5)使用制酸剂。

(6)医务人员的手或呼吸治疗设备污染。

3. 危险因素与病原学分布的相关性

(1)金黄色葡萄球菌：昏迷、头部创伤、近期流感病毒感染、糖尿病、肾衰竭。

(2)铜绿假单胞菌：长期住ICU、长期应用糖皮质激素、先期抗生素应用、支气管扩张症、粒细胞缺乏、晚期AIDS。

(3)军团菌：应用糖皮质激素、地方性或流行性因素。

(4)厌氧菌：腹部手术、吸入感染。

4. VAP相关的危险因素

(1)大量使用镇静药和麻醉药，过度抑制咳嗽反射；

(2)呼吸支持设备使用不当，例如气管插管气囊压力不足，或未进行声门下分泌物持续吸引；呼吸机管路内的冷凝水流向患者侧或呼吸机管路污染。

5. HCAP相关的危险因素

(1)发病前90天内有2天或以上的住院史。

(2)长期居住于医疗机构或养老院。

(3)非专业人士实施静脉输液，多见于家庭内。

(4)长期的胃肠外营养支持，其可增加中心静脉导管相关感染的风险。

(5)发病前30天内曾接受透析治疗。

(6)非专业人士实施创伤性救治或伤口护理，多见于家庭内。

(7)长期接触人员或家庭成员存在多重耐药菌感染。

(8)正在接受免疫抑制药治疗或免疫缺陷。

6. MRSA感染的危险因素

长期住院特别是长期住ICU，或疗养院，或近90天内曾住院≥2次，或在门诊接受化疗、透析和伤口处理；年龄≥65岁；机械通气治疗≥7天；流行性感冒、糖尿病、肾功能衰竭、颅脑创伤、昏迷并发肺炎；近3个月内曾接受抗菌药物治疗。

7. 多重耐药致病菌(MRD)感染的危险因素

90 天内曾接受抗菌药物治疗；住院≥5 天之后发病；所在医院内病原菌耐药率高；患者的家人携带多重耐药致病菌免疫抑制；存在 HCAP 的危险因素。

## 四、临床表现

(一)指南要点

患者可以出现高热、寒战，咳嗽、咳痰、气促，呼吸困难、发绀以及其他相关的全身症状表现。查体可见发热、呼吸频率及心率增快，部分患者可出现低血压，双肺可闻及湿性啰音。临床症状及体征为肺部感染的表现，但不具有特异性[1-3]。

2005 年 ATS 关于 HAP 临床诊断包括 X 线胸片提示新出现的或渐进性渗出灶，结合 3 项临床表现(体温 >38℃，WBC 增多或减少，脓性痰)中的 2 项，是开始抗菌药物经验治疗的指征[4]。

(二)指南解读

1. 症状

(1)常见高热，部分患者可出现寒战，使用免疫抑制药以及免疫功能低下的患者可能无发热表现。

(2)咳嗽、咳痰，可出现脓痰。细菌性肺炎多为黄色黏稠痰液，肺炎球菌性肺炎可能为铁锈色痰液。克雷伯杆菌肺炎多为砖红色、胶冻样痰液，铜绿假单胞菌肺炎多为黄绿色脓痰痰液。厌氧菌肺炎常为恶臭味痰液。

(3)原有呼吸道疾病者的症状加重。

(4)接受机械通气者较前可突然出现：脓性痰液、发绀加重、气道阻力上升、需要增加吸氧浓度、人机不协调。

(5)可出现全身症状(如疲劳、肌痛、头痛、恶心、呕吐、腹痛等)，但不具备特异性。

(6)MRSA 感染的临床表现：痰液或下呼吸道分泌物涂片镜

检发现大量成堆的革兰阳性球菌和脓细胞。患者常出现严重脓毒症或感染性休克。

2. 体检

(1)发热：≥38℃。

(2)呼吸频率快，通常 >20 次/分，呼吸频率≥30 次/分提示病情严重。

(3)血压异常，收缩压 <90 mmHg 或舒张压 <60 mmHg 提示病情严重。

(4)心动过速：>100 次/分。

(5)肺部体征：患侧呼吸活动减弱、叩诊浊音、可闻及湿啰音及支气管呼吸音。

(6)意识状态：老年患者多出现意识障碍。出现意识障碍提示病情严重。

## 五、实验室及辅助检查

(一)指南要点

医院获得性肺炎的临床表现、实验室和影像学所见的特异性甚低，尤其应注意排除肺不张、心力衰竭和肺水肿、基础疾病肺侵犯、药物性肺损伤、肺栓塞和 ARDS 等。准确的病原学诊断对 HAP 处理的重要性甚过社区获得性肺炎。HAP 患者除呼吸道标本外常规作血培养 2 次。呼吸道分泌物细菌培养尤需重视半定量培养。HAP 特别是机械通气息者的痰标本（包括下呼吸道标本）病原学检查存在的问题不是假阴性，而是假阳性。培养结果意义的判断需参考细菌浓度[7-8]。

(二)指南解读

1. 实验室检查

(1)血常规：多可见白细胞计数 $>10\times10^9/L$，中性粒细胞比值增高。血红蛋白 <90 g/L、红细胞比容 <30%、血小板减少提

示病情严重。

（2）血液检查：一般而言需立即完善如下检查，血气分析、肝肾功能、血电解质、血糖、血沉、C 反应蛋白、D－二聚体等相关检查，通过上述检查评估病情并排除其他疾病。存在以下情况提示病情严重：血气分析显示呼吸衰竭，血肌酐或尿素氮升高，代谢性酸中毒或凝血试验指标异常。

（3）痰涂片及痰培养：一般留取深部痰标本进行涂片及培养 3 次，利于初判断病原体。

（4）血培养：HAP 患者常规作血培养 3 次，每次完善血培养应对左右两侧不同部位进行抽血检查。

2. 胸部 X 线检查

（1）新发或进展的肺渗出性改变，可以表现为片状、斑片状影，部分也可出现肺间质性改变以及胸腔积液。

（2）可累及单肺、≥2 肺叶或双肺。如出现空洞、病灶扩散或胸腔积液提示病情严重。

（3）粒细胞缺乏、严重脱水以及肺孢子菌肺炎患者的早期 X 线可阴性。

3. 侵袭性检查方法

（1）侵袭性诊断技术包括纤维支气管镜以及支气管－肺泡灌洗液采样（BALF），其适应证为：经验性治疗无效或病情仍然进展者；怀疑特殊病原体感染，而采用常规方法获得的呼吸道标本无法明确致病原时；免疫抑制宿主；需要与非感染性肺部浸润性病变鉴别者。

（2）胸腔积液者，在条件允许下均应取胸腔积液检查。

（3）必要时可经皮肺穿刺或开胸取肺组织检查。

## 六、诊断

（一）指南要点

医院获得性肺炎（HAP）是指住院 48 小时后在医院内发生的肺炎[1-2]。诊断标准 HAP 临床诊断与社区获得性肺炎相同，也是主要根据临床、胸部 X 线检查确诊 HAP。一般而言每例患者都应拍摄 X 线胸片，所有疑似 HAP 患者均应行血培养，并且动脉血氧饱和度、动脉血气分析、全血细胞计数、血电解质、肝肾功能等实验室检查对诊断均有帮助。

如患者有大量胸腔积液或合并中毒症状，应作诊断性胸膜腔穿刺术，以除外并发脓胸或胸膜炎。所有疑似 HAP 病例均应在使用抗菌药物经验治疗前采集下呼吸道标本作病原学检查。呼吸道分泌物培养前 72 小时内未应用抗菌药物，同时培养结果阴性时，可以排除细菌性肺炎的诊断，但不能除外病毒或军团菌属感染的可能；如患者有感染的临床表现，尚需考虑肺外感染的可能[8-9]。

（二）指南解读

1. 医院获得性肺炎（HAP）的诊断

医院获得性肺炎（HAP）是指住院 48 小时后在医院内发生的肺炎，并且符合以下 3 项条件即可诊断 HAP：

（1）≥2 次胸片检查（对无心、肺基础疾病，如呼吸窘迫综合征、支气管肺发育不良、肺水肿或 COPD 的患者，可行 1 次胸片检查）结果符合以下≥1 项：新出现或进行性发展且持续存在的肺部浸润阴影；肺实变；空洞形成。

（2）符合以下≥1 项：发热（体温 >38℃），且无其他明确原因；外周血白细胞计数 $>12\times10^9/L$ 或 $<4\times10^9/L$；≥70 岁的老年人没有其他明确病因而出现神志改变。

（3）符合以下≥2 项：新出现脓痰，或者痰的性状发生改变，或者呼吸道分泌物增多，或者需要吸痰的次数增多；新出现咳嗽、呼吸困难或呼吸频率加快，或原有的咳嗽、呼吸困难或呼吸急促加重；存在肺部啰音或支气管呼吸音；气体交换情况恶化，氧需求量增加或需要机械通气支持。

2. 病原学诊断

准确的病原学诊断对 HAP 处理的重要性胜过 CAP。HAP 患者除呼吸道标本外常规作血培养2次。呼吸道分泌物细菌培养尤需重视半定量培养。HAP 特别是机械通气患者的痰标本(包括下呼吸道标本)病原学检查存在的问题不是假阴性，而是假阳性。培养结果意义的判断需参考细菌浓度。此外，呼吸道分泌物分离到的表皮葡萄球菌、除奴卡菌外的其他革兰阳性细菌、除流感嗜血杆菌外的嗜血杆菌属细菌、微球菌、肠球菌、假丝酵母菌属和厌氧菌临床意义不明确。在免疫损害宿主应重视特殊病原体(真菌、卡氏肺孢子虫、分支杆菌、病毒)的检查。为减少上呼吸道菌群污染，在选择性病例应采用侵袭性下呼吸道防污染采样技术。在 ICU 内 HAP 患者应进行连续性病原学和耐药性监测，指导临床治疗。不动杆菌、金黄色葡萄球菌、铜绿假单胞菌、沙雷菌、肠杆菌属细菌、军团杆菌、真菌、流感病毒、呼吸道合胞病毒和结核杆菌可以引起 HAP 的暴发性发病，尤应注意监测、追溯感染源、制定有效控制措施[2, 5-6]。

3. 呼吸机相关性肺炎(VAP)的诊断要点

建立人工气道和机械通气 48 小时后发生的肺部感染，符合上述 HAP 的诊断标准[6]。

4. 鉴别诊断

除外肺真菌病、肺结核、肺孢子菌肺炎、病毒性肺炎、肺部肿瘤、非感染性肺间质性疾病、肺水肿、肺不张、肺栓塞、急性呼吸窘迫综合征(ARDS)、肺嗜酸性粒细胞浸润症、肺血管炎等疾病。

## 七、病情评估

（一）指南要点

轻症中等病症：一般状态较好，为早发性发病等。重症：与社区获得性肺炎相同，详见本节指南解读[10-11]。

（二）指南解读

1. 病情严重性评价

轻症、中症：一般状态较好，早发性发病（入院≤5天、机械通气≤4天），无高危因素，生命体征稳定，器官功能无明显异常。重症：同CAP。晚发性发病(入院>5天、机械通气>4天)和存在高危因素者，即使不完全符合重症肺炎规定标准，亦视为重症。

2. 重症HAP的评估标准

(1)主要标准(符合≥1条主要标准)：意识障碍；感染性休克；肾功能损害：4小时尿量少于80 mL，原无肾功能损害者血肌酐升高；氧合指数或肺顺应性进行性下降，或气道阻力进行性升高而未发现非感染性因素可以解释；X线胸片发现上肺部浸润影在48小时内扩大50%以上。

(2)次要标准(符合≥2条次要标准)：体温≥39℃或≤36℃；周围血白细胞$>11\times10^9$/L，或杆状核粒细胞$\geq0.5\times10^9$/L；X线胸片证实上肺部浸润累及多叶或双侧；低血压：$B_p<90/60$ mmHg；伴肝功能损害，并可排除基础肝病和药物性肝损害。

符合≥1条主要标准或≥2条次要标准即可确诊重症HAP。

(3)所有VAP都视为重症HAP。

(4)如下情况者需收入ICU治疗：出现呼衰：需要机械通气，或需给予高浓度氧气才能维持$SaO_2>90\%$；影像学检查显示病变进展快，多叶受累或单叶病变伴空洞形成；出现严重败血症伴低血压或器官功能衰竭，如休克、需使用血管收缩剂>4小时；尿量<20mL/小时，或4小时尿量<80mL(除外其他可导致尿量异常的原因)；需透析治疗。

3. 临床肺部感染评分(CPIS)

可提高HAP和VAP诊断的敏感性和特异性。CPIS评分≥6分者，HAP/VAP的可能性较大(参见表5-1)。

**表5-1　临床肺部感染评分**

临床肺部感染评分(CPIS)

| 分值 | 气道分泌物 | X线胸片 | 体温 | 外周血WBC(×$10^9$/L) | 氧合指数$PaO_2/FiO_2$(mmHg) | 气道分泌物培养出细菌 |
|---|---|---|---|---|---|---|
| 0 | 少 | 无浸润影 | 36.5~38.4°C | 4~11 | >240或ARDS | 0~1种 |
| 1 | 多 | 散在浸润影 | 38.5~38.9°C | <4或>11 | - | ≥2种 |
| 2 | 多且脓性 | 局限性浸润影 | ≥39°C或≤36°C | <4或>11，且杆状核粒细胞>50% | ≤240且无ARDS | ≥2种且涂片与培养发现相同细菌 |

4. 预后评估

(1)高危因素：昏迷、机械通气、糖皮质激素。

(2)导致治疗失败的危险因素：起始病情严重，例如合并休克或严重缺氧；存在基础疾病：慢性心、肺、肝、肾疾病；糖尿病；恶性肿瘤；脾脏缺如；免疫抑制；高龄，酗酒，3个月内曾用过抗生素。

## 八、治疗及预防

（一）指南要点

一旦考虑为 HAP 疑似病例，应即采集下呼吸道标本进行培养和显微镜检；然后，根据患者是否存在 MRD 病原菌感染的危险因素和当地细菌耐药性监测资料，开始抗菌药物经验治疗；第 2～3 天，观察培养结果及患者治疗后的反应，根据疗效调整治疗方案。在 48～72 小时内病情有所改善的患者，如培养阳性应针对培养结果，在可能的情况下改用窄谱抗菌药物，治疗 5～7 天后再次评价；如培养阴性可考虑停用抗菌药物；在 48～72 小时内病情无改善者，如培养阳性应调整抗菌药物并积极寻找原因；如培养阴性，应通过相关检查寻找原因[10-13]。

（二）指南解读

1. 非药物治疗

(1)患者教育：

戒烟；鼓励休息和咳嗽排痰；强调多饮水；鼓励营养摄入，体重减轻超过 5%～10% 者的死亡率增加。

(2)氧疗及其他呼吸支持：

1)治疗目标：$PaO_2 \geq 60$ mmHg 或 $SaO_2 \geq 92\%$。

2)持续吸氧指征：呼吸频率 > 24 次/分；$PaO_2 < 60$ mmHg；收缩压 < 100 mmHg；酸中毒。

3)鼻导管或鼻塞给氧：吸入氧浓度($FiO_2$)一般在 40% 左右；氧流量一般为 2～4 L/分；有基础肺病、肺间质或肺血管病的肺炎患者应持续低浓度给氧，吸入氧浓度控制在 25%～33%，其中当 $PaCO_2$ 升高值 ≤10 mmHg，可适当提高吸氧浓度；$FiO_2$ = [21 + 4 × 吸入氧流量(L/分)]%。

4)简单面罩给氧：适用于缺氧严重，但无二氧化碳潴留的患者；吸入氧浓度可达 40%～50%，氧流量为 5～6L/分。

5)人工辅助通气：合并呼衰时，需无创性机械通气或经气管插管行机械通气。

(3)补水和营养支持

1)评估失水情况，维持水、电解质及酸碱平衡。

2)采用肠道(包括鼻/胃管饲)或胃肠外营养进行营养支持。

3)对机械通气的患者要调整肠内营养的次数和量，避免胃膨胀和误吸。

4)避免输入红细胞，必须使用时，应使用新鲜红细胞。

(4)体位痰液引流

1)应用指征：对于咳大量脓痰、病情允许和体力能够支撑的患者可考虑进行。年老体弱、严重心脏病、明显呼吸困难、紫绀的患者禁用。

2)在餐前，或餐后1~2小时进行头低足高位引流，每日做2~3次，总共治疗30~45分钟/日。

3)肺部病变主要在一侧的患者将病变较少或无病变的一侧置于下面。

4)如果在体位引流过程中，患者出现剧烈咳嗽，应让患者坐起，直至咳嗽消失。

5)如果出现以下任一体位引流效果良好的指标，应继续进行此治疗：排痰量增加、症状改善、重要的体征改善或恢复正常、血气测定值或血氧饱和度改善或恢复正常。

2. 药物治疗

(1)基本原则

1)治疗目标：提高初始治愈率、缩短疗程、避免耐药增加或新耐药菌产生、减少对医院微生物生态的影响。

2)重视病原检查：给予抗菌治疗前先获取呼吸道标本进行涂片革兰染色检查及培养、血培养及药敏试验。

3)尽早开始经验性治疗：在获得病原学检查结果之前，尽早根据可能的病原菌选择适当抗菌药物进行经验治疗。抗菌药物应覆盖常见病原菌和革兰阴性杆菌。如可能，每个ICU应常规收集有关当地病原菌耐药情况的信息。一旦怀疑VAP，应立即根据当地常见病原菌及细菌耐药情况选用适当抗生素。

4）尽早将经验治疗转为针对性治疗：一旦确立病原学诊断，应尽早改为针对性治疗，以缩窄抗菌谱，减少细菌耐药的可能性。

5）选择药物：需考虑到病情严重程度、发病时间、MRD危险因素、当地的病原菌耐药情况、患者的基础疾病、患者近2周使用过的抗菌药物。对于重症、晚发性、考虑MRD病原体感染，初始治疗需2～3种广谱抗菌药物联合治疗，但应注意避免药物不良反应的相加。

6）给药途径：初始治疗采用静脉给药，病情好转或稳定后改用口服给药。

7）预防性用药：机械通气≥48小时后，可考虑给予ICU患者抗菌药物防治VAP，主要针对革兰阴性杆菌，可局部用药，亦可全身用药。如经气管插管给予抗菌药物，推荐使用滴入法，而不是雾化吸入给药。

8）调整治疗：应用某种抗菌药物至少要观察2～3天，>3天无效后应考虑更换不同类型的抗菌药物。

（2）初始经验性治疗药物选择：轻症、中症HAP：常见病原体：肠杆菌科细菌、流感嗜血杆菌、肺炎链球菌、甲氧西林敏感金黄色葡萄球菌（MRSA）等。抗菌药物选择：第二、三代头孢菌素（不必包括具有抗假单孢菌活性者）、β内酰胺类/β内酰胺酶抑制药；青霉素过敏者选用氟喹诺酮类或克林霉素联合大环内酯类。

重症HAP：常见病原体：铜绿假单胞菌、耐甲氧西林金黄色葡萄球菌（MRSA）、不动杆菌、肠杆菌属细菌、厌氧菌。抗菌药物选择：喹诺酮类或氨基糖苷类联合下列药物之一：①抗假单胞菌β内酰胺类，如头孢他啶、头孢哌酮、哌拉西林、替卡西林、美洛西林等；②广谱β内酰胺类/β内酰胺酶抑制药(替卡西林/克拉维酸、头孢哌酮/舒巴坦钠、哌拉西林/他唑巴坦等)；③碳青霉烯类(如亚胺培南)；④必要时联合万古霉素(针对MRSA)；⑤当估计真菌感染可能性大时应选用有效抗真菌药物。

(3)针对性抗菌治疗的推荐用药方案：铜绿假单胞菌：抗假单胞菌β-内酰胺类+抗假单胞菌氟喹诺酮类(例如环丙沙星、左氧氟沙星)±氨基糖苷类(治疗有效者在5~7天后停用)，或抗假单胞菌碳青霉烯类+氨基苷类。

不动杆菌：抗假单胞菌碳青霉烯类，或β-内酰胺类和酶抑制药的复方制剂(如氨苄西林/舒巴坦、头孢哌酮/舒巴坦)。而对于耐药菌株感染者：β-内酰胺类和酶抑制药的复方制剂+氨基糖苷类，可考虑给予黏菌素或多黏菌素静脉用药或雾化吸入。其中耐碳青霉烯不动杆菌：可考虑给予替加环素+多黏菌素±其他抗生素。

肠杆菌科细菌：抗假单胞菌碳青霉烯类(产超广谱β-内酰胺酶肠杆菌科细菌感染者首选)，或第三、四代头孢菌素/β-内酰胺酶抑制药，或广谱青霉素类/β-内酰胺酶抑制药，或氟喹诺酮类。

金葡菌(对甲氧西林敏感)：抗葡萄球菌的半合成青霉素或头孢唑啉，可加用利福平，或第2、3代头孢菌素、氟喹诺酮、克林霉素，可加用氨基糖苷类。

甲氧西林耐药金葡菌(MRSA)：万古霉素(首选药物)，或替考拉宁或利奈唑胺(备用药物)。

耐万古霉素肠球菌(VRE)：替考拉宁、利奈唑胺。

厌氧菌：广谱青霉素类/β-内酰胺酶抑制药(如氨苄西林/舒巴坦、阿莫西林/克拉维酸)、甲硝唑或克林霉素，或碳青霉烯类或呼吸喹诺酮类。

3. 预防

(1)基本预防措施

1)加强重症监护室的消毒与隔离。

2)加强患者的肺部护理，如拍背、体位引流、促排痰。

3)慎用抗生素、镇咳药、糖皮质激素。

4)保持患者半坐位(30°~45°)，预防误吸。

5)医护人员、探视者都应按规定洗手和使用酒精擦手液，以预防交叉感染。

6)减少鼻胃插管留置时间。

(2)HAP危险因素预防：应尽可能避免插管及反复插管，必须机械通气时，应尽可能采用无创方式，经口插管优于经鼻插管；气管内插管的水囊压力应保持在20 cm水柱以上，以防止水囊周围的病原菌漏入下呼吸道；采用声门下分泌物持续吸引；及时清除呼吸机循环中污染的冷凝剂；改进镇静药的使用方法、加速脱机。

患者应采取半卧位(30°~45°)而不是仰卧位，可减少误吸，对于肠内营养患者尤其如此；肠内营养优于肠外营养，因为肠内营养能减少中心静脉导管相关的并发症，预防小肠黏膜绒毛萎缩，减少细菌定植转移。

口服抗菌药(选择性消化道去污染)，能减少ICU患者HAP的发生，帮助抑制MDR病原菌的爆发，但不推荐常规使用，尤其对有MDR病原菌定植的患者；预防性全身应用抗菌药能减少HAP的发生，但如在病原菌潜伏期内使用抗菌药，则MDR病原菌感染的可能性增高；有证据显示，在闭合性颅脑损伤患者急症气管插管后24小时内预防性全身应用抗菌药，能预防ICU获得性HAP；应尽可能避免应用麻痹性药物，并尽量减少使用镇静药。

硫糖铝能减少 HAP 的发生，但消化道大出血的发生率稍高；输注红细胞及其他人血制品应严格掌握指征，输注红细胞可能减少 HAP 的发生；大剂量胰岛素治疗，使血糖维持在 4.5 ~ 6.0 mmol/L能减少 ICU 患者发生医院血流感染的概率、肺炎发病率及病死率，缩短其通气治疗时间和入住 ICU 时间。

(3)预防 VAP 的措施[14-15]

1)缩短人工气道留置和机械通气时间，加快脱机。

2)保持气管插管气囊压力 >20 $cmH_2O$；注意防止呼吸机管路内的冷凝水流向患者。

3)使用热加湿交换器。

4)对于高传染性疾病、且需要机械通气的患者，要使用呼气滤过器。

5)对呼吸治疗器械、设备和接触呼吸道黏膜的物品严格消毒、灭菌。

6)如机械通气超过 72 小时，建立声门下分泌物持续吸引可预防早发 VAP。

7)限制镇静药和麻醉药的使用。

8)胃肠外营养可增加中心静脉导管感染的危险。

9)积极使用胰岛素控制血糖。

10)制酸剂可能破坏胃内酸性环境，使细菌于生长，宜使用不会升高胃液 pH 的黏膜保护剂。

11)使用 0.1% ~0.3% 的氯已定冲洗口腔，每 2 ~6 小时 1 次，减少口腔中定植菌。

## 九、小结

医院获得性肺炎是一种常见的院内感染，病死率较高，其无特异性的临床表现且目前暂无较为准确的检查手段。对于高危患者应积极进行预防。临床上一旦怀疑该病，应及时的进行干预以及治疗。

# 参考文献


[1] 黄慧萍. 2013MIMS 呼吸系统疾病用药指南. 美迪医讯亚太有限公司, 2013, 83 - 103。

[2] 中华医学会呼吸病学分会. 医院获得性肺炎诊断和治疗指南(草案). 现代实用医学, 2004, 14: 160 - 161。

[3] Abrahamian FM, DeBlieux PM, Emerman CL, et al. Health care - associated pneumonia: identification and initial management in the ED. Am J Emerg Med 2008, 26: 1 - 11.

[4] American Thoracic Society, Infectious Diseases Society of America. Guidelines for the management of adults with hospital - acquired, ventilator - associated and healthcare associated pneumonia. Am J Respir Crit Care Med 2005, 171: 388 - 416.

[5] 刘又宁, 曹彬, 王辉等. 中国九城市成人医院获得性肺炎微生物学与临床特点调查. 中华结合和呼吸杂志, 2012, 35: 1 - 8.

[6] Anand N, Kollef MH. The alphabet soup of pneumonia: CAP, HAP, HCAP, NHAP, and VAP. Semin Respir Crit Care Med 2009, 30: 3 - 9.

[7] Gilbert DN, Moellering RC, Eliopoulos, et al. The Sanford guide to antimicrobial therapy. 37th ed. Sperryville (VA): Antimicrobial Therapy Inc; 2007.

[8] Fagon JY, Chastre J, Wolff M, et al. Invasive and noinvasive strategies for managenment of suspected ventilator - associated pneumonia: a randomized trial. Ann Intern Med, 2000, 132; 621 - 630.

[9] Kieninger AN, Lipsett PA. Hospital - acquired pneumonia: pathophysiology, diagnosis, and treatment. Surg Clin North Am 2009, 89: 439 - 461.

[10] Masterton RG, Galloway A, French G, et al. Guidelines for the management of hospital - acquired pneumonia in the UK: report of the Working Party on Hospital - Acquired Pneumonia of the British Society for Antimicrobial Chemotherapy. J Antimicrobial Chemother 2008, 62: 5 - 34.

[11] ATS/IDSA. ATS and IDSA guidelines for the management of adults with hospital - acquired, ventilator - associated, and healthcare associated pneumonia. American Journal of Respiratory CriticalCare Medicine 2005, 171: 388 -416.

[12] The committee for the Japanese Respiratory Society guidelines in management of respiratory infections. Antibacterial therapy of hospital - acquired pneumonia. Respirology 2004, 9: S16 - S24.

[13] Dong H, Wang X, Dong Y, et al. Clinical pharmacokinetic/pharmacodynamic profile of linezolid in severely ill intensive care unit patients. Int J Antimicrob Agents, 2011, 38: 296 -300.

[14] The Canadian Critical Care Trials Group. A Randomized Trial of Diagnostic Techniques for Ventilator - Associated Pneumonia. N Eng J Med, 2006, 355: 2619 -2630.

[15] Campbell GD. Blinded invasive diagnostic procedures in ventilator - associated pneumonia. Chest, 2000, 117; 207S -211S.

# 第六章 气管、支气管结核诊治指南解读

"与结核的斗争已经全面展开，我们激情澎湃，不敢丝毫松懈。通过不断的努力，我们终将战胜结核。"这是1905年12月12日诺贝尔奖得主、结核杆菌发现者Koch，Heinrich Hermann Robert的获奖致辞。然而100多年过去了，尽管结核的诊断、治疗和预防在最近几十年里有了长足的进展，但结核病仍旧是一个世界性的健康问题，也是我国重点防治的疾病之一[1, 2, 3]。气管、支气管结核是结核病的特殊类型，属于下呼吸道结核。为了提高对气管、支气管结核的诊断治疗水平，2012年中华医学会结核病学分会编写了"气管、支气管结核诊断和治疗指南(试行)"(以下简称指南)。本章旨在对指南要点逐一解读，以加深临床医生对指南的理解。

## 第一节 指南要点

### 一、定义

气管、支气管结核(tracheobronchial tuberculosis，TBTB)是指发生在气管、支气管黏膜、黏膜下层、平滑肌、软骨及外膜的结核病。

### 二、流行病学

我国尚缺乏TBTB全国性的大规模流行病学调查资料。国外

报道活动性肺结核患者中有10% ~40%的合并TBTB，TBTB发于青、中年女性，男女比例为1∶2 ~1∶3。

## 三、诊断

(1)诊断依据：TBTB的诊断依赖于对临床表现、胸部影像学、痰MTB检查、支气管镜检查、病理学、PPD试验等资料全面而仔细的综合分析。

(2)推荐采用TBTB的诊断流程(图6-1)。

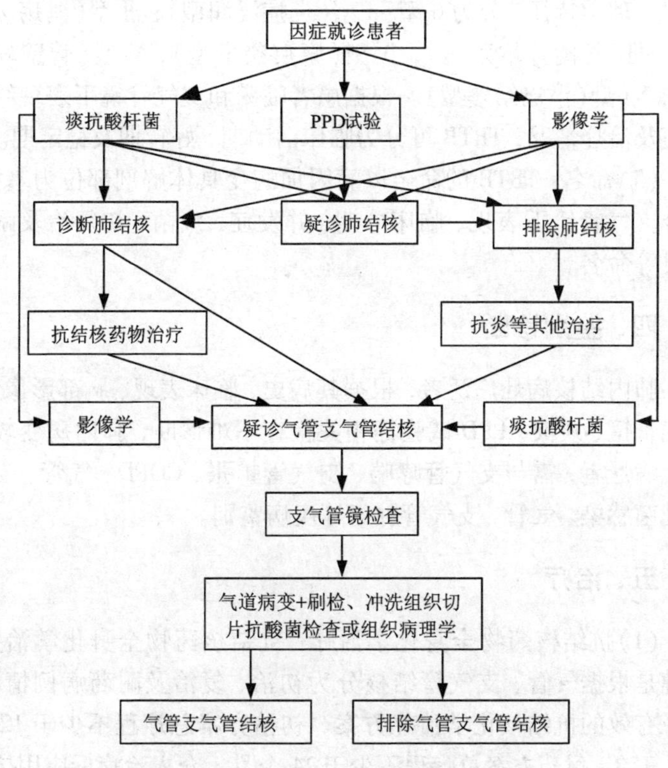


**图6-1　气管、支气管结核诊断流程**

(3)TBTB 的诊断标准：①结核病临床表现及临床治疗反应；②痰涂片集菌抗酸杆菌阳性，最好是培养 MTB 阳性；③影像学改变；④PPD 试验；⑤支气管镜下直视的气管、支气管典型病变；⑥支气管刷片或支气管冲洗液抗酸杆菌阳性。⑦经支气管镜活检组织提示结核性病理改变。具备上述⑤+⑥、⑤+⑦、⑤+②为确诊标准，①+②+③、①+③+④、②+③、③+④、⑤、⑥、⑦为高度疑诊标准。

(4)分型与分期：依据支气管镜下观察到的主要大体改变及组织病理学特征，分为6型：Ⅰ型(炎症浸润型)，Ⅱ型(溃疡坏死型)，Ⅲ型(肉芽增殖型)，Ⅳ型(瘢痕狭窄型)，Ⅴ型(管壁软化型)，Ⅵ型(淋巴结瘘型)。根据患者临床和支气管镜下表现结合痰菌及治疗情况，TBTB 可分为临床活动期、好转期及稳定期。

(5)命名：TBTB 的命名以病因加病变具体解剖部位为基础，结合支气管镜下表现、临床分期、并发症、痰菌、初复治及耐药情况等命名。

## 四、鉴别诊断

肺内结核病灶广泛者，根据其病史、临床表现、胸部影像学、支气管镜、痰液、PPD 试验等相关检查不难诊断，肺内病变较少或无病灶者，需与支气管哮喘、支气管扩张、COPD、气管、支气管真菌感染、气管、支气管肿瘤等疾病鉴别。

## 五、治疗

(1)抗结核药物全身化学治疗：抗结核药物全身化学治疗，关键是根据气管、支气管结核分为初治、复治及耐药病例情况，选择有效的抗结核化学治疗方案。初治方案总疗程不少于12个月，复治、耐药方案总疗程不少于24个月。介入治疗后应用抗结核药物全身化学治疗不少于9~12个月。

(2)经支气管镜介入治疗：

1)抗结核药物气道局部应用：气道局部用药可使药物直接到达病灶，药物浓度高，能有效的发挥抑菌、杀菌作用，不良反应少。

2)冷冻术：冷冻术适应证：肉芽增殖型、淋巴结瘘型、瘢痕狭窄型(管腔闭塞)气管、支气管结核，气道支架置入后再生肉芽肿的消除。禁忌证：与支气管镜检查禁忌证相同。

3)支架置入术：适应证：气管、主支气管等大气道严重狭窄导致呼吸困难、呼吸衰竭，严重影响生活质量者；气管、支气管结核管壁软化型合并呼吸道反复严重感染；中心气道瘢痕狭窄经球囊扩张成形术等联合治疗反复多次仍难以奏效，并呼吸功能不佳者。禁忌证：与支气管镜检查禁忌证相同。

4)热消融疗法：适应证：气管、支气管结核肉芽增殖型。禁忌证：与支气管镜检查相同。

5)球囊扩张术：适应证：气管、支气管结核引起的中心气道等较大气道瘢痕性狭窄，所属该侧肺末梢无损毁。禁忌证：气管、支气管结核管壁软化型，其他禁忌证与支气管镜检查相同。

(3)TBTB应根据其类型选择合适的介入治疗及综合治疗方式。

(4)肾上腺糖皮质激素：应用于介入治疗后喉头急性水肿、气道挛缩及呼吸道严重反应。推荐短期雾化吸入或气道局部用药。

(5)外科手术治疗：应用于规范全身抗结核治疗、介入治疗后仍不能取得满意疗效的患者。

## 第二节 指南解读

### 一、定义

（一）指南要点

气管、支气管结核（tracheobronchial tuberculosis，TBTB）是指发生在气管、支气管黏膜、黏膜下层、平滑肌、软骨及外膜的结核病。

（二）指南解读

气管、支气管的管壁由内向外依次分为黏膜、黏膜下层和外膜。黏膜由假复层纤毛柱状上皮及固有层构成。黏膜下层为疏松结缔组织，与黏膜固有层分界不清。外膜主要含C形透明软骨，软骨间以弹性纤维构成的膜性韧带连接。随气管、支气管树的分支，固有层外平滑肌纤维增多，最终出现完整的环形平滑肌层。气管、支气管结核指发生在气管、支气管黏膜、黏膜下层、平滑肌、软骨及外膜的结核病是结核病的特殊临床类型，属于下呼吸道结核，既往又称为支气管内膜结核（endobronchial tuberculosis，EBTB）。

### 二、流行病学

（一）指南要点

（1）国外报道，10%～40%的活动性肺结核患者合并支气管结核，另外5%～10%的TBTB患者肺内未发现病灶。

（2）国内尚缺乏气管、支气管结核全国性大规模流行病学调查，但临床工作中发现近年TBTB的发现率有增多趋势。

（二）指南解读

2014年，根据WHO全球结核病报告，2013年有900万人感染结核，150 万人死亡。新增的患者 56% 来自远东地区，印度和中国分别占到了 24% 和 11% 。TBTB 是肺结核病的特殊临床类型，国外早期的几项研究表明活动性肺结核中有 10% ~40% 的患者患有 TBTB[1-5]。Lee 等对 1000 例肺结核病患者进行尸检，TBTB 的发现率为 42% ，而切除肺标本中 TBTB 的发现率为 40% ~94.9% ，活体行支气管镜检查发现 TBTB 发生率为 10% ~85% ，大部分 TBTB 患者均合并肺内病灶，仅有 5% ~10% 的 TBTB 患者仅累及支气管[6]。气管、支气管结核多发于女性[7]，国内对 410 例 TBTB 患者的分析结果显示男女比例为 1∶2.76[8]。既往研究显示 TBTB 易发于青、中年人[9, 10]，然而，Brande 等报道，TBTB 的发病率存在两个年龄峰值，在老年时期会出现第二个发病高峰[11]，这可能与老年患者免疫功能下降，休眠状态的结核分枝杆菌复燃及外源性结核分枝杆菌的再感染有关。

国内尚缺乏气管、支气管结核全国性大规模流行病学调查，在临床工作中发现，随着艾滋病的流行、免疫抑制药物的应用、耐药结核杆菌的出现以及诊断水平的提高，TBTB 的发现率明显增高。

## 三、诊断

（一）指南要点

（1）TBTB 的诊断依赖于对临床表现、胸部影像学、痰 MTB 检查、支气管镜检查、病理学、PPD 试验的综合分析。

（2）推荐采用 TBTB 的诊断流程（见图 6－1）。

（3）TBTB 的诊断标准：①结核病临床表现及临床治疗反应；②痰涂片集菌抗酸杆菌阳性，最好是培养 MTB 阳性；③影像学改变；④PPD 试验；⑤支气管镜下直视的气管、支气管典型病变；⑥支气管刷片或支气管冲洗液抗酸杆菌阳性。⑦经支气管镜活检组织提示结核性病理改变。具备上述⑤＋⑥、⑤＋⑦、⑤＋②为确诊标准，①+②+③、①+③+④、②+③、③+⑤、⑤、⑥、⑦为高度疑诊标准。

(4) TBTB 的分型与分期：根据 TBTB 的镜下表现，指南将 TBTB 分为 6 型：Ⅰ型（炎蒸浸润型），Ⅱ型（溃疡坏死型），Ⅲ型（肉芽增殖型），Ⅳ型（瘢痕狭窄型），Ⅴ型（管壁软化型），Ⅵ型（淋巴结瘘型）。据患者临床和支气管镜下表现结合痰菌及治疗情况，气管、支气管结核可分为临床活动期、好转期及稳定期。

(5) 命名：TBTB 命名以病因加病变具体解剖部位为基础，结合支气管镜下表现、临床分期、并发症、痰菌、初复治及耐药情况等命名。

(二) 指南解读

TBTB 的诊断依赖于对临床表现、胸部影像学、痰 MTB 检查、支气管镜检查、病理学、PPD 试验的综合分析。

1. TBTB 的临床表现

TBTB 可以是急性的、隐匿性的或者延迟性的起病。因病变部位、范围、程度和分期的不同，临床表现相差很大。通常为刺激性的咳嗽、咳痰、咯血及呼吸困难等呼吸道症状[12]。最常见的症状是犬吠样咳嗽，普通的止咳药治疗无效，持续数周或数周月。咳痰较少见，但如果结核空洞形成，痰量可增多。咳血偶有发生，但大量咳血很少见。约有 15% 的患者因为淋巴结的破裂，在胸骨或者胸骨旁的区域感觉到刺痛或者钝痛[13]。结核的全身症状在 TBTB 患者身上可能表现并不突出，仅有 20% 左右的患者伴有发热、盗汗、体重减轻等结核全身症状[14, 15, 16, 17]。少部分患者症状轻微或无任何不适。体查可发现呼吸音减弱、喘息，可闻及干、湿啰音。这些症状及体征均无特异性，故而单纯依据临床症状和体征无法确诊气管、支气管结核。

2. 胸部影像学

TBTB 患者的普通 X 线胸片一般表现为肺结核改变。双上肺的片状侵润影、阻塞性肺炎、阻塞性肺大泡、肺不张均为 TBTB 的常见影像学征象。这些影像学征象不具备特征性，常常导致误诊。Lee 和 Chung 的回顾性研究中，约 10% ~ 20% 的诊断为 TBTB 的患者中，其胸部 X 线显示无异常[18]。故而，对于疑诊为 TBTB 的患者，胸部 CT 及支气管镜检查必不可少。相对于 X 线，CT 可更好的显示管腔的僵硬、不规则增厚、挛缩和腔内新生物的突出。管壁钙化是诊断 TBTB 的一个重要征象，此外，TBTB 患者另一个重要的 CT 征象为支气管播散灶，多表现为小叶性实变、双肺多发非对称性的结节影，结节的直径多为 2 ~ 10 mm。CT 还可更好的显示病变累及的叶段、肺段以及与周围大血管的关系，为支气管纤维镜的检查作出充分的评估。HRCT 和 CT 三维重建可更加精细的观察腔内病变，其准确程度已经达到 TBTB 的诊断标准[19, 20]。高分辨 CT(HRCT)可提供多轴面的影像，后期可以进行支气管树的 3D 成像，可早期精确发现支气管壁受累。三维成像 CT 提供多平面和三维图像，主要用于评估支气管树的整体情况特别是支气管的狭窄情况，为支气管镜检查提供路径信息、帮助制定治疗方案、评估治疗效果。

胸部影像学检查对 TBTB 的诊断具有重要的参考价值，但临床上 TBTB 的定性诊断和分型诊断等仍需结合痰菌和(或)病理学检查，并依赖于支气管镜检查确定。

3. 痰 MTB 检查

痰 MTB 检查阳性是结核病诊断的“金标准”，对于肺部有结核病灶的患者可确诊肺结核，且提示结核具有活动性，但仍无法确定 TBTB 是否存在；对于肺部无结核病灶者则提示气管、支气管结核可能性较大。临床表现、影像学等检查提示 TBTB 时，应首先行痰抗酸杆菌检查，痰抗酸菌检查阳性具有确诊结核病的意义，但其致命缺陷是阳性率低。研究显示痰检抗酸杆菌的阳性率为 16% ~ 53%[21, 22]，大部分报道痰检阳性在在 30% 以下[23, 24, 25]。痰检阴性，尤其是伴有结核病典型临床表现者，不能排除 TBTB 的存在。

4. 支气管镜检查

支气管镜的检查是 TBTB 必不可少的确诊手段，其适应证如下：

(1)肺结核患者临床症状与肺部病灶范围、严重程度不符。

(2)肺结核患者经抗结核化学治疗后，肺部病变吸收好转，但临床症状无明显改善。

(3)肺结核患者治疗过程中出现患侧病灶增多、增大，出现支气管播散病灶。

(4)肺结核患者影像学检查提示阻塞性肺炎、肺充气不良、肺不张、局限性肺气肿及多叶广泛病灶。

(5)肺结核患者影像学检查提示气管、支气管内壁粗糙或伴有叶、段支气管狭窄及闭塞。

(6)不明原因的慢性持续性咳嗽、咳痰、咯血、声嘶及呼吸困难。支气管镜检查可直视气管、支气管内病灶情况，观察是否存在气管、支气管结核，并判断其类型、部位、范围、严重程度及大致形成原因，了解是否合并所属气道狭窄、闭塞、软化等情况。并可以获得支气管实质、刷检细胞和灌洗液等检查标本。其中支气管实质的活检确诊 TBTB 最可靠的方法，Altin 等的研究显示，经支气管镜活检的阳性率明显高于针吸活检术[26]（84%和 16%）。

支气管灌洗液的涂片镜检相对于普通的痰涂片阳性率高，但不同分型的 TBTB 阳性率却相差很大。对于早期的颗粒型 TBTB，阳性率可以达到 75%，对于晚期的纤维狭窄型 TBTB，阳性率则非常的低[27, 28]。故而，支气管实质的活检仍然是确诊 TBTB 的主要手段。在不能取到满意的活检组织时，刷检细胞和灌洗液检查可以作为辅助的检查手段。

5. 病理学

经支气管镜可取得气管、支气管病变组织标本，组织病理学表现为渗出、增生及变性 3 种反应同时存在。发现类上皮细胞、郎汉斯巨细胞、干酪性坏死等有助于结核病的诊断。病变组织抗酸染色发现抗酸杆菌支持气管、支气管结核的诊断。

6. PPD 试验

结核菌素(简称结素)是结核菌的代谢产物，由长出结核菌的液体培养基提炼而出，主要成分为结核蛋白，目前国内均采用结素纯蛋白衍生物(purified protein derivative，PPD)。

我国推广的试验方法是国际通用的皮内注射法(mantoux 法)。将 PPD 5IU(0.1 mL)注入左前臂内侧上中1/3 交界处皮内，形成皮丘。48～96 小时(一般为 72 小时)观察硬结大小。判断标准为：D(硬结直径)<5 mm 为阴性反应，5～9 mm 为一般阳性反应，10～19 mm 为中度阳性反应，≥20 mm 或不足 20 mm 但有水疱或坏死为强阳性反应。目前所用的结素并非高度特异，许多因素可以影响试验结果，如免疫抑制性疾病或药物、营养不良、肿瘤等，可出现假阴性。此外，尚有少数患者已经证实活动性结核病，且无上述因素影响，但结素反应仍是阴性，称为“无反应性”。尽管结素试验在理论及解释上尚存在疑惑，但在流行病学和临床上仍然有用。阳性反应提示感染，3 岁以下的婴幼儿可按活动性结核病论。成人强阳性反应提示机体处于超敏状态，发病风险高，可作为临床诊断结核病的参考依据。

(三)TBTB 的诊断流程

临床工作中，医务人员需提高对 TBTB 的认识，对因慢性刺激性咳嗽、咳痰、喘鸣的患者及肺结核患者治疗过程中出现上述临床表现及影像学改变，而不能用原肺部病变解释者，应高度怀疑 TBTB 的存在。临床上对于高度怀疑 TBTB 的患者，应先行痰菌及胸部影像学检查，并尽早行支气管镜检查，经支气管镜寻找微生物学或病理学确诊证据。为了使临床医生及时的做出 TBTB 的正确诊断，指南推荐诊断流程如图 6－1。

（四）TBTB 的诊断标准

①结核病临床表现及临床治疗反应。

②痰涂片集菌抗酸杆菌阳性，最好是培养 MTB 阳性。

③影像学改变。

④PPD 试验。

⑤支气管镜下直视的气管、支气管典型病变。

⑥支气管刷片或支气管冲洗液抗酸杆菌阳性。⑦经支气管镜活检组织提示结核性病理改变。具备上述⑤＋⑥、⑤＋⑦、⑤＋②为确诊标准，①＋②＋③、①＋③＋④、②＋③、③＋④、⑤、⑥、⑦为高度疑诊标准。

（五）TBTB 的分型与分期

TBTB 的镜下分型国内外标准不一，国外主要采用韩国学者 Chung 等提出的 7 分法[29]，①非特异性支气管炎型：气管、支气管黏膜只是轻微的充血肿胀；②充血水肿型：气管、支气管黏膜严重充血、肿胀；③干酪样坏死型：黏膜在充血水肿的基础上，覆盖一层干酪样的坏死物；④颗粒型：气管、支气管黏膜发生剧烈炎性反应，黏膜散在分布着粟粒样结节；⑤溃疡型：黏膜表面出现溃疡，溃疡一般较浅，也可穿透管壁，形成瘘道；⑥肿瘤型：结核成增生性改变，在腔内形成瘤样新生物。⑦纤维狭窄型。我国指南将 TBTB 分为 6 型：

（1）Ⅰ型（炎症浸润型）：结核杆菌侵润初期，黏膜出现不同程度的充血水肿，黏膜表面散在分布粟粒大小的结节，气道有不同程度狭窄。

（2）Ⅱ型（溃疡坏死型）：充血水肿的黏膜表面覆盖有一层干酪样坏死物，出现大小不一的溃疡，溃疡可深可浅，深者可穿透管壁，形成支气管－胸膜瘘。

(3)Ⅲ型(肉芽增值型)：黏膜表面坏死的溃疡面开始修复，大量巨噬细胞、朗格汉斯细胞、上皮样细胞、成纤维细胞、T细胞和B细胞开始聚集，结核成增值型改变，可见瘤样新生物突出于管腔。活检镜下可见结核性肉芽肿生成。

(4)Ⅳ型(瘢痕狭窄型)：结核杆菌持续存在，病变部位反复坏死、修复。机体过度修复，正常组织被纤维组织替代，形成瘢痕条索，牵拉管腔，造成管腔挛缩狭窄。

(5)Ⅴ型(管壁软化型)：病变处的气管、支气管软骨环被破坏，管腔塌陷，塌陷远端的支气管可发生支气管扩张。

(6)Ⅵ型(淋巴结瘘型)：淋巴结结核早期，肺门或纵膈的淋巴结肿大，造成支气管的外压狭窄，后期淋巴结破裂，结核杆菌侵犯并穿透支气管管壁，形成淋巴结-支气管瘘。相较于Chung的7型分法，我国的指南分型更少、概括更好，且增加了管壁软化型和淋巴结瘘型两种不常见的分型，更全面，易于临床医生掌握及指导TBTB的治疗和预后的判断。Chung的分型更加细化，更加适于用于相关的科学研究。根据患者临床和支气管镜下表现结合痰菌及治疗情况，TBTB可分为临床活动期、好转期及稳定期[30,31]。临床活动期指具有气管、支气管结核临床表现，支气管镜下为上述Ⅰ～Ⅲ或Ⅵ型改变，存在MTB或结核性病理改变，未经抗结核药物化学治疗及介入治疗或治疗未满疗程；临床好转期指具上述活动期特点。经正规药物及介入治疗后上述表现有改善但治疗尚未结束；临床稳定期指上述病变经正规抗结核药物化学治疗满疗程，镜下为Ⅰ～Ⅲ及Ⅵ型改变好转、消失或形成Ⅳ、Ⅴ型改变。

(六)命名

指南对TBTB的命名作出了详细的规定，以便于明确诊断、合理治疗、规范措施选择及临床交流。具体做法如下：病因加病变具体解剖部位命名法，气管结核(IB)、左或右主支气管结核

(BTB)、叶支气管结核(LBTB)、段支气管结核(SBTB)等，如气管下段结核、左主支气管结核、左上叶支气管结核；在此基础上结合支气管镜下表现、临床分期、并发症、痰菌、初复治及耐药情况等命名。如右中间段支气管肉芽增殖型结核并右下叶肺不张、阻塞性肺炎，涂片阳性，复治，耐多药或广泛耐药。

## 四、鉴别诊断

(一)指南要点

(1)肺内结核病灶广泛者，注意避免漏诊，明确气管、支气管结核诊断多不难。

(2)肺内病变较少或无病灶者，需与支气管哮喘、支气管扩张、COPD、气管、支气管真菌感染、气管、支气管肿瘤等疾病鉴别。

(二)指南解读

肺内结核病灶广泛者，需警惕TBTB存在的可能性，结合临床表现、胸部影像学、痰MTB检查、支气管镜检查、病理学、PPD试验等综合分析，不难作出诊断。肺内病变少者，需与以下疾病鉴别：

(1)支气管哮喘：支气管哮喘是一种复杂的、具有多基因遗传倾向的疾病，其发病具有家族集聚倾向，多发于青少年。典型症状为反复发作性伴有哮鸣音的呼气性呼吸困难。症状可在数分钟内发生，并持续数小时或数天，可自行缓解或经平喘药物治疗后缓解。发作时典型的体征是双肺可闻及广泛的哮鸣音，呼气音延长。患者痰涂片镜下可见较多的嗜酸性粒细胞，通气功能检查发作时呈阻塞性通气功能障碍的表现，$FEV_1$、$FEV_1/FVC\%$、PEF均下降，残气量及残气量与肺总量比值增加。其中，$FEV_1/FVC\% < 70\%$或$FEV_1$低于正常预计值的80%为判断气流受限的重要指标。缓解期上述指标可逐渐恢复。支气管激发试验(BPT)

阳性，提示存在气道高反应性。支气管舒张试验(BDT)阳性，提示存在可逆性的气道阻塞。哮喘发作时 X 线胸片呈过度通气状态，缓解时多无明显异常。

(2)支气管扩张：支气管扩张症多见于儿童和青年。非结核性支气管扩张症多具有年幼时曾患麻疹、百日咳及肺炎等病史，双下肺多发，结核病相关检查如痰菌检查等阴性。结核性支气管扩张症多有明显肺结核病史，双肺上叶后段及下叶背段多发。按照扩张形态，支气管扩张可分为柱状支气管扩张、曲张型支气管扩张及囊状支气管扩张。主要症状为持续或反复的咳嗽、咳痰或咳浓痰。气道内有较多的分泌物时，体检可闻及湿罗音和干啰音。X 线胸片的特征性表现为小囊状或蜂窝状阴影，囊内可有气液平面。胸部 CT 是诊断支气管扩张最常用的影像学方法。柱状支气管扩张多发于 3 ~ 5 级支气管，表现为支气管内径大于伴随动脉直径，当柱状扩张的支气管平行于扫描层面时，呈“轨道征”，垂直时，呈“印戒征”。曲张型支气管扩张多发于 4 ~ 5 级支气管，管壁平行于扫描层面时呈串珠状，垂直时呈粗细不均的囊柱状扩张。囊状支气管扩张多发生于 5 ~ 6 级以下或终末支气管，表现为薄壁或厚壁囊腔，合并感染时其内出现气液平面。串状囊腔、簇状囊腔可呈葡萄串样。

(3)慢性阻塞性肺疾病(COPD)：COPD 是以持续性气流受限为特征的疾病，呈进行性发展，多发于老年人。其起病缓慢，病程较长。典型临床症状为慢性咳嗽、咳痰、喘息、气促或呼吸困难，多每年冬季易发生，一般不伴咯血。体查可见胸廓前后径增大，肋间隙增宽，称为桶状胸。触诊双侧语颤减弱。叩诊肺部过清音，心浊音界缩小。听诊双肺呼吸音减弱，呼气期延长，部分患者可闻及干、湿啰音。肺功能检查是诊断 COPD 的主要客观指标，使用支气管扩张药后，$FEV_1/FVC\% < 0.7$ 可确定为持续性气流受限。COPD 早期 X 线胸片可无异常变化，随着疾病进展，可

出现肺部纹理增粗、紊乱等非特异性改变，也可出现肺气肿改变。胸部CT检查可见慢阻肺小气道病变的表现、肺气肿及并发症的表现。

(4)支气管真菌感染：支气管真菌感染多发于免疫功能低下者，患者多有长期使用抗生素或抗菌药物、免疫抑制药史。典型症状为慢性咳嗽、咳痰、喘息。咳嗽的严重程度视病情而定，一般晨起咳嗽咳痰较重，白天较轻，晚间睡前有阵咳或排痰。经支气管镜获取的活体组织、保护性刷检及冲洗液标本做真菌及MTB检查有助于鉴别诊断。

(5)支气管肿瘤：气管、支气管良性肿瘤有非结核性肉芽肿、平滑肌瘤、息肉、软骨瘤、脂肪瘤、错构瘤、神经纤维鞘瘤、鳞状上皮乳头状瘤及多形性腺瘤等；恶性肿瘤有原发性支气管肺癌、腺样囊性癌、淋巴瘤、类癌、黏液表皮样癌及恶性黑色素瘤等，转移性恶性肿瘤有食道癌、胃癌及甲状腺癌等。患者的临床表现、影像学等检查因肿瘤的类型、进展程度不同而各不相同，经支气管镜活检组织病理学等可鉴别诊断。

## 五、治疗

### (一)指南要点

#### 1. 气管支气管结核的药物治疗

抗结核药物全身化学治疗，关键是根据气管、支气管结核初治、复治及耐药病例情况，依据相关指南，选择有效的抗结核化学治疗方案。初治方案总疗程不少于12个月，复治、耐药方案总疗程不少于24个月。介入治疗后应用抗结核药物全身化学治疗原则上应不少于9~12个月。

#### 2. 经支气管镜介入治疗

(1)抗结核药气道局部应用：可使药物直接到达病灶，药物浓度高，能有效的发挥抑菌、杀菌作用，不良反应较少。

(2)冷冻术：其适应证与禁忌证如前所述。冷冻术分冷冻消融(冷冻后坏死组织自然融化)和冷冻切除(冷冻后直接撕扯下坏死组织)2 种方式。临床推荐使用冷冻消融方式治疗。推荐冷冻消融治疗时每次持续时间为 5 ~ 6 分钟，一般不要超过 10 分钟，间隔 0. 5 ~ 1. 0 分钟后，可重复进行 1 ~ 3 个冷冻 - 解冻循环周期，每周进行 1 次。

(3)球囊扩张术：其适应证、禁忌证如前所述。扩张用压力可选择 2 ~ 8 个大气压(202 ~ 808 kPa)，通常由低到高，扩张气管时球囊持续膨胀时间 15 秒以内，扩张气管以下部位时球囊持续膨胀时间 1 分钟左右，若无明显出血，间隔 15 ~ 30 秒，可重复 1 ~ 2 次充盈球囊扩张。

(4)热消融疗法：其适应证、禁忌证如前所述，治疗方式包括激光、高频电刀、氩等离子体凝固(APC)、微波等。

(5)支架植入术：其适应证、禁忌证如前所述，推荐临时植入可回收的全覆膜金属支架、可回收的金属裸支架，金属支架取出时间为置入后 30 天内，最长不应超过 60 天。

气管支气管结核应根据其类型选择合适的介入治疗及综合治疗方式。

3. 肾上腺糖皮质激素

肾上腺糖皮质激素治疗主要应用于介入治疗后喉头急性水肿、气道挛缩及呼吸道严重炎症反应。推荐短期雾化吸入或气道局部使用。

4. 手术治疗

气管支气管结核的手术治疗主要应用于经规范全身抗结核治疗、介入治疗后仍不能取得满意疗效的患者。

(二)指南解读

1. 气管支气管结核的药物治疗

气管支气管的抗结核药物全身化学治疗应根据其初治、复治及耐药病例情况，参照“肺结核诊断和治疗指南(2001)”[32]和“耐药结核病化学治疗指南(2009)”[33]，选择有效的治疗方案，其与肺结核的治疗相同，五种一线的抗结核药：异烟肼(H)、利福平(R)、吡嗪酰胺(Z)、乙胺丁醇(E)和链霉素(S)是主要的抗结核药物。WHO 推荐的标准的 6 个月的短期疗程化疗方案为 2HRZ/4HR。“肺结核诊断和治疗指南(2001)”推荐初始患者的抗痨治疗应不少于 12 个月，可采用 2HR($L_2$)ZE(S)/10HR($L_2$)E 方案[32]，复治、耐药患者选择复治、耐药方案，总疗程不少于 24 个月。介入治疗后应用抗结核药物全身化学治疗应不少于 9 ~ 12 个月，以杀灭可能复燃的结核杆菌。Sahin 等研究表明，抗结核药物可以消灭早期 TBTB 的大部分结核杆菌，能有效的阻止气管、支气管狭窄的发展。但一旦肉芽组织大量增生或是已形成纤维狭窄，则很难逆转瘢痕狭窄的发生[34]，此时，应考虑行经支气管镜介入治疗，恢复病变气道的通畅和引流，改善肺通气。

2. 经支气管镜介入治疗

(1)抗结核药气道局部应用：支气管镜气道内给予抗结核药物分为病灶表面局部药物喷洒及病灶内抗结核药物加压注射，前者主要针对炎症浸润型和溃疡坏死型，后者主要适用于肉芽增殖型和淋巴结瘘型。给予抗结核药物主要包括异烟肼和利福平等。

(2)冷冻术：冷冻术是基于制冷物质和冷冻器械产生的超低温，使局部结核性肉芽肿组织及 MTB 菌体因细胞内的水分子迅速结晶成冰、细胞停止分裂并融解坏死，并引起局部血流停止及微血栓形成等慢性病理过程而导致坏死。指南推荐使用冷冻消融方式治疗，冷冻消融治疗时每次持续时间为 5 ~ 6 分钟，一般不超过 10 分钟，间隔 0.5 ~ 1.0 分钟后，可重复进行 1 ~ 3 个冷冻 - 解冻循环周期，每周进行 1 次。相对于其他介入消除手段，冷冻术作用缓慢，局部反应轻，对机体的炎症刺激小，安全性更高。主要的并发症是气道挛缩，长时间冷冻可导致气道冻伤。

(3)球囊扩张术：球囊扩张术是将球囊导管自支气管镜活检孔送至气道狭窄部位，用液压枪泵向球囊内注水使球囊充盈膨胀，导致狭窄部位气道形成多处纵行撕裂伤，从而使狭窄气道得以扩张。由于球囊以辐射状向外扩张，故而球囊扩张宜用于环形瘢痕狭窄的管腔，不宜用于活动性的炎症、溃疡坏死以及钙化、肉芽增生和管壁软化。对于狭窄程度重且气道开口较小病例，目测不好判断球囊导管能否顺利进入时，可先以探针试探能否进入狭窄气道并大致估计狭窄程度。若不能进入，可尝试冷冻术、针形激光刀或针形高频电刀进行狭窄口切开。若管腔已经完全闭塞，可用电刀、激光、冷冻探头等在狭窄管腔的中央开一小洞，然后用探头寻找自然管腔，不可直接电刀切开闭塞的管腔，因为大量的瘢痕增生可能已经造成管腔扭曲变形，偏离其自然位置。盲目的切开，可能造成管壁损害，形成医源性的瘘口。若扩张中管壁瘢痕组织较硬，扩张时应逐渐增加压力泵压力及扩张维持时间，或以针形激光刀、针形高频电刀对纤维瘢痕行放射状切割松解，不可骤增扩张压力，以防止出现较大的撕裂伤。扩张用压力可选择 2 ~ 8 个大气压(202 ~ 808 kPa)，通常由低到高，扩张气管时球囊持续膨胀时间 15 秒以内，扩张气管以下部位时球囊持续膨胀时间 1 min 左右，若无明显出血，间隔 15 ~ 30 秒，可重复 1 ~ 2 次充盈球囊扩张。首次球囊扩张的有效率可以达到 70% ~ 90%，但由于瘢痕的牵拉回缩，扩张的管壁可能发生再狭窄。有研究证实，球囊扩张 1 个月后再狭窄率可以达到 37.5%[35]。故而推荐患者 1 个月后复查，决定是否再行球囊扩张。球囊扩张术的急性并发症有胸部疼痛不适、出血(气道严重撕裂可引起气道内大出血)、纵隔气肿、皮下气肿、气胸、气道软化、气管－胸膜瘘及气管－食管瘘等，慢性并发症为肉芽组织增生导致的增生性再狭窄。

(4)热消融疗法：热消融疗法是利用发热效应引起结核等组

织细胞凝固、坏死，从而达到治疗目的，有激光、高频电刀、氩等离子体凝固(argon plasma coagulation，APC)、微波等多种治疗方式。激光治疗主要借助于高功率激光，直接烧灼、凝固、汽化或炭化组织。激光能量较高，治疗小气道时易损伤周围的组织，故而不宜用于处理小气道的病变[36]；高频电刀是通过高频电流热效应烧灼病变组织，使病变组织发生蛋白质变性、凝固、坏死，为最常用的热消融方式，大部分小块组织的切除均可采用电切。APC 又称氩气刀，通过高频电刀电离的氩气将高频电流输送到靶组织，避免了高频电刀的电极与组织直接接触。氩气刀覆盖范围广、不受角度的限制，可对气管、支气管的任意部位进行治疗[37]；微波治疗是基于高频电磁波-微波对不同血运组织、细胞敏感性不同，使病变组织、细胞蛋白质变性、凝固及坏死。热消融疗法削减突出到管腔内较大的结核性肉芽肿，依次推荐使用激光、高频电刀、微波及 APC 等。若使用热消融疗法削减较大结核性肉芽肿，肉芽肿基底部推荐使用冷冻疗法，以更好的减轻气道黏膜损伤及彻底消除再生性肉芽肿。对中心气道等较大气道严重瘢痕狭窄、管腔闭塞处理，热消融时推荐使用针形激光刀或针形高频电刀，慎用 APC 或高频电凝。热消融疗法时禁止吸氧，以免灼伤气道。主要的并发症是气道黏膜烧伤、气道穿孔、气道内大出血、低氧血症、气胸、纵隔和皮下气肿等。

(5)支架植入术：支架植入是利用支架的支撑作用重建气道壁的支撑结构，保持呼吸道通畅。支架属于异物，会刺激机体产生炎症反应，继而肉芽组织增生，管腔可能发生狭窄，故而对于非塌陷性狭窄，首选的治疗方案是球囊扩张，只有当球囊扩张效果不理想时，才考虑使用支架临时植入。金属支架取出时间为置入后 30 天内，最长不应超过 60 天。临床评估患者生存期较短、临时性支架效果不佳，又无手术指征者，才可考虑永久性支架置。当前的支架主要有硅酮支架、全覆膜支架和金属支架，TBTB

患者的支架植入应首选硅酮支架，因国内尚无硅酮支架，可选择可回收的全覆膜金属支架、可回收的金属裸支架，一般情况下禁止使用不可回收的金属裸支架。支架植入后24～48小时应复查一次、第1个月应每周复查1次、1个月以后每月复查1次。新生的肉芽组织最好用冷冻术切除，以减少肉芽组织的再生成。支架置入的并发症包括刺激性咳嗽、气道局部异物感、出血、感染、气道再狭窄(痰液阻塞及黏膜肉芽肿增生)、支气管管壁瘘、支架移位、支架疲劳、支架断裂及支架取不出等。

3. 气管支气管结核应根据其类型选择合适的介入治疗及综合治疗方式

Ⅰ型宜经支气管镜吸引清除气道分泌物，局部给予抗结核药；Ⅱ型宜经支气管镜吸引、钳夹等清除气道分泌物，局部给予抗结核药物，冷冻术去除坏死物及促溃疡修复；Ⅲ型宜经支气管镜局部给予抗结核药物，冷冻消融或冷冻术消除增殖肉芽组织，较大的增殖肉芽组织可采用热消融法消除；Ⅳ型球囊扩张术为首选、主要手段；Ⅴ型对于中心气道管壁软化，可考虑支架置人术；Ⅵ型淋巴结瘘破溃前期及破溃期可经支气管镜局部给予抗结核药物、冷冻术及热消融疗法，破溃后期若存在瘘口肉芽肿形成，则给予冷冻术、热消融疗法。

4. 气管支气管结核肾上腺糖皮质激素的应用

糖皮质激素用于TBTB的治疗仍然存在很大的争议，疗效可能来自于其强大的抗炎作用能够防止气管狭窄的产生。研究表明，糖皮质激素能够减少儿童因肺门淋巴结肿大导致的气管狭窄[38, 39]。然而，Park等报道，激素不能明显改善成人TBTB的气道狭窄[40]，指南推荐在极端情况下，如各种介入治疗后气道局部、喉头急性水肿，介入治疗后气道挛缩及呼吸道严重炎症反应，酌情短期雾化吸入或气道局部使用激素。

5. 手术治疗

气管、支气管结核的手术治疗应用于经规范的全身抗结核治疗、介入治疗后仍不能取得满意疗效的患者以及气道狭窄、闭塞造成末梢肺毁损，反复阻塞性感染，合并支气管扩张伴反复咯血者。术式应严格遵循结核病外科治疗原则，由外科医生决定。

## 六、小结

气管、支气管结核属于肺结核的一种特殊的临床类型，随着支纤镜的普及，近几年确诊的患者数已经明显上升。早期规范的抗结核治疗对于气管、支气管结核患者的预后起着决定性的作用。然而，气管、支气管结核的临床症状不典型，影像学表现不特异，痰检阳性率低，故而临床工作中医务人员需提高对气管、支气管结核的认识，对于高度怀疑为气管、支气管结核的患者，尽快行支气管镜检查，以尽早的诊断气管、支气管结核。

## 参考文献

[1] Kashyap S, Mohapatra PR, Saini V. Endobronchial tuberculosis[J]. Indian J Chest Dis Allied Sci, 2003, 45: 247 - 256.

[2] Lp MS, So SY, Lam WK, et al. Endobronchial tuberculosis revisited[J]. Chest, 1989, 89: 727 - 730.

[3] Toyota E, Kobayashi N, Takahara M, et a1. Clinical investigation on endobronchial tuberculosis[J]. Kekkaku, 1999, 74: 347 - 351.

[4] So SY, Lam WK, Yu DY. Rapid diagnosis of suspected pulmonary tuberculosis by fiberopticbronchoscopy[J]. Tubercle, 1982, 63: 195 - 200.

[5] Hihz JE, Maerae DM, Quinlarl JJ. Tuberculous tracheobronchitis: a revive of 100 cases[J]. Dis Chest, 1951, 20: 313 - 323.

[6] Lee JH, Chung HS. Bronchoscopic, radiologic and pulmonary function evaluation of end bronchial tuberculosis. Respiratory. 2000 Dec; 5(4): 411

-7.

[7] Rikimaru T. Endobronchial tuberculosis. Expert Rev Anti Infect Ther , 2004, 2, 245 -251

[8] Guo X, Wang C, Wang X, et al. Characteristics and risk factor analysis of 410 cases of tracheobronchial tuberculosis . Exp Ther Med. 2014 Sep; 8 (3): 781 -784. Epub 2014 Jun 24.

[9] Shim YS. Endobronchial tuberculosis. Respirology. 1996 Jun; 1(2): 95 -106.

[10] Bos JA. Tuberculous traeheobronchitis. Ned Tijdschr Geneeskd, 1952, 96, 656

[11] Van den Brande PM, Van de Mierop F, Verbeken EK, et al. Clinical spectrum of endobronchial tuberculosis in elderly patients. Arch Intern Med. 1990 Oct; 150(10): 2105 -2108.

[12] Sucena M, Amorim A, Maehado A, et a1. Endohrunchial tuberculosis — clinical and bronchoscopic features. Rev Port Pneumol, 2004, 10.

[13] Surender K, Anjali S. Challenges in endobronchial tuberculosis : from diagnosis to management[J]. Pulmonary Medicine, 2014, 10: 127 -134.

[14] Ip MS, So SY, Lam WK, et aL. Endobronchial tuberculosis revisited[J]. Chest, 1986, 5: 727 -730.

[15] Hoheisel G, Chan BK, Chan CH. Endobronchial tuberculosis: diagnostic features and therapeutic outcome[J]. Respir Med, 1994, 88(8): 593 -597.

[16] Shin JA1, Chang YS, Kim TH, et al. Fiberoptic bronchoscopy for the rapid diagnosis of smear - negative pulmonary tuberculosis[J]. BMC Infect Dis. 2012, 12: 141.

[17] 李彩萍，靖秋生，王卫华. 1271 例支气管结核临床特征和纤支镜检查结果的分析[J]. 中国内镜杂志，2013，19(4)：354 -358.

[18] Lee JH, Chung HS. Bronchoscopic, radiologic and pulmonary function evaluation of endobronchial tuberculosis. Respirology. 2000 Dec; 5(4): 411 -417.

[19] De Wever W, Bogaert J, Verschakelen JA. Virtual bronchoscopy: accuracy

and usefulness – an overview[J]. Semin Ultrasound CT MR, 2005, 26: 364 – 373.

[20] Hoppe H, Dinkel HP, Walder B, et al. Grading airway stenosis down to the segmental level using virtual bronchoscopy[J]. Chest, 2004, 125: 704 – 711.

[21] Aggarwal AN, Gupta D, Joshi K, et al. Endobronchial involvement in tuberculosis: a report of 24 cases diagnosed by flexible bronchoscopy. Journal of Bronchology. 1999; 6(4): 247 – 250.

[22] Yu W, Rong Z. Clinical analysis of 90 cases with endobronchial tuberculosis. Zhonghua Jie He He Hu Xi Za Zhi. 1999 Jul; 22(7): 396 – 398.

[23] 李彩萍，靖秋生，王卫华. 1271 例支气管结核临床特征和纤支镜检查结果的分析[J]. 中国内镜杂志，2013，19(4): 354 – 358

[24] W Yu, Z Rong. Clinical analysis of 90 cases with endobronchial tuberculosis[J]. Zhonghua Jie He He Hu Xi Za Zhi, 1999, 2(7): 396 – 398.

[25] A. N. Aggarwal, D. Gupta, K. Joshi, et al. Endobronchial involvement in tuberculosis: a report of 24 cases diagnosed by flxible bronchoscopy[J]. Journal of Bronchology, 1999, 6(4): 247 – 250.

[26] Altin S, Cikrikcioglu S, Morgül M, et al. 50 endobronchial tuberculosis cases based on bronchoscopic diagnosis[J]. Respiration, 1997, 64(2): 162 – 164.

[27] Sevket Ozkaya, Salih Bilgin, Serhat Findik, et al. Endobronchial tuberculosis: histopathological subsets and microbiological results [J]. Multidisciplinary Respiratory Medicine, 2012, 7: 34.

[28] Aggarwal AN, Gupta D, Joshi K, et al. Endobronchial involvement in tuberculosis: a report of 24 cases diagnosed by flexible bronchoscopy. Journal of Bronchology. 1999; 6(4): 247 – 250

[29] Chung HS, Lee JH, Han SK, et al. Classification of endobronchial tuberculosis by the bronchoscopic features[J]. Tuberc Respir Dis, 1991, 38: 108 – 115.

[30] 丁卫民，傅瑜．支气管结核的诊断治疗评价．中国防痨杂志，2011，33：697－702

[31]《中华结核和呼吸杂志》编辑委员会．支气管结核的几点专家共识．中华结核和呼吸杂志，2009，32：568－571.

[32] 中华医学会结核病学分会．肺结核诊断和治疗指南．中华结核和呼吸杂志，2001，24：70－74

[33] 中国防痨协会．耐药结核病化学治疗指南(2009)．中华结核和呼吸杂志，2010，33：485－497.

[34] Sahin F, Yildiz P. Characteristics of endobronchial tuberculosis patients with negative sputum acid – fast bacillus [J]. J Thorac Dis, 2013, 5(6): 764–770.

[35] Hautmann H, Camarra F, Pfeifer KJ, et al. Fiberoptic bronchoscopic balloon dilatation in malignant tracheobronchial disease: indications and results[J]. Chest, 2001, 120: 43–49.

[36] Jin F, Mu D, Xie Y, et al. Application of bronchoscopic argon plasma coagulation in the treatment of timorous endobronchial tuberculosis: historical controlled trial [J]. Journal of Thracic and Cardiovascular Surgery, 2013, 145(6): 1650–1653.

[37] Bolliger CT, Sutedja TG, Strausz J, et al. Thrapeutic bronchoscopy with immediate effct: laser, electrocautery, argon plasma coagulation and stents[J]. European Respiratory Journal, 2006, 27(6): 1258 – 1271.

[38] Toppet M, Malfroot A, Derde MP, et al. Corticosteroids in primary tuberculosis with bronchial obstruction. Arch Dis Child. 1990 Nov; 65(11): 1222–1226.

[39] Nemir RL, Cardona J, Vaziri F, et al. Prednisone as an adjunct in the chemotherapy of lymph node – bronchial tuberculosis in childhood: a double – blindstudy. II. Further term observation. Am Rev Respir Dis. 1967 Mar; 95(3): 402–410.

[40] Park IW, Choi BW, Hue SH. Prospective study of corticosteroid as an adjunct in the treatment of endobronchial tuberculosis in adults [J]. Respirology, 1997, 2(4): 275 – 281.

# 第七章 肺结核诊治指南解读

结核病(tuberculosis，TB)严重影响人民健康，是我国重点防治疾病之一。对肺结核病及时、准确的诊断和彻底治愈患者，不仅在于恢复患者健康，而且是消除传染源、控制结核病流行的最重要措施。为了规范肺结核的防治，原卫生部疾病控制司制订了“中国结核病防治规划实施工作指南[1]（以下简称“指南”）”，本章对指南的诊治部分进行解读。

## 第一节 指南要点

### 一、定义

1. 痰涂片阳性肺结核病例

凡符合下列三项之一者为痰涂片阳性肺结核病例。

(1)2 份痰标本直接涂片抗酸杆菌镜检阳性。

(2)1 份痰标本直接涂片抗酸杆菌镜检阳性加肺部影像学检查符合活动性肺结核影像学表现。

(3)1 份痰标本直接涂片抗酸杆菌镜检阳性加 1 份痰标本结核分枝杆菌培养阳性。

2. 痰涂片阴性肺结核病例

凡符合下列条件之一者为临床诊断病例(痰涂片阴性肺结核)：

(1)3 次痰涂片阴性，胸部影像学检查显示与活动性肺结核相符的病变且伴有咳嗽、咳痰、咯血等肺结核可疑症状。

(2)3 次痰涂片阴性，胸部影像学检查显示与活动性肺结核相符的病变且结核菌素试验强阳性。

(3)3 次痰涂片阴性，胸部影像学检查显示与活动性肺结核相符的病变且抗结核抗体检查阳性。

(4)3 次痰涂片阴性，胸部影像学检查显示与活动性肺结核相符的病变且肺外组织病理检查证实为结核病变者。

(5)3 次痰涂片阴性的疑似肺结核病例经诊断性治疗或随访观察可排除其他肺部疾病者。

3. 肺结核初治

肺结核从未接受过抗结核治疗，或服用抗结核药物不足 1 个月。新肺结核患者的细菌学结果可能呈阳性或阴性，任何部位都有可能发病。

4. 肺结核复治

服用过 1 个月或 1 个月以上的抗结核药物，细菌学结果可能呈阳性或阴性，任何部位都有可能发病。可根据最近的治疗转归进一步对患者进行分类。

## 二、流行病学

全球约三分之一的人(约 20 亿)曾受到结核分枝杆菌的感染，全球每年因结核病死亡人数约 180 万。结核病的流行状况与经济水平大致相关。印度、中国、俄罗斯、南非、秘鲁等 22 个国家集中了全球 80% 的结核病例。据我国 2010 年第五次结核病流行病学抽样调查估计：结核病年发病例 100 万人，发病率为 78/10 万；全国现有活动性肺结核患者为 499 万，患病率为 459/10 万；痰涂片阳性的肺结核患者为 72 万，患病率为 66/10 万；结核分枝杆菌阳性的肺结核患者为 129 万，患病率为 119/10 万；结核病年死亡人数为 5.4 万，死亡率为 4.1/10 万；TB/HIV 双重感染患者约2万；每年新发多药耐药结核病(MDR－TB)患者约10万。通过加强结核病防治工作和落实现代结核病控制措施，近十余年来我国的结核病疫情呈下降趋势，但仍存在以下问题：肺结核疫情地区间差异显著、肺结核患者多药耐药(multidrug resistance，MDR)率高等。

## 三、临床表现

(1)症状：肺结核的临床表现不尽相同，但有共同之处。主要表现咳嗽、咳痰、咯血、午后低热、盗汗等症状。

(2)体征：体征主要取决于病变性质和范围。

## 四、辅助检查

(1)影像学：X线检查是诊断肺结核的必备检查，对确定病变部位、范围、性质，了解其演变及选择治疗具有重要价值。肺部CT有助于发现隐蔽区病灶和孤立性结节的鉴别诊断。

(2)痰涂片镜检和结核菌培养：是确诊肺结核最特异性的方法。结核菌素皮肤实验(TST)：PPD皮试，其诊断价值主要是儿童结核病。

(3)γ－干扰素释放试验：某特异性、敏感性、阳性预测值和阴性预测值都达到95%左右。

(4)结核菌抗原和抗体检测：该项检测由于敏感性和特异性较低,WHO不推荐将此检测方法用于诊断结核感染。

## 五、诊断及鉴别诊断

我国2008年颁布并实施的肺结核诊断标准指出，肺结核的诊断是以细菌学实验室检查为主，结合胸部影像学、流行病学和临床表现、必要的辅助检查及鉴别诊断，进行综合分析所作出诊断。结核的诊断分为疑似病例、临床诊断病例、确诊病例。指南对“年龄≥15 岁肺结核患者”的诊断步骤绘制了流程图，见图 7 - 1。

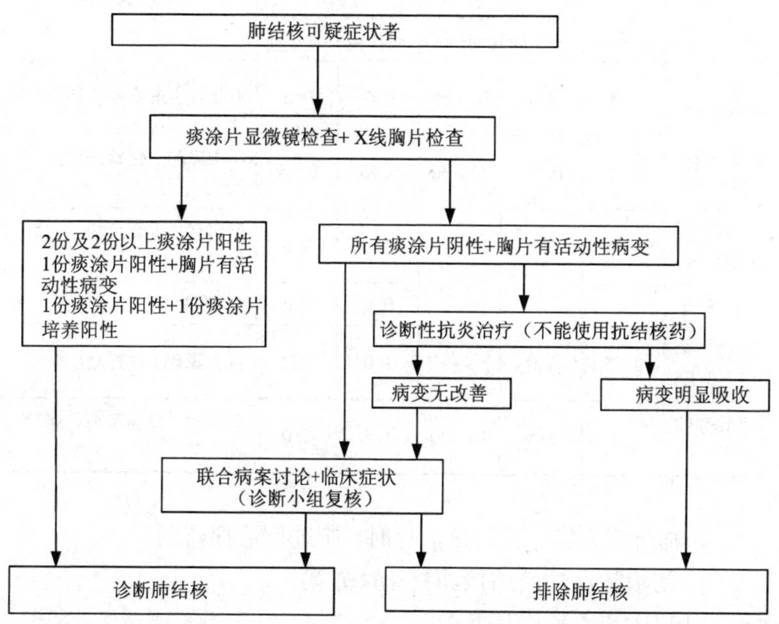


**图 7 - 1　年龄≥15 岁肺结核患者检查及诊断流程图**

## 六、治疗

药物化学疗法是结核病的基本疗法，早期、联合、规律、全程、适量是结核病化疗的原则，以期达到消灭结核菌、防止耐药菌产生、减少复发的目的。化疗方案一般包括强化期与巩固期。常用抗结核药物的剂量及主要不良反应见表 7 - 1。

表 7-1 常用抗结核药物用量及主要不良反应

| 药名 | 每日疗法 | | | 间歇疗法 | | 主要不良反应 |
|---|---|---|---|---|---|---|
| | 成人 | | 儿童 | 成人 | | |
| | <50 kg | ≥50 kg | (mg/kg) | <50 kg | ≥50 kg | |
| 异烟肼(INH,H) | 0.3 | 0.3 | 10-15 | 0.6 | 0.6 | 肝毒性、末梢神经炎 |
| 链霉素(SM,S) | 0.75 | 0.75 | 20-30 | 0.75 | 0.75 | 听力障碍、眩晕、过敏反应 |
| 利福平(RFP,R) | 0.45 | 0.6 | 10-20 | 0.6 | 0.6 | 肝毒性、胃肠反应、过敏反应 |
| 利福喷丁 | - | - | - | 0.6 | 0.6 | (同利福平) |
| 乙胺丁醇(EMB,E) | 0.75 | 1.0 | - | 1.0 | 1.25 | 视力障碍、视野缩小 |
| 吡嗪酰胺(PZA,Z) | 1.5 | 1.5 | 30-40 | 1.5 | 2.0 | 肝毒性、胃肠反应、痛风样关节 |

药物化疗方案：肺结核治疗时，应进行治疗监测。

1. 初治活动性肺结核药物化疗方案

(1)$2H_3R_3Z_3E_3/4H_3R_3$

(2)2HRZE/4HR

2. 复治痰涂片阳性肺结核药物化疗方案

(1)$2H_3R_3Z_3E_3S_3/6H_3R_3E_3$

(2)2HRZES/6HRE

3. 结核性胸膜炎推荐药物化疗方案

(1)2HRZE/10HRE

(2)$2H_3R_3Z_3E_3/10H_3R_3E_3$

4. 肺结核中断治疗或返回患者的治疗

(1)初治活动性肺结核患者(包括结核性胸膜炎)中断治疗后的继续治疗，见表 7-2。

**表 7－2　中断治疗<2 个月的初治活动性肺结核患者的治疗**

| 治疗长度 | 中断治疗长度 | 是否需做痰涂片检查 | 痰涂片结果 | 方案选择 |
| --- | --- | --- | --- | --- |
| <1个月 | <2 周 | 否 | 无 | 继续原始初治方案＊ |
|  | 2～8 周 | 否 | 无 | 重新开始初治方案＊＊ |
| 1～2个月 | <2 周 | 否 | 无 | 继续原始初治方案 |
|  | 2～8 周 | 否 | 涂(＋) | 原初治方案增加1 个月强化期 |
|  |  | 是 | 涂(－) | 继续原始初治方案 |
| >2个月 | <2 周 | 否 | 无 | 继续原始初治方案 |
|  | 2～8 周 | 是 | 涂(＋) | 开始复治痰涂片阳性方案 |
|  |  |  | 涂(－) | 继续原始初治方案 |

注：＊ 所有患者必须完成2 个月的强化期治疗。如果患者中断治疗前已完成1 个月的强化期治疗，将再给患者不少于1 个月的强化期治疗，而后才开始继续期治疗。

＊＊ 即从头开始初治方案，已完成的治疗不计在内。

(2)复治痰涂片阳性的肺结核患者中断治疗后的继续治疗，见表7－3。

**表 7－3　中断治疗<2 个月的复治痰痰涂片阳性性的肺结核患者的治疗**

| 治疗长度 | 中断治疗长度 | 是否需做痰涂片检查 | 痰涂片结果 | 方案选择 |
| --- | --- | --- | --- | --- |
| <1个月 | <2 周 | 否 | 无 | 继续复治痰涂片阳性方案＊ |
|  | 2～8 周 | 否 | 无 | 继续复治痰涂片阳性方案＊ |
| 1～2个月 | <2周 | 否 | 无 | 继续复治痰涂片阳性方案 |
|  | 2～8 周 | 否 | 涂(＋) | 原复治痰涂片阳性方案增加 1 个月强化期 |
|  |  | 是 | 涂(－) | 继续复治痰涂片阳性方案 |

续表 7－3

<table>
<tr><th>治疗长度</th><th>中断治疗长度</th><th>是否需做痰涂片检查</th><th>痰涂片结果</th><th>方案选择</th></tr>
<tr><td rowspan="3">>2 个月</td><td><2 周</td><td>否</td><td>无</td><td>继续复治痰涂片阳性方案</td></tr>
<tr><td rowspan="2">2～8 周</td><td rowspan="2">是</td><td>涂(＋)</td><td>重新开始复治痰涂片阳性方案</td></tr>
<tr><td>涂(－)</td><td>继续复治痰涂片阳性方案</td></tr>
</table>

注：* 保证患者完成 2 个月的强化期治疗

5. 多药耐药结核病

多药耐药肺结核病其治疗困难，宜主张采取药物化疗、免疫治疗、萎陷治疗、药物介入治疗和手术等综合治疗。化疗是最基本和最重要的治疗，尚无标准推荐方案。对于多药耐药治疗来说，抗结核药物可根据疗效、使用经验和药物类别进行分组，见表 7－4。

**表 7－4 耐多药结核病治疗药物分组**

| 药物分组 | 药物名称(缩写) |
| --- | --- |
| 第 1 组：<br>一线口服药 | • 吡嗪酰胺(Z)<br>• 乙胺丁醇(E)<br>• 利福布丁(Rfb) |
| 第 2 组：<br>注射剂 | • 卡那霉素(Km)<br>• 阿米卡星(Am)<br>• 卷曲霉素(Cm)<br>• 链霉素(S)<br>• 左氧氟沙星(Lfx) |
| 第 3 组：<br>氟喹诺酮类药物 | • 莫西沙星(Mfx)<br>• 氧氟沙星(Ofx)<br>• 对氨基水杨酸(PAS) |

**续表 7－4**

| 药物分组 | 药物名称（缩写） |
|---|---|
| 第 4 组：<br>口服抑菌二线药物 | • 环丝氨酸（Cs）<br>• 特立齐酮（Trd）<br>• 乙硫异烟胺（Eto）<br>• 丙硫异烟胺（Pto）<br>• 氯法齐明（Cfz）<br>• 利奈唑胺（Lzd）<br>• 阿莫西林/克拉维酸（AMX/Clv） |
| 第 5 组：<br>耐药结核病疗效不确定药物 | • 氨硫脲（Thz）<br>• 亚胺培南/西拉司丁（Ipm/Cln）<br>• 高剂量异烟肼（高剂量 H）<br>• 克拉霉素（Clr） |

高剂量异烟肼指 16～20 mg/（kg · d）。某些专家建议在对低浓度异烟肼（＞1% 的结核分枝杆菌对 0.2 μg/mL 具有耐药性，但对1 μg/mL的异烟肼敏感）出现耐药性时使用高剂量异烟肼，否则不推荐使用高剂量异烟肼（＞1% 的结核分枝杆菌对 1 μg/mL 的异烟肼具有耐药性）。

6. 结核菌/艾滋病病毒双重感染

人类免疫缺陷病毒（HIV）阳性结核病患者的当务之急是启动结核病治疗方案，继而是复方新诺明预防性治疗和抗病毒治疗。

7. 肺结核伴有其他基础疾病的治疗原则

肺外结核、妊娠期和哺乳期、肝脏疾病、肾衰竭等情况下结核药物的用药时间和（或）用药剂量需根据情况进行调整。

## 七、肺结核管理及健康教育

肺结核的控制不仅需要规范的治疗，还需要及时、有效地报告疫情，并利用各种力量对群众进行结核病知识及健康教育宣教，这样才能更好地遏制结核病的发展。

## 第二节 指南解读

### 一、定义

（一）指南要点

1. 痰涂片阳性肺结核病例

凡符合下列三项之一者为痰涂片阳性肺结核病例：①2 份痰标本直接涂片抗酸杆菌镜检阳性；②1 份痰标本直接涂片抗酸杆菌镜检阳性加肺部影像学检查符合活动性肺结核影像学表现；③1 份痰标本直接涂片抗酸杆菌镜检阳性加 1 份痰标本结核分枝杆菌培养阳性。

2. 痰涂片阴性肺结核病例

凡符合下列条件之一者为临床诊断肺结核病例（痰涂片阴性肺结核）：①3 次痰涂片阴性，胸部影像学检查显示与活动性肺结核相符的病变且伴有咳嗽、咳痰、咯血等肺结核可疑症状；②3 次痰涂片阴性，胸部影像学检查显示与活动性肺结核相符的病变且结核菌素试验强阳性；③3 次痰涂片阴性，胸部影像学检查显示与活动性肺结核相符的病变且抗结核抗体检查阳性；④3 次痰涂片阴性，胸部影像学检查显示与活动性肺结核相符的病变且肺外组织病理检查证实为结核病变者；⑤3 次痰涂片阴性的疑似肺结核病例经诊断性治疗或随访观察可排除其他肺部疾病者。

3. 初治

从未接受过结核病治疗，或服用抗结核药物不足 1 个月。新患者的细菌学结果可能呈阳性或阴性，任何部位都有可能发病。

4. 复治

服用过 1 个月或 1 个月以上的抗结核药物，细菌学结果可能呈阳性或阴性，任何部位都有可能发病。可根据最近的治疗转归进一步对患者进行分类。

（二）指南解读

结核病病例的统一界定有助于正确地登记患者和发现病例；选择适当的标准治疗方案；规范结核病防治数据收集流程；根据地点、细菌学和治疗史评估病例的比例；治疗转归的队列分析；准确监测趋势，并评估地区、国家和全球结核病防治规划的有效性。按治疗分类分为：初治和复治，按照国家结核病分类标准分为原发性肺结核（简写为Ⅰ）；血行播散性肺结核（简写为Ⅱ）；继发性肺结核（简写为Ⅲ）；结核性胸膜炎（简写为Ⅳ）；其他肺外结核（简写为Ⅴ）。按照2008年的肺结核诊断标准（WS288－2008），肺结核分确诊病例、临床诊断病例和疑似病例（确诊病例包括痰涂片阳性肺结核、仅有痰培养阳性肺结核和肺部病变标本病理学诊断为结核病变者三类）。

## 二、流行病学

（一）指南要点

全球约三分之一的人（约20亿人）曾受到结核分枝杆菌的感染，全球每年因结核病死亡人数的180万。结核病的流行状况与经济水平大致相关。印度、中国、俄罗斯、南非、秘鲁等22个国家集中了全球80%的结核病例。据我国2010年第五次结核病流行病学抽样调查估计：结核病年发病例为100万人，发病率为78/10万；全国现有活动性肺结核患者为499万，患病率为459/10万；痰涂片阳性肺结核患者为72万，患病率为66/10万；结核分枝杆菌阳性的肺结核患者为129万，患病率为119/10万；结核病年死亡人数为5.4万，死亡率为4.1/10万；TB/HIV双重感染患者约2万；每年新发MDR－TB约10万。通过加强结核病防治工作和落实现代结核病控制措施，近十余年来我国的结核病疫情呈下降趋势，但仍存在以下问题：肺结核疫情地区间差异显著、肺结核患者多药耐药率高等。

（二）指南解读

结核病是慢性传染性疾病。目前，全球已有 20 亿人感染结核菌，活动性结核患者数达 1 500 万，每年新发结核患者达 800 ~ 1 000 万，有 180 万人因结核病死亡。1993 年世界卫生组织（WHO）宣布“全球结核病处于紧急状态”，将结核病列为重点控制的传染病之一。1998 年，WHO 再次指出“遏制结核病行动刻不容缓”。据 WHO 2008 年全球结核病控制报告估计，2006 年我国结核病发患者数为 131 万，占全球的 14.3%，位居全球第二位，是全球 22 个结核病高负担国家之一。2000 年全国结核病流行病学抽样调查结果显示，我国结核病疫情特点是：感染人数多，全国有 5.5 亿人口已感染结核菌，明显高于全球平均感染水平；患者数多，全国有活动性肺结核患者约 450 万人，其中传染性肺结核患者约 150 万人；死亡人数多，全国约有 13 万人死于结核病；农村患者多，全国约 80% 结核病患者在农村，而且主要集中在中西部地区；耐药患者多，特别是多药耐药和严重耐多药患者。[2]

在我国传染病疫情网络报告中，肺结核报告发病和报告死亡数位居甲乙类传染病前列。有四分之三的肺结核患者为最具有劳动能力的青壮年。结核病仍是制约农村地区特别是贫困地区经济和社会发展的重大疾病之一。同时，我国结核病防治工作还面临着流动人口结核病、多药耐药肺结核（MDR - TB）和结核菌/艾滋病病毒（TB/HIV）双重感染等新的挑战。

## 三、临床表现

（一）指南要点

（1）症状：肺结核的临床表现不尽相同，但有共同之处。主要表现为咳嗽、咳痰、咯血、发热（多为低热）、盗汗等症状。部分患者可无临床症状。

(2)体征：体征主要取决于病变性质和范围。可出现呼吸频率增快、呼吸音减低或粗糙、肺部啰音等，轻者可无体征。

(二)指南解读

1. 症状

肺结核的临床症状是机体对疾病发生、发展的反应，是患者就诊、医生诊断疾病的重要线索，其临床表现多样，轻重缓急不一，20%的患者无症状或症状轻微易被忽视。

(1)呼吸系统症状：咳嗽、咳痰是呼吸系统最常见的症状，肺结核的咳嗽、咳痰的严重程度与病情密切相关，早期可无明显症状；约1/3～1/2的患者在不同病期有咯血，可为毛细血管通透性增高、小血管损伤、空洞壁的动脉瘤破裂等引起的咯血，也可来自肺动脉和支气管动脉；胸痛可为神经反射性的引起的，也可为胸膜受累导致；气急见于广泛肺组织破坏、胸膜增厚和肺气肿，重度毒血症状和高热可引起呼吸频率增速。

(2)全身反应：主要指结核中毒症状，常见为午后低热、食欲减退、体重减轻、女性月经不调等。

(3)结核超敏感症候群包括结核风湿性关节炎、结节性红斑及疱疹性结膜角膜炎，多见于青年女性[3]。

2. 体征

体征主要取决于病变性质和范围。粟粒性肺结核偶可并发急性呼吸窘迫综合征，表现为严重的呼吸困难和顽固性低氧血症。病灶以渗出型病变为主的肺实变且范围较广或干酪性肺炎时，叩诊浊音，听诊闻及支气管呼吸音和湿啰音。肺巨大空洞可出现带金属调的空瓮音。支气管结核有局限性哮鸣音，呼气或咳嗽末时明显。

## 四、辅助检查

（一）指南要点

(1)影像学：X 线检查是诊断肺结核的必备检查，对确定病变部位、范围、性质，了解其演变及选择治疗具有重要价值。肺部 CT 有助于发现隐蔽区病灶和孤立性结节的鉴别诊断。

(2)涂片镜检和结核菌培养：是确诊肺结核最特异性的方法。

(3)结核菌素皮肤试验(TST)：PPD 皮试，其诊断价值主要是儿童结核病。

4. γ-干扰素释放试验：敏感性和特异性较高。

5. 结核菌抗原和抗体检测：敏感性、特异性均较低。

（二）指南解读

1. 影像学检查

X 线检查是诊断肺结核的必备检查，对确定病变部位、范围、性质，了解其演变及选择治疗具有重要价值。然而肺结核影像学诊断一直是影像学诊断的难点之一。多层螺旋 CT(MDCT)的应用，肺结核是否为活动性的诊断有了新的进展。MDCT 可对肺结核病变的细微特征做详细评价。Nam 等通过比较 36 例慢性活动性毁损性肺结核与 78 例慢性非活动性毁损性肺结核的影像学特征，经过分析，认为树芽征是判断慢性毁损性肺结核活动性的最有特征性的征象[4]。Yoon 等通过比较活动性肺结核累及下叶基底段与累及上叶尖段或尖后段的不同点，发现与尖段或尖后段肺结核相比，下叶基底段结核更多表现为原发性肺结核的表现，即实变、纵隔及肺门淋巴结肿大、胸腔积液[5]。我国陈智慧等回顾分析了 53 例经临床和病理证实的影像学表现不典型肺结核患者的 CT 资料，提出除通过结合临床、CT 增强扫描、动态观察诊断外，CT 穿刺对诊断不典型肺结核来说也是一个不错的选择[6]。以下几种类型肺结核的常见影像特点：

(1)原发性肺结核：好发于上肺叶下部、或下肺叶上部、近胸膜下，以渗出性病变为主的原发灶、引流的淋巴管炎、及相应引流区域的肺门、纵隔淋巴结肿大组成原发综合征，常呈哑铃状或双极样表现，有时原发灶已吸收仅有肺门、纵隔淋巴结肿大、胸内淋巴结结核。由于肿大淋巴结的压迫可并发肺不张。肺门、纵隔淋巴结结核的 X 线表现可能有如下特点：①肿大淋巴结周围常有浸润，边缘模糊；②常为多组淋巴结肿大且具有融合顷向；③肿大淋巴结中心可有低密度区、增强 CT 扫描可呈环形增强；④原发灶及(或)淋巴结内有钙化。

(2)血行播散性肺结核：典型的表现是双侧上中下肺野呈现分布均匀、大小一致、密度相等的 1～3 mm 粟粒样小结节，(俗称"三均匀")，小结节境界常欠清晰提示结节周围有炎性渗出，部分结节可融合，有些患者还可同时伴有肺门纵隔淋巴结肿大、胸膜炎、心包炎等。但粟粒性肺结核早期，胸片可仅表现肺部透过度降低而不能显示明确的粟粒结节影，胸部高分辨率 CT 扫描(HRCT)可较早发现粟粒性微结节，有助于早期诊断。亚急性及慢性血行播散性肺结核则于双肺上中肺野显示多数小结节状及小斑片影，结节的分布、大小、密度、有从肺尖至肺底呈逐渐递减的趋势。

(3)继发性肺结核胸部 X 线表现多样，轻重不一，轻者仅于一侧或双侧肺尖或锁骨下区呈现斑点状、条索状或小片浸润影；也可表现为密度较高、境界清晰的球形阴影(结核球)，其内可有小溶解区或钙化、周围有卫星灶；或呈现肺段性分布的片絮影及(或)空洞。重者则呈大叶或小叶性干酪性肺炎；慢性迁延者则表现为纤维厚壁空洞伴广泛支气管播散灶、胸膜增厚、肺体积缩小、肺门上提乃至一侧损毁肺。一般说，继发性肺结核的 X 线表现可能有以下特点：①病变好发于肺上叶尖部、后段及下叶背段，常为多肺段性病变；②病变呈多形态改变(即渗出性、增殖性、干酪性病变并存，还可伴有钙化、纤维条索影）；③较易形成空洞、常伴有支气管播散灶，有时空洞近肺门侧可显示双轨样的引流支气管影；④病变吸收较慢、短期内常无明显改变。

2. 痰涂片镜检和结核菌培养

痰涂片镜检和结核菌培养是确诊肺结核最特异性的方法。涂片萋尼氏染色（抗酸染色）镜检快速简便，在我国非典型结核分枝杆菌尚属少见，如痰涂片镜检抗酸杆菌阳性，肺结核诊断基本成立。痰直接厚涂片阳性率优于薄涂片，为目前普遍采用。萋尼氏染色镜检结果分级报告标准：①抗酸杆菌阴性：连续观察 300 个不同视野，未发现抗酸杆菌；②报告抗酸杆菌菌数：1 ~ 8 条抗酸杆菌/300 视野；③抗酸杆菌阳性（1 +）：3 ~9 条抗酸杆菌/100 视野；④抗酸杆菌阳性（2 +）：1 ~ 9 条抗酸杆菌/10 视野；⑤抗酸杆菌阳性（3 +）：1 ~ 9 条抗酸杆菌/每视野；⑥抗酸杆菌阳性（4 +）：≥10 条抗酸杆菌/每视野（报告“1 +”时至少观察 300 个视野，报告“2 +”时至少观察 100 个视野，报告“3 +”，“4 +”时至少观察 50 个视野）。除痰标本外，脓液、病灶组织、纤维支气管镜刷检物、冲洗液或灌洗液均可用于直接涂片检查。结核培养虽较费时，但培养菌株进一步做药物敏感性测定，可为结核病治疗特别结核病是复治提供重要参考。近年应用 Bactec TB 系统早期鉴定生长的结核菌而不必等待菌落形成，报告时间较普通培养缩短 10 天左右，药敏试验通常在培养阳性后的4 ~6天即可完成，且能快速将结核菌和非典型结核分枝杆菌加以鉴别。

3. 结核菌素皮肤试验（TST）

结核菌素皮肤试验即 PPD 皮试，临床常用的筛查结核的免疫学方法，是长期以来用以快速诊断结核感染的传统方法。然而 TST 存在诸多缺陷：在易受结核感染的免疫功能低下人群中，其敏感性反而大大降低；结核菌素纯蛋白衍生物（purified prote in derivatives，PPD）是 200 多种蛋白的混合物，其中很多是非结核分枝杆菌及卡介苗(BCG)的共同抗原成分，在普遍接种BCG的地区造成非常高的“假阳性率”[7]。TST的主要用途有：①社区结核菌感染的流行病学调查或接触者的随访；②检测阳转者，适用于儿童和易感高危对象；③协助诊断，但价值有限。

4. γ-干扰素释放试验

结核感染T细胞斑点试验(tuberculous infection of T cells spot test，T-SPOT.TB)技术，使用结核分枝杆菌特异性抗原刺激外周血单个核细胞，通过细胞因子γ干扰素(IFN-γ)的分泌检测抗原特异性T淋巴细胞的应答反应，从而判断结核感染状态，具有较高的特异性与敏感性[8-9]。

5. 结核菌抗原和抗体检测

由于结核菌抗原和抗体检测敏感性与特异性均较低，世界卫生组织不推荐此法用于诊断结核感染。

## 五、诊断

### (一)指南要点

我国2008年颁布并实施的肺结核诊断标准指出，肺结核的诊断是以细菌学实验室检查为主，结合胸部影像学、流行病学和临床表现、必要的辅助检查及鉴别诊断，进行综合分析所作出。结核的诊断分为疑似病例、临床诊断病例、确诊病例。指南对“年龄≥15岁肺结核”的诊断步骤绘制了流程图(见图7-1)。

### (二)指南解读

根据指南及肺结核诊断标准(2008年)，总结肺结核诊断要点：

(1)病史：既往有与肺结核患者接触史，尤其是与痰涂片镜检阳性的肺结核患者有密切的接触史，对诊断有重要提示作用，既往曾有肺结核或肺外结核病史也有重要参考价值。可除外其他病因所引起的结节性红斑、关节胀痛及疱疹性结膜角膜炎者对诊

断也有重要临床意义

(2)临床症状：咳嗽、咳痰 2 周或 3 周以上或伴有胸痛、胸闷、发热、体重下降、咯血等症状，经对症及抗感染治疗无效者，应怀疑有肺结核的可能性，宜进一步检查。

(3)影像学检查：X 线胸片检查有与肺结核相符的上述各种表现。值得注意的是艾滋病病毒(HIV 感染)与艾滋病(AIDS)、糖尿病等患者是结核病的高危人群，可呈现不典塑的胸部 X 线改变：如下叶肺结核、下叶空洞或多发性空洞或空洞周围有明显浸润病变等。

(3)痰细菌学检查：包括痰涂片及培养，是肺结核病原学诊断的直接证据，是临床确诊、判断疗效的重要依据，但痰涂片染色法检出率不高，仅 30% ~ 50%，痰标本中结核分枝杆菌数量达到 104 ~ 105 个细菌/mL 时才能检出，且抗酸杆菌在形态上不能与非结核分枝杆菌鉴别。痰培养法的检出灵敏度为 101 ~ 102 个细菌/mL 才能检出，但培养时间需 4 ~ 6 周，有条件时可采用 Bactec 系列及其他液体培养基，报告时间可缩短。

(4)结核菌素纯蛋白衍生物(PPD)皮肤试验：是判断结核感染的主要方法和流行病学调查感染率的指标，但 PPD 并非纯化抗原，含有其他非结核分枝杆菌共有的抗原成分，因此在鉴别结核或非结核分枝杆菌感染、区分卡介苗接种后反应与结核自然感染等方面均有一定局限性，而且不少临床研究发现 0.5% ~ 20% 活动性结核病可呈现假阴性。结核病患者伴免疫功能低下或并发 HIV 感染/AIDS 者假阴性率更高，故其诊断价值主要是用于儿童结核病的检测。PPD 强阳性提示机体处于超敏感状态，对原发性肺结核、结核性浆液膜炎的诊断有参考价值，PPD 皮肤试验近期阳转者也有一定意义，需进一步检查。

(5)免疫学检查：有条件时还可采用免疫学、分子生物学等方法检测血清及体液中抗结核抗体，痰标本的结核分枝杆菌特异性 DNA 片段以辅助诊断。T-SPOT 在痰涂片检测阴性肺结核的诊断上具有快速，敏感度及特异度较高的优点，在临床上对疑似肺结核患者进行 T-SPOT 试验对鉴别诊断具有重要意义。

(6)诊断性治疗：对高度怀疑肺结核但未获确切证据、且基本上可排除其他非结核性肺部疾病，又无使用抗结核治疗禁忌证者，可在严密观察下进行诊断性治疗。

总之，肺结核尤其菌阴肺结核需结合临床及影像学变化进行综合诊断，还需注意与其他疾病鉴别，如原发性肺结核需注意与结节病、恶性淋巴瘤、中心型肺癌以及其他可引起肺门、纵隔淋巴结肿大的疾病鉴别。血行播散性肺结核需与病毒、支原体、衣原体、卡(伊)氏肺孢子菌及细菌引起的急性肺部感染性疾病鉴别，还需与弥漫性细支气管肺泡癌、转移性肺癌、肺尘埃沉着病、肺间质纤维化等疾病相鉴别；继发性肺结核则需与各种不同病因的肺部炎性病变鉴别；结核性空洞需与肺化脓、癌性空洞、坏死性肉芽肿等鉴别；结核球则需与周围型肺癌、错构瘤、炎性假瘤等鉴别。

## 六、治疗

### (一)指南要点

化学疗法是结核病的基本疗法，早期、联合、规律、全程、适量是结核病化疗的原则，以期达到消灭结核菌、防止耐药菌产生、减少复发的目的。化疗方案一般包括强化期与巩固期。常用抗结核药物的剂量及不良反应如下。

化疗方案：

(1)初治活动性肺结核化疗方案：①$2H_3R_3Z_3E_3/4H_3R_3$；②2HRZE/4HR

(2)复治痰涂片阳性肺结核化疗方案：①$2H_3R_3Z_3E_3S_3/6H_3R_3E_3$；②2HRZES/6HRE。

(3)结核性胸膜炎推荐化疗方案：①2HRZE/10HRE；②$2H_3$

$R_3Z_3E_3/10H_3R_3E_3$。

(4)中断治疗或复发复治患者的治疗：①初治活动性肺结核患者(包括结核性胸膜炎)中断治疗后的继续治疗(见第一节表7-2)；②复治痰涂片阳性肺结核患者中断治疗后的继续治疗(见第一节表7-3)。

(5)耐多药结核病。耐多药肺结核其治疗困难，宜主张采取化疗、免疫治疗、萎陷治疗、介入治疗和手术等综合治疗。化疗是最基本和最重要的治疗，尚无标准推荐方案。

(6)结核菌/艾滋病病毒双重感染。HIV阳性结核病患者的当务之急是启动结核病治疗，继而是复方新诺明预防性治疗和抗病毒治疗。

(7)肺结核伴有其他基础疾病的诊疗原则。肺外结核、妊娠期和哺乳期、肝脏疾病、肾衰竭的情况下肺结核的药物选择、用药时间和(或)用药剂量需根据情况进行调整。

(二)指南解读

药物化学疗法是结核病的基本疗法，早期、联合、规律、全程、适量是结核病化疗的原则，以期达到消灭结核菌、防止耐药菌产生、减少复发的目的。化疗方案一般包括强化期与巩同期(持续期)二个阶段；强化期(2~3个月)：联合采用3~4种抗结核药物，以期尽快杀灭不同代谢状态的结核菌、减少传染性、促进病变尽早吸收。巩固期(4~7个月)：联合采用2~3种或4种药物以达到继续杀灭残留菌群，巩固疗效、防止复发，常用抗结核药物的剂量及主要不良反应见表7-1。

化疗方案：肺结核治疗时，应进行治疗监测，主要通过痰涂片镜检进行治疗监测。

1. 初治活动性肺结核化疗方案

新痰涂片阳性和新痰涂片阴性肺结核患者可选用以下方案治疗(治疗方案中药名前数字表示用药月数，药名右下分数字表示每周用药次数)：

(1)$2H_3R_3Z_3E_3/4H_3R_3$

(2)2HRZE/4HR

初治新痰涂片阳性和新痰涂片阴性肺结核化疗时应注意以下几点：

(1)如新痰涂片阳性肺结核患者治疗到2个月末痰菌检查仍为阳性，则应延长1个月的强化期治疗，继续期化疗方案不变，第3个月末增加一次查痰；如第5个月末痰菌阴性则方案$H_3R_3Z_3E_3/4H_3R_3$或3HRZE/4HR。在治疗到第5个月末或疗程结束时痰涂片仍阳性者，为初治失败。

(2)如新痰涂片阴性肺结核患者治疗过程中任何一次痰菌检查阳性，均为初治失败。

(3)所有初治失败患者均应进行重新登记，分类为“初治失败”，用复治痰涂片阳性肺结核化疗方案治疗。

(4)儿童慎用乙胺丁醇。

(5)对初治失败的患者，如有条件可增加痰培养和药敏试验，根据药敏试验结果制定化疗方案。

2. 复治痰涂片阳性肺结核化疗方案

(1)$2H_3R_3Z_3E_3S_3/6H_3R_3E_3$

(2)2HRZES/6HRE

复治痰涂片阳性肺结核化疗方案时应注意以下几点：

(1)因故不能用链霉素的患者，延长1个月的强化期即$3H_3R_3Z_3E_3/6H_3R_3E_3$或3HRZE/6HRE。

(2)如复治痰涂片阳性肺结核患者治疗到第2个月末痰菌仍阳性，使用链霉素方案治疗的患者则应延长1个月的复治强化期方案治疗，继续期治疗方案不变，即$3H_3R_3Z_3E_3S_3/6H_3R_3E_3$或3HRZES/6HRE；未使用链霉素方案的患者则应再延长1个月的强化期，继续期治疗方案不变，即$4H_3R_3Z_3E_3/6H_3R_3E_3$或

4HRZE/6HRE，均应在第3个月末增加一次查痰。第5个月末或疗程结束时痰菌阳性为复治失败。

(3)在有条件的地区，对复治失败的患者，可增加痰培养和药敏试验，根据药敏试验结果制定化疗方案。

3. 结核性胸膜炎推荐化疗方案

(1)2HRZE/10HRE

(2)$2H_3R_3Z_3E_3/10H_3R_3E_3$

4. 中断治疗或返回复发肺结核患者的治疗

(1)初治活动性肺结核患者(包括结核性胸膜炎)中断治疗后的继续治疗见表7-2。

(2)复治痰涂片阳性肺结核患者中断治疗后的继续治疗见表7-3。

5. 耐多药结核病

耐多药结核病治疗困难，宜主张采取化疗、免疫治疗、萎陷治疗、介入治疗和手术等综合治疗。化疗是最基本和最重要的治疗，尚无标准推荐方案。WHO指出：①一旦确诊肺结核，在初治前采用快速药敏试验检测异烟肼和利福平的敏感性，以便识别耐药，应用痰涂片和培养进行疗效检测，有助于尽早发现治疗失败；②治疗方案至少应包含四种药物，且要有确定的药效，或几乎确定的药效；不使用可能出现交叉耐药的药物；③去除不安全的药物；④根据疗效分等级纳入第1组到第5组内的药物为了评估治疗反应，每个月都应进行痰涂片和培养，直到痰涂片和培养阴转。(阴转指连续2次痰涂片和培养呈阴性，之间相隔30天。)强化治疗至少8个月，总疗程20个月[10]。根据我国结核病国情，我国抗痨协会编制了耐药结核病化学治疗指南(2009)[11]。

6. 结核菌/艾滋病病毒双重感染

结核病是艾滋病患者最常见的机会性感染疾病，已成为艾滋病患者人群死亡的主要原因，约占全球艾滋病死亡的三分之一。

HIV 阳性结核病患者的当务之急是启动结核病治疗，然后在结核病治疗启动后尽快启动抗病毒治疗。艾滋病合并结核病患者的抗结核治疗原则及治疗方案与未感染艾滋病病毒的结核病患者相同，但是有 3 点须注意：①一般情况下，遵循抗结核治疗优先的原则；②抗结核治疗尽量采用每日治疗方案，并根据患者体重，决定用药量。最好使用固定剂量复合制剂（FDC），以减少患者的服药片数，提高治疗依从性；③需要随时关注其他的机会性感染，并及时进行有效的治疗。

7. 肺外结核和特殊情况下的结核治疗

（1）肺外结核：在肺外结核病例中，最常见的病例主要包括淋巴结核、胸膜结核以及骨或关节结核，而心包结核、脑膜结核和播散型结核（粟粒结核）更易致死。肺结核与肺外结核的治疗采用相同的方案。有些专家推荐结核性脑膜炎的疗程为 9 ~ 12 个月[12-13]，因为它有严重的致残和死亡风险；而对骨结核与关节结核的推荐疗程为 9 个月，因为评估治疗反应比较困难[14]。除非疑似耐药，可推荐使用辅助性的糖皮质激素来治疗结核性脑膜炎和心包炎[12-15]。治疗结核性脑膜炎时，应将乙胺丁醇换为链霉素。

（2）妊娠期和哺乳期患肺结核：除了链霉素，一线抗结核药物在孕期的使用都是安全的：链霉素对胎儿有耳毒性，不应在妊娠期间使用。患有结核病的哺乳期妇女应接受结核病治疗的完整疗程。应当让母亲和孩子待在一起，继续母乳喂养。如果婴儿可排除活动性结核，对婴儿应给予 6 个月的异烟肼预防性治疗，随后接种卡介苗[16]。对育龄妇女，应在开始结核病治疗前，询问其当前妊娠或计划妊娠的情况。应告诉妊娠的妇女使用标准方案成功治疗结核病是妊娠成功的关键。除了链霉素，一线抗结核药物在孕期的使用都是安全的：链霉素对胎儿有耳毒性，不应在妊娠期间使用。

（3）肝脏疾病：主要是肝病患者的结核病治疗。符合下列条件的患者，如果没有慢性肝病的临床证据，可接受通常的结核病治疗方案：①携带肝炎病毒；②有急性肝炎病史；③目前过度饮酒。但是，由抗结核药物引起的肝毒性反应在这些患者中可能更常见，因此应有所预见。对于肝脏疾病不稳定或晚期肝癌患者，如果可能的话，应在治疗开始时进行肝功能检测，治疗期间也应当对患者的肝功能进行监测。

开始治疗前，如果血清丙氨酸转移酶水平是正常水平的3倍以上[17]，应考虑下面的治疗方案。肝脏疾病越不稳定或越严重，就越应减少使用肝毒性药物。可用治疗方案包括：①两种肝毒性药物(而不是标准治疗方案中的三种药物)：9个月的异烟肼和利福平，外加乙胺丁醇(除非确认对异烟肼敏感)；2个月的异烟肼、利福平、链霉素和乙胺丁醇，继以6个月的异烟肼和利福平；6~9个月的利福平、吡嗪酰胺和乙胺丁醇；② 一种肝毒性药物：2个月的异烟肼、乙胺丁醇和链霉素，继以10个月的异烟肼和乙胺丁醇；③无肝毒性药物：18~24个月的链霉素、乙胺丁醇和一种氟喹诺酮药物。对于晚期或不稳定的肝病患者的治疗，咨询专家意见。

(4)肾衰竭：对于肾衰竭和严重肾功能不全的患者，推荐的初始结核病治疗方案是2HRZE/4HR。异烟肼和利福平随胆汁分泌物排出，所以无需调整剂量。乙胺丁醇经肾分泌，吡嗪酰胺代谢比较充分，所以需要调整剂量。这两种药物可每周3次给药，推荐剂量为：吡嗪酰胺(25 mg/kg)，乙胺丁醇(15 mg/kg)。

由于有较高的肾毒性和耳毒性风险，肾衰竭患者应避免使用链霉素。如果必须使用链霉素，剂量应当为15 mg/kg，每周2~3次，每次最大剂量为1 g，同时应监测药物血清水平。

## 八、肺结核管理及健康促进

根据原卫生部卫疾控(1996)第5号文件，已将肺结核列为《中华人民共和 国传染病防治法》乙类传染病管理。凡在各级各类医疗卫生机构和医疗单位诊断为活动性肺结核患者或新发现的结核性胸膜炎和其他肺外结核患者或疑似肺结核患者都列为病例报告对象，城镇于12小时内，农村24小时内向地方卫生行政部门指定的卫生机构寄出传染病报告卡。各级综合医疗机构对诊断或疑似肺结核患者除急症、重症、需手术治疗及必须住院治疗者外，均要求填报转诊单，向当地结防机构转诊，进行归口管理。

结核病防治健康促进是指通过对结核病防治政策与结核病防治知识的宣传与交流，从而动员全社会相关部门、相关力量和相关资源解决有关结核病防治存在问题的一种社会策略和社会行动。通过提高不同人群对结核病防治政策和防治知识的认识，改变他们陈旧和错误的观念和认识。在此基础上，使之采取正确的行为或改变不正确的行为。从而结核病控制策略，逐步达到控制结核病流行的最终目标。

# 参考文献

[1] 肖东楼，赵明刚，王宇等．中国结核病防治规划实施工作指南(2008年版)．北京：中国协和医科大学出版社．2009

[2] 2010年全国第五次结核病流行病学抽样调查报告．中国防痨杂志，2012，34(8)：485－508

[3] 中华医学会．临床诊疗指南(呼吸病学分册)．北京：人民卫生出版社．2009.1：59－61

[4] Nan KJ，Jeong YJ，Kim YD，et al. Chonic diestyuctive pulmonary tuberculosis：assessment of disease activitu by computed tomography. Acta Radiol，2012，53(9)：1014－1019.

[5] Yoon JY，Lee IJ，Im HJ，et al. CT findings in apical versus basal involvement of pulmonary tuberculosis. Diagn Interv Radiol，2013，19(2)：85－90.

[6] 陈智慧，冯远贞，司徒敏婷，等．肺结核的不典型CT征像分析．实用

医学影像杂志，2012，13(1：26－28)

[7] Lee E，Holzman RS. Evolution and current use of the tuberculin test[J]. Clin Infect Dis，2002，34(3)：365－370.

[8] Al－Zamel FA. Detection and diagnosis of Mycobacterium tuberculosis [J]. Expert Rev Anti Infect Ther，2009，7.(9)：1099－1108.

[9] Lalvani A，Pareek M. Interferon gamma release assays：principles and practice[J]. Enferm Infecc Microbiol Clin，2010，28(4)：245－252.

[10] Treatment of tuberculosis：guidelines. 4th ed. WHO/HIM/TB/2009. 420

[11] 中国防痨协会．耐药结核病化学治疗指南(2009)．中华结核和呼吸杂志，2010，33(7)：485－497

[12] National Collaborating Centre for Chronic Conditions. Tuberculosis：clinical diagnosis and management of tuberculosis，and measures for its prevention and control. London，Royal College of Physicians，NICE (National Institute for Health and Clinical Excellence)，2006.

[13] American Thoracic Society，CDC，Infectious Diseases Society of America. Treatment of tuberculosis. Morbidity and Mortality Weekly Report：Recommendations and Reports，2003，52(RR－11)：1 － 77.

[14] Thwaites GE et al. Dexamethasone for the treatment of tuberculous meningitis in adolescents and adults. New England Journal of Medicine，2004，351：1741 － 1751.

[15] Essential prevention and care interventions for adults and adolescents living with HIV in resource － limited settings. Geneva，World Health Organization，2008.

[16] Guidance for national tuberculosis programmes on the management of tuberculosis in children. Geneva，World Health Organization，2006 (WHO/HTM/TB/2006. 371；WHO/FCH/CAH/2006. 7).

[17] Saukkonen JJ etal. An official ATS statement：hepatotoxicity of antituberculosis therapy. American Journal of Respiratory and Critical Care Medicine，2006，174：935 － 952.

# 第八章　抗结核药物所致药物性肝损伤专家共识解读

在结核病抗结核治疗过程中可能会出现各种不同程度的药物不良反应，其中以抗结核药所致药物性肝损伤（DILI）最为多见，危害性最大，也是我国DILI的常见类型之一，轻者表现为一过性转移酶升高，重者可致肝衰竭，甚至危及生命，部分患者因此不得不中止抗结核治疗，从而影响结核病的治疗效果，临床医生应高度重视这个问题。目前，国内外尚缺乏统一的抗结核药所致DILI诊断标准和处理指南，为提高广大临床医生对抗结核药所致DILI的认识及其处理水平，经多次召开专题研讨会，并邀请结核病、肝病和药物学等多学科专家进行反复讨论与修改，形成了抗结核药物所致药物性肝损伤专家供识，现特对该专家共识进行解读。

## 第一节　专家共识要点

### 一、定义

抗结核药所致药物性肝损伤（drug-induced liver injury，DILI）是指使用抗结核药过程中，由于药物或其代谢产物引起的肝细胞毒性损伤或肝脏对药物及其代谢产物的变态反应所致病理过程。可以表现为无症状丙氨酸转移酶（ALT）升高，也可呈急性肝炎表现，甚至发生暴发性肝细胞坏死，少数患者可表现为慢性肝炎。

血清生化检测显示：ALT＞2 倍正常值上限（ULN）或结合胆红素＞2 倍 ULN；或天冬氨酸转移酶（AST）、碱性磷酸酶（ALP）和总胆红素同时升高，且至少 1 项＞2 倍 ULN。

## 二、流行病学

各国抗结核药所致 DILI 发生率不同，我国进行的一项以人群为基础的前瞻性研究表明 DILI 累积发生率为 2.55%。

## 三、危险因素

老年人、酗酒、肝炎病毒感染或合并其他急慢性肝病、营养不良和人类免疫缺陷病毒（HIV）感染等是共同的危险因素。

## 四、发病机制

DILI 的发病主要有两种机制：①药物所产生的代谢物对肝脏的直接毒性作用即可预见性 DILI，其特点为剂量依赖性，个体发生率高，以急性损伤为主；②特异质性肝损伤，即不可预见性 DILI，这是 DILI 的主要机制，属于超敏反应，大多无剂量依赖特点，个体发生率较低，可致肝细胞损伤和（或）胆汁淤积。

## 五、临床分型

DILI 可分为急性和慢性，其中抗结核药所致 DILI 绝大多数为急性。根据用药后血清酶升高的特点，可将急性 DILI 分为 3 种类型：①肝细胞损伤型；②胆汁淤积型；③混合型。

## 六、临床表现

临床表现各异且无特异性，可以无症状性肝脏的各项或单项重要酶升高，也可以肝炎样表现甚至肝衰竭症状，这些一般多发生在用药后 1 周至 3 个月内出现，其表现形式有以下几种。

(1)肝适应性反应：出现一过性转氨酶升高，肝脏生化指标轻度异常，ALT为2~3倍ULN，无临床症状。

(2)急性肝炎或肝细胞损伤：轻者表现为上腹不适、恶心呕吐和厌食等消化道症状，重者除消化道症状外还伴有全身症状，如发热乏力、皮肤巩膜黄染、尿色加深，出现肝区压痛、肝脏大。实验室检查ALT增高2倍以上，胆红素增高。

(3)急性胆汁淤积表现：轻者主要有腹胀、食欲不振和恶心等，重者可有发热、黄疸、上腹疼痛、皮肤瘙痒、尿色深黄，甚至出现脂肪泻。血清ALT轻度增高，结合胆红素明显增高。

(4)超敏反应肝损伤：患者除有肝损伤的临床表现外，还可出现发热、乏力、肌肉疼痛、皮疹、浅表淋巴结肿大、肝脾大、关节炎和心肌炎等过敏症状，严重者合并有溶血性贫血、剥脱性皮炎和急性肾衰竭等，实验室检查通常可发现嗜酸性粒细胞增多，并可检测到抗药物抗体。

(5)急性和亚急性肝衰竭：患者的病情进展迅速，因多器官受累，病死率较高。主要表现为：①黄疸；②腹水；③出血；④肝性脑病；⑤肾功能不全。

## 七、诊断

### (一)诊断依据

抗结核药所致DILI的诊断主要是排除性诊断。

(1)了解所使用的抗结核药物、既往用药肝损伤史、药物过敏史、过敏性疾病史及其他相关危险因素。

(2)掌握肝脏血清学指标改变的时序特征。

(3)熟悉肝损伤的临床表现。

(4)了解有无基础肝脏疾病。

(5)辅助检查指标。

### (二)指南要点诊断标准

1. 确诊病例

(1)发生时间：与 DILI 发病规律相一致，初次用抗结核药物后，多数肝损伤发生在 5 天至 2 个月，有特异质反应者可发生在 5 天以内。

(2)临床过程：停药后异常肝脏生化指标迅速恢复，肝细胞损伤型患者血清 ALT 峰值水平在 8 天内下降 >50% 为高度提示，在 30 天内下降 ≥50% 为重要提示；胆汁淤积型患者血清 ALT 或总胆红素峰值水平在 180 天内下降 ≥50% 为重要提示。

(3)必须排除其他病因或疾病所致的肝损伤。

(4)再次用药反应阳性：有再次用药后肝损伤复发史、肝酶活性水平升高 ≥2 倍 ULN。符合上述诊断标准中第(1)、(2)和(3)项，或前 3 项中有 2 项符合，加上第(4)项，均可确诊为抗结核药所致 DILI。

2. 疑似病例

(1)用药与肝损伤之间存在合理的时序关系，但同时存在可能导致肝损伤的其他病因或疾病状态；

(2)用药与发生肝损伤的时序关系未达到相关性评价的提示水平，但也缺少导致肝损伤的其他病因或疾病的临床证据。对于疑似病例，建议采用 1993 年修订的国际共识意见的 Rousse Uclaf Causality 评分表进行量化评估。

(三)鉴别诊断

抗结核药所致 DILI 需与病毒性肝炎、巨细胞病毒感染、EB 病毒感染、自身免疫性肝炎、酒精性肝病和血吸虫性肝病等进行鉴别。

## 八、抗结核药所致 DILI 的处理

1. 处理原则

(1)仅 ALT<3 倍 ULN，无明显症状，无黄疸，可在密切观察下保肝治疗，并酌情停用肝损伤发生频率高的抗结核药物。

(2)ALT≥3 倍 ULN，或总胆红素≥2 倍 ULN，应停用肝损伤发生频率高的抗结核药物，保肝治疗，密切观察。

(3)ALT≥5 倍 ULN，或 ALT≥3 倍 ULN 伴有黄疸、恶心呕吐、乏力等症状，或总胆红素≥3 倍 ULN，应立即停用所有抗结核药物，积极保肝治疗，严重肝损伤患者应住院采取综合治疗措施，有肝衰竭表现时应积极采取抢救措施。

2. 抗结核药所致 DILI 的预防

抗结核治疗前应详细询问既往用药史，同时应进行较全面的检查，包括肝脏生化指标、肝炎病毒血清免疫标志物检查等，有高危因素的患者需要谨慎选用抗结核药物，在抗结核治疗中应严密监测肝脏生化指标的变化。

3. 抗结核所致 DILI 的治疗

抗结核药所致 DILI 的治疗包括一般处理、保肝治疗、降低胆红素、降酶治疗、改善肝细胞能量代谢、促进肝细胞生长和肝功能替代疗法，以及糖皮质激素和中草药的应用。

# 第二节　专家共识解读

## 一、定义

(一)专家共识要点

抗结核药所致 DILI 是指使用抗结核药过程中，由于药物或其代谢产物引起的肝细胞毒性损伤或肝脏对药物及其代谢产物的

变态反应所致病理过程。可以表现为无症状丙氨酸转移酶(ALT)升高，也可呈急性肝炎表现，甚至发生暴发性肝细胞坏死，少数患者可表现为慢性肝炎。血清生化检测显示：ALT >2 倍正常值上限(ULN)或结合胆红素 >2 倍 ULN 或天冬氨酸转氨酶(AST)、碱性磷酸酶(ALP)和总胆红素同时升高，且至少 1 项 >2 倍 ULN。

（二）指南要点专家共识解读

抗结核药所致 DILI 是指在使用抗结核药过程中，由于药物或其代谢产物引起的肝细胞毒性损伤或肝脏对药物及其代谢产物的变态反应所致病理过程。可以表现为无症状丙氨酸转移酶(ALT)升高，也可呈急性肝炎表现，甚至发生暴发性肝细胞坏死，少数患者可表现为慢性肝炎。血清生化检测显示：ALT >2 倍正常值上限(ULN)或结合胆红素 >2 倍 ULN；或天冬氨酸转氨酶(AST)、碱性磷酸酶(ALP)和总胆红素同时升高，且至少 1 项 >2 倍 ULN。这一定义清晰地表述了抗结核药物所致 DILI 的诊断是基于血清生化检测的异常。并且 DILI 本身与抗结核药物存在对应关系，需要排除其他的非抗结核药物因素导致的肝功能损伤。不同国家和地区发布的指南均强调肝脏指标的异常，但是具体标准有差异，我国的标准更敏感，安全性更高，对于肝功能指标未达到 DILI 诊断标准的患者，应加强检测。

## 二、流行病学

（一）专家共识要点

各国抗结核药所致 DILI 发生率不同，我国进行的一项以人群为基础的前瞻性研究表明 DILI 累积发生率为 2.55%。

（二）专家共识解读

各国报道的抗结核药所致 DILI 发生率不同，这种差别可能与种族、社会经济状况、地理位置及研究者对 DILI 的诊断标准、病毒性肝炎的流行、预防性保肝治疗和研究对象不同等因素有关。总体上看，印度的抗结核药所致 DILI 发生率较高(8% ~ 10%)；西方国家较低，美国 < 1%，英国为 4%，巴塞罗那为 3.3%，土耳其为 0.8% ~18.0%；我国曾进行一项以人群为基础的前瞻性研究，观察 4304 例在现代结核病控制策略下治疗的肺结核患者，其中 106 例发生抗结核药所致 DILI，累积发生率为 2.55%，采用标准人群的年龄和性别矫正后，发生率分别为 2.58% 和 2.42%。异烟肼、利福平、吡嗪酰胺、利福布汀、利福喷丁、丙硫异烟胺和对氨基水杨酸钠等发生 DILI 的频率较高，氟喹诺酮类药物、乙胺丁醇、氯法齐明、克拉霉素和阿莫西林/克拉维酸钾等发生 DILI 的频率较低，氨基苷类、卷曲霉素、环丝氨酸和利奈唑胺等鲜见 DILI 的报道。

## 三、危险因素

(一)专家共识要点

老年人、酗酒、肝炎病毒感染或合并其他急慢性肝病、营养不良和人类免疫缺陷病毒(HIV)感染等是共同的危险因素。

(二)专家共识解读

明确危险因素可以预防和早期发现 DILI。世界不同地区抗结核药所致 DILI 的危险因素不同，但是老年人、酗酒、肝炎病毒感染或合并其他急慢性肝病、营养不良和人类免疫缺陷病毒(HIV)感染等是其共同的危险因素。

(1)老年人：普遍认为，高龄是抗结核药所致 DILI 的重要危险因素之一，可能与营养不良、药物代谢功能减退有关。

(2)酗酒：大量饮酒无疑会导致或加重 DILI，饮酒量越大，发生 DILI 的风险越高，其发生频率可增高 2 ~4 倍。

(3)合并肝炎：乙型和丙型病毒性肝炎是我国最常见的慢性肝病，这类患者也是结核病易感人群。中国人乙型肝炎病毒(HBV)感染率较高，HBV 感染相关严重肝病的发病率也较高，这也可能是发生 DILI 最重要的危险因素。结核病合并丙型肝炎是导致 DILI 的独立危险因素，这类患者 DILI 发生率是不合并丙型肝炎患者的 5 倍。

(4)营养不良：营养不良或低蛋白血症易导致 DILI。

(5)HIV 感染：HIV 感染者极易合并结核病，HIV 感染病例抗结核治疗后转氨酶升高的发生率为 4%～27%，黄疸发生率为 0～7%。

(6)遗传易感性因素：①乙酰化状态：慢乙酰化个体易发生 DILI，发生率明显高于快乙酰化型，且易发生严重 DILI；②基因多态性：N－2 酰转移酶 2、细胞色素 P450 和谷胱甘肽 S－转移酶基因多态性可能与抗结核药所致 DILI 有关。

## 四、发病机制

### (一)专家共识要点

主要有两种机制：①药物所产生的代谢物对肝脏的直接毒性作用即可预见性 DILI，其特点为剂量依赖性，个体发生率高，以急性损伤为主；②特异质性肝损伤，即不可预见性 DILI，这是 DILI 的主要机制，属于超敏反应，大多无剂量依赖特点，个体发生率较低，可致肝细胞损伤和(或)胆汁淤积。

### (二)专家共识解读

抗结核药所致 DILI 的确切机制尚不清楚，总体来看，其机制与其他 DILI 无明显差别。主要有两种机制：

(1)药物所产生的代谢物(初级化合物)对肝脏的直接毒性作用，即可预见性 DILI，其特点为剂量依赖性，个体发生率高，以急性损伤为主，由于肝动脉远端区域的代谢最丰富，而抗氧化和解毒能力最弱，所以具有损伤作用的自由基首先侵犯肝动脉远端区域，形成带状肝细胞坏死。

(2)特异质性肝损伤，即不可预见性 DILI，这是 DILI 的主要机制，属于超敏反应，大多无剂量依赖特点，个体发生率较低，可致肝细胞损伤和(或)胆汁淤积。与可预见性 DILI 的区别为，肝实质内细胞坏死常均匀分布于各肝小叶，而非带状区域性分布。由于是超敏反应，药物或代谢产物可以是自由基，通过脂质过氧化的过程直接损害肝脏；也可以与体内蛋白质共价结合，形成全抗原(药物或代谢产物为半抗原)，激发抗体依赖的细胞毒性反应和 T 细胞超敏反应。产生代谢性特异质反应的原因可以为先天性，也可以为获得性，获得性特异质反应常与药物生物转化通路有关，伴有肝毒性代谢产物的合成增加及解毒过程减缓。特异质反应一般都有长短不一的潜伏期，但再次用药后潜伏期缩短至数日甚至更短。

## 五、临床分型

(一)专家共识要点

DILI 可分为急性和慢性，其中抗结核药所致 DILI 绝大多数为急性。根据用药后血清酶升高的特点，可将急性 DILI 分为 3 种类型：①肝细胞损伤型；②胆汁淤积型；③混合型。

(二)专家共识解读

DILI 可分为急性和慢性，其中抗结核药所致 DILI 中绝大多数为急性。根据用药后血清酶升高的特点，可将急性 DILI 分为 3 种类型：

(1)肝细胞损伤型：该类型最多见，且发生肝衰竭的概率最高。患者主要表现为 ALT 显著升高，通常先于总胆红素和 ALP 升高，临床诊断标准为：血清 ALT≥2 倍 ULN，且 ALP 正常或 ALT/ALP 升高倍数比值≥5。临床表现不典型，可伴有过敏症状。如合并胆红素升高，则预后不佳(病死率超过 10%)或需要肝移植。

(2)胆汁淤积型：该类型的预后相对较好，很少发生肝硬化。

患者主要表现为血清 ALP 水平升高，且先于 ALT 升高，或者 ALP 升高幅度较 ALT 升高更明显，临床诊断标准：血清 ALP≥2 倍 ULN，血清 ALT 正常；或血清 AIT/ALP 升高倍数比值≤2。

(3)混合型：患者主要表现为血清 ALT 和 ALP 水平同时升高，且 ALT≥2 倍 ULN，ALT/ALP 升高倍数比值为 2～5。

## 六、临床表现

### (一)专家共识要点

临床表现各异且无特异性，可以为无症状性肝酶升高，也可以由肝炎样表现甚至肝衰竭，多发生在用药后 1 周至 3 个月内，其表现形式有以下几种。

(1)肝适应性反应：出现一过性转氨酶升高，肝脏生化指标轻度异常，ALT 为 2～3 倍 ULN，无临床症状。

(2)急性肝炎或肝细胞损伤：轻者表现为上腹不适、恶心呕吐和厌食等消化道症状，重者除消化道症状外还伴有全身症状如发热乏力、皮肤巩膜黄染、尿色加深，出现肝区压痛、肝脏大。实验室检查 ALT 增高 2 倍以上，胆红素增高。

(3)急性胆汁淤积表现：轻者主要有腹胀、食欲不振和恶心等，重者可有发热、黄疸、上腹疼痛、皮肤瘙痒、尿色深黄，甚至出现脂肪泻。血清 ALT 轻度增高，结合胆红素明显增高。

(4)超敏反应肝损伤：患者除有肝损伤的临床表现外，还可出现发热、乏力、肌肉疼痛、皮疹、浅表淋巴结肿大、肝脾大、关节炎和心肌炎等过敏症状，严重者合并有溶血性贫血、剥脱性皮炎和急性肾衰竭等，实验室检查通常可发现嗜酸性粒细胞增多，并可检测到抗药物抗体。

(5)急性和亚急性肝衰竭：患者的病情进展迅速，因多器官受累，病死率较高。主要表现为：①黄疸；②腹水；③出血；④肝性脑病；⑤肾功能不全。

（二）专家共识解读

抗结核药所致 DILI 的临床表现各异且无特异性，可以为无症状性肝酶增高，也可以有肝炎样表现甚至肝衰竭，多发生在用药后 1 周至 3 个月内，分别在 1～2 周和 2 个月左右出现高峰期，其表现形式有以下几种。

(1)肝适应性反应：患者在接触某些抗结核药物后触发了肝适应性应答反应，部分抗氧化、抗炎、抗凋亡的调控基因或细胞通路被激活，肝细胞增殖并出现保护性适应反应，出现一过性转氨酶升高，肝脏生化指标轻度异常，ALT 为 2～3 倍 ULN，无临床症状。

(2)急性肝炎或肝细胞损伤：患者的肝细胞损伤进一步加重，并出现急性肝炎的临床表现，轻者表现为上腹部不适、恶心和厌食等消化道症状，重者除消化道症状（如腹胀、肝区疼痛、食欲不振和呕吐）外还伴有全身症状，如发热、乏力等，如有胆红素增高则表现为皮肤、巩膜黄染、尿色加深等。可出现肝区压痛、肝脏增大等体征。实验室检查 ALT 增高 2 倍以上，可有胆红素增高。

(3)急性胆汁淤积表现：轻者主要有腹胀、食欲不振和恶心等症状，重者的临床表现和实验室检查与肝内淤胆及肝外胆道阻塞的表现相似，主要有发热、黄疸、上腹部疼痛、皮肤瘙痒、尿色深黄等，甚至出现脂肪泻。可出现右上腹压痛及肝脾大等体征。血清 ALT 轻度增高，结合胆红素明显增高。

(4)超敏反应性肝损伤：部分抗结核药物可引发机体的超敏反应，继而出现肝损伤，患者除有肝损伤的临床表现外，还可出现发热、乏力、肌肉疼痛、皮疹、浅表淋巴结肿大、肝脾大、关节炎和心肌炎等过敏症状，严重者合并有溶血性贫血、剥脱性皮炎和急性肾衰竭等，实验室检查通常可发现嗜酸粒细胞增多，并可检测到抗药物抗体。

(5)急性和亚急性肝衰竭：患者的病情进展迅速，且与使用抗结核药物的数量和剂量无关，尤其是用药前已有肝损伤或过敏者，再次用药时易出现肝衰竭，因多器官受累，病死率较高。主要表现为：①黄疸：皮肤和黏膜深度黄染，尿色深黄，并进行性加重；②腹水：患者的白蛋白持续下降，出现低蛋白血症，继而出现腹水；③出血：凝血功能障碍，可出现黏膜、皮下和消化道出血，重者可合并颅内出血和弥漫性血管内凝血，实验室检查发现凝血酶原时间延长、血小板减少和凝血因子降低，其中凝血酶原时间可作为监测肝功能变化的指标；④肝性脑病：早期表现为性格改变，如情绪激动、谵妄和嗜睡等，以后可出现扑翼样震颤、阵发性抽搐，继而进入昏迷；神经系统检查可发现病理反射阳性；⑤肾功能不全：患者的血清肌酐水平持续升高，出现少尿或无尿。

## 七、抗结核药所致 DILI 的诊断

### （一）专家共识要点

#### 1. 诊断依据

抗结核药所致 DILI 的诊断主要是排除性诊断。

（1）了解所使用的抗结核药物、既往用药肝损伤史、药物过敏史、过敏性疾病史及其他相关危险因素。

（2）掌握肝脏血清学指标改变的时序特征。

（3）熟悉肝损伤的临床表现。

（4）了解有无基础肝脏疾病。

（5）辅助检查指标。

#### 2. 诊断标准

（1）确诊病例：①发生时间：与 DILI 发病规律相一致，初次用抗结核药物后，多数肝损伤发生在 5 天至 2 个月，有特异质反应者可发生在 5 天以内；②临床过程：停药后异常肝脏生化指标迅速恢复，肝细胞损伤型患者血清 ALT 峰值水平在 8 天内下降

>50%为高度提示，在30天内下降≥50%为重要提示；胆汁淤积型患者血清ALT或总胆红素峰值水平在180天内下降≥50%为重要提示；③必须排除其他病因或疾病所致的肝损伤；④再次用药反应阳性：有再次用药后肝损伤复发史、肝酶活性水平升高≥2倍ULN。符合上述诊断标准中第①、②和③项，或前3项中有2项符合，加上第④项，均可确诊为抗结核药所致DILI。

(2)疑似病例：①用药与肝损伤之间存在合理的时序关系，但同时存在可能导致肝损伤的其他病因或疾病状态；②用药与发生肝损伤的时序关系未达到相关性评价的提示水平，但也缺少导致肝损伤的其他病因或疾病的临床证据。对于疑似病例，建议采用1993年修订的国际共识意见的Rousse Uclaf Causality评分表进行量化评估。

3. 鉴别诊断

抗结核药所致GILI需与病毒性肝炎、巨细胞病毒感染、EB病毒感染、自身免疫性肝炎、酒精性肝病和血吸虫性肝病等进行鉴别。

(二)专家共识解读

1. 诊断依据

抗结核药所致DILI的诊断主要是排除性诊断，其临床分析思路如下。

(1)了解所使用的抗结核药物、既往用药肝损伤史、药物过敏史、过敏性疾病史及其他相关危险因素。

(2)掌握肝脏血清学指标改变的时序特征：通常DILI出现的高峰期为用药2周至2个月，停药后反映肝损伤的生化指标较快恢复正常；再次服用该药后上述生化指标又明显异常(称为再用药反应阳性)，这是评价DILI相关性的诊断依据，但应注意的是，再用可疑肝毒性药物是有害的，应谨慎。

(3)熟悉肝损伤的临床表现：具有肝损伤的临床症状与体征，

如合并超敏反应的临床表现则更支持 DILI 的诊断。

(4)了解有无基础肝脏疾病：应了解患者既往有无肝脏或胆道疾病史及嗜酒史。通过多种检查手段，了解肝炎病毒(包括各型肝炎病毒)感染、巨细胞病毒和 EB 病毒感染、胆道疾病、酒精性肝损伤、低血压、休克、心力衰竭、自身免疫性疾病、遗传或代谢性肝脏疾病、职业或环境化学物质暴露等，这些基础疾病可能增加抗结核药所致 DILI 的概率或加重肝损伤。

(5)辅助检查指标：①肝脏生化指标检查：ALT 升高较 AST 升高对诊断肝损伤更具特异性，因此是诊断 DILI 的主要指标；ALP 和总胆红素是诊断胆汁淤积的指标，也是肝功能损害的次要指标；5，-谷氨酰转肽酶在急性 DILI 时轻度增高，如其长期增高不降则有慢性化的可能；白蛋白持续下降和凝血酶原时间延长，表明肝脏储备功能减退，这是肝功能严重损伤的表现，说明预后欠佳；②影像学检查：包括超声检查和放射学检查，以除外肝脏肿瘤、肝硬化、脂肪肝和胆道结石等疾病；③病毒学检查：包括各型病毒性肝炎血清标志物，或病毒基因检测等；④自身抗体：自身抗体阳性不仅表示自身免疫功能异常，还能提示自身免疫性肝病；⑤其他实验室检查：嗜酸粒细胞增高是诊断超敏反应性 DILI 的辅助指标，淋巴细胞刺激试验可以判定是否为药物过敏反应相关性肝损伤。

2. 诊断标准

(1)确诊病例：①发生时间：与 DILI 发病规律相一致，初次用抗结核药物后，多数肝损伤发生在 5 天至 2 个月，有特异质反应者可发生在 5 天以内；②临床过程：停药后异常肝脏生化指标迅速恢复，肝细胞损伤型患者血清 ALT 峰值水平在 8 天内下降 >50% 为高度提示，在 30 天内下降 ≥50% 为重要提示；胆汁淤积型患者血清 ALP 或总胆红素峰值水平在 180 天内下降 ≥50% 为重要提示；③必须排除其他病因或疾病所致的肝损伤；④再次用药反应阳性：有再次用药后肝损伤复发史，肝酶活性水平升高≥2 倍ULN。符合上述诊断标准中第①、②和③项，或前 3 项中有 2 项符合，加上第④项，均可确诊为抗结核药所致 DILI。

(2)疑似病例：①用药与肝损伤之间存在合理的时序关系，但同时存在可能导致肝损伤的其他病冈或疾病状态；②用药与发生肝损伤的时序关系未达到相关性评价的提示水平，但也缺少导致肝损伤的其他病因或疾病的临床证据。

对于疑似病例，建议采用 1993 年修订的国际共识意见的 Roussel Uclaf Causality 评分表(RUCAM)进行量化评估。

RUCAM 简化评分系统：①药物治疗与发生肝损伤的时问：初次治疗 5 ~ 90 天，后续治疗 1 ~ 15 天( +2 分)；初次治疗 <5 天或 >90 天，后续治疗 >15 天( +1 分)；停药时问≤15 天( +1 分)。②撤药反应：停药后 8 天内 ALT 从峰值下降≥50%( +3 分)，停药后 30 天内 ALT 从峰值下降≥50%( +2 分)，停药 30 天后 ALT 从峰值下降≥50%(0 分)，停药 30 天后 ALT 峰值下降 <50%( −2 分)；③危险因素：饮酒或妊娠( +1 分)，无饮酒或妊娠(0 分)，年龄/ >55 岁( +1 分)，年龄 <55 岁(0 分)；④伴随用药：伴随用药的肝毒性不明确，但发病时间符合( −1 分)；已知伴随用药的肝毒性，且与发病时间符合( −2 分)；有伴随用药致肝损伤的证据，如再用药反应等( −3 分)；⑤除外其他非药物因素；⑥主要因素：甲型、乙型或丙型病毒性肝炎，胆道阻塞，酒精性肝病，近期有血压急剧下降史；其他因素：原发病的并发症，巨细胞病毒、EB 病毒或疱疹病毒感染。评分：除外上述所有因素( +2 分)，除外上述 6 个主要凶素( +1 分)，可除外 4 ~5 个主要因素(0 分)，除外 4 个以下主要因素( −2 分)，高度可能为非药物因素( −3 分)。⑦药物肝毒性已知情况：在说明书中已注明( +2 分)；曾有报道，但在说明书中未注明( +1 分)；无相关报道(0 分)。⑧再用药反应：再用药后 ALT 升

高 >2 倍 ULN( +2 分)为阳性；再用药后 ALT 升高 >2 倍 ULN，同时合并使用其他药物( +1 分)为可疑阳性；再用药后 ALT 升高 <2 倍 ULN( -1 分)为阴性。将所有得分相加，>8 分为极有可能，6 ~8 分为很可能有关，3 ~5 分为可能有关，1 ~2 分为可能无关，≤0 分为无关。

3. 鉴别诊断

抗结核药所致 DILI 需与病毒性肝炎、巨细胞病毒感染、EB 病毒感染、自身免疫性肝炎、酒精性肝病和血吸虫性肝病等进行鉴别。

## 八、抗结核药所致 DILI 的处理

(一)专家共识要点

1. 处理原则

(1)仅 ALT <3 倍 ULN，无明显症状，无黄疸，可在密切观察下保肝治疗，并酌情停用肝损伤发生频率高的抗结核药物。

(2)ALT≥3 倍 ULN，或总胆红素≥2 倍 ULN，应停用肝损伤发生频率高的抗结核药物，保肝治疗，密切观察。

(3)ALT≥5 倍 ULN，或 ALT≥3 倍 ULN 伴有黄疸、恶心呕吐、乏力等症状，或总胆红素≥3 倍 ULN，应立即停用所有抗结核药物，积极保肝治疗，严重肝损伤患者应住院采取综合治疗措施，有肝衰竭表现时应积极采取抢救措施。

2. 抗结核药所致 DILI 的预防

抗结核治疗前应详细询问既往用药史，同时应进行较全面的检查，包括肝脏生化指标、肝炎病毒血清免疫标志物检查等，有高危因素的患者需要谨慎选用抗结核药物，在抗结核治疗中应严密监测肝脏生化指标的变化；

3. 抗结核所致 DILI 的治疗

治疗包括一般处理、保肝治疗、降低胆红素、降酶治疗、改

善肝细胞能量代谢、促进细胞生长和肝功能替代疗法；以及糖皮质激素和中草药的应用。

（二）专家共识解读

1. 处理原则

(1)治疗前应综合评估患者的结核病病情、肝损伤程度、相关危险因素及全身状况等。

(2)仅 ALT < 3 倍 ULN，无明显症状，无黄疸，可在密切观察下保肝治疗，并酌情停用肝损伤发生频率高的抗结核药物。

(3) ALT≥3 倍 ULN，或总胆红素≥2 倍 ULN，应停用肝损伤发生频率高的抗结核药物，保肝治疗，密切观察。

(4) ALT≥5 倍 ULN，或 ALT≥3 倍 ULN 伴有黄疸、恶心、呕吐、乏力等症状，或总胆红素≥3 倍 ULN，应立即停用所有抗结核药物，积极保肝治疗，严重肝损伤患者应住院采取综合治疗措施，有肝功能衰竭表现时应积极采取抢救措施。

2. 抗结核药所致 DILI 的预防

抗结核药所致 DILI 是影响抗结核治疗成败的重要因素之一，有效的预防可减少 DILI 的发生。

(1)抗结核治疗前应详细询问既往用药史，有无酗酒史和肝病史等，同时应进行较全面的检查，包括肝脏生化指标、肝炎病毒血清免疫标志物检查等，必要时进行肝脏、胆囊影像学检查等。

(2)有高危因素的患者需谨慎选用抗结核药物，尽量少用或慎用肝损伤发生频率较高的抗结核药物。

(3)在抗结核治疗中应严密监测肝脏生化指标的变化：①有高危因素者：前 2 个月每 1 ~ 2 周监测肝功能 1 次，此后若肝功能正常可每月监测 1 ~ 2 次；②无高危因素者：每月监测肝功能 1 次。出现肝损害可疑症状时应及时监测肝功能。发生抗结核药所致 DILI 后，根据肝功能损伤程度每周监测肝功能 1 ~ 2 次。

(4)应尽可能避免同时并用其他损害肝脏的药物。

(5)对合并慢性乙型肝炎的患者，如具有抗病毒治疗指征，则应尽快采用核苷类药物抗病毒治疗，同时或稍后进行抗结核治疗；对合并丙型肝炎的患者，可根据其肝功能状况，决定抗病毒和抗结核治疗时序，如肝功能状况良好，建议先进行抗结核治疗，再进行抗丙型肝炎病毒治疗。

(6)建议对有高危因素的患者给予预防性保肝治疗，对于无高危因素的患者是否常规给予预防性保肝治疗，目前的证据较少，且存在争议。

3. 抗结核药所致 DILI 的治疗

(1)一般处理：包括休息、营养支持、维持水和电解质及热量平衡等。

(2)保肝治疗：主要保肝药物有：①还原型谷胱甘肽：还原型谷胱甘肽主要在肝脏合成，广泛分布于各组织器官，它与体内过氧化物和自由基结合，具有对抗氧化药破坏巯基及脏器、保护细胞中含巯基的蛋白和酶的作用；②甘草酸制剂：主要包括甘草酸二铵和异甘草酸镁，该类药物以对抗各类肝脏炎症著称，兼有保护肝细胞膜及改善肝功能的作用，临床广泛应用于各类肝炎的预防和治疗；③水飞蓟素制剂：具有抗脂质过氧化、清除自由基、维持细胞膜稳定性和促进肝细胞再生等作用；④双环醇：具有抗炎、抗氧化、保护肝细胞膜及细胞器等作用，临床应用可改善肝脏生物化学指标；⑤硫普罗宁：该药为含活性巯基的甘氨酸衍生物，是新型代谢改善解毒剂，具有较强的防治四氯化碳、乙醇及氨基半乳糖所致急性肝损伤，抑制过氧化物产生，保护肝线粒体结构并改善其功能的作用；⑥必需磷脂：该药为复方制剂，主要成分为必需磷脂(天然胆碱磷酸二甘油酯、亚麻酸、亚油酸和油酸)、维生素 $B_1$、维生素 $B_2$、维生素 $B_6$、维生素 $B_{12}$和烟酰胺等，具有促进肝细胞膜再生，降低脂肪浸润，协调磷脂和细胞膜的功能；⑦葡醛内酯：具有保护肝脏及解毒作用，与含有羟基或羧基的毒物结合，形成低毒或无毒结合物由尿排出。

(3)降低胆红素：主要利胆类药物有：①腺苷蛋氨酸：具有调节肝脏细胞膜流动性，促进解毒过程中硫化产物合成的作用；②熊去氧胆酸：具有稳定细胞膜、免疫抑制和保护线粒体的作用，同时有明显的利胆作用，增加胆汁引流；③茴三硫：具有促进胆汁、胆酸和胆色素分泌的作用，并可增强肝脏解毒功能。

(4)降酶治疗：对于血清转氨酶水平较高，且有因转氨酶升高而出现乏力、食欲不振、恶心和呕吐等胃肠道症状者，可在保肝治疗的基础上适当和短期使用降酶药物。代表药物有联苯双酯，该药为五味子丙素的中间体，能减轻因四氯化碳及硫代乙酰胺引起的血清 ALT 升高，该药近期降低 ALT 作用较为肯定，但远期疗效较差，停药后容易反跳，且有用药后出现黄疸及病情恶化的报道，应引起重视；双环醇除抗炎保肝作用外，也具有明显的降酶作用。

(5)改善肝细胞能量代谢：腺苷三磷酸、辅酶 A、肌苷和维生素类等可通过改善肝细胞能量代谢，在一定程度上起到保护肝细胞的作用，也可以适当使用维生素 B 等。脂溶性维生素的剂量较大时可能加重肝脏负担，一般不建议使用。

(6)促肝细胞生长和肝功能替代疗法：促肝细胞生长素可刺激正常肝细胞 DNA 合成，促进肝细胞再生，可用于亚急性重型肝炎的辅助治疗。重症 DILI 患者可用人工肝支持疗法或人工肾治疗，必要时进行肝移植。

(7)糖皮质激素的应用：抗结核药物可发生过敏反应，出现发热、药物性皮疹、剥脱性皮炎、流感样症候群和过敏性休克等症状，同时并发 DILI，此时患者的过敏反应较为严重，除立即停用所有抗结核药物外，还可给予糖皮质激素治疗。

(8)中草药：中国传统医学对急慢性肝病的治疗有独到之处，

许多方剂有一定效果。

4. 肝功能恢复中和恢复后的抗结核药物应用

肝功能恢复中和恢复后如何应用抗结核药物，国内外均无统一的规定和标准 ATS 建议，当 ALT 降至 2 倍 ULN 以下时，可考虑重新加用利福平，合用或不合用乙胺丁醇，3 ~7 天后加用异烟肼，在此期间及时检测相关生化指标，若再次出现功能异常，应停用最后所加药物，待肝脏生化指标恢复正常后逐步调整或更改抗结核治疗方案。英国胸科学会指南推荐，发生 DILI 后，待肝功能完全恢复正常，可先试用异烟肼，开始为 100 mg/d，4 天内逐渐加至足量；第 8 天加用利福平，开始为 150 mg/d，至第 11 天加至足量；第 15 天加用吡嗪酰胺，开始为 500 mg/d，至第 18 天加至足量。本专家组认为，应根据患者的肝损伤程度、有无肝损伤相关危险因素和结核病严重程度等进行综合判断，并提出以下几点建议。

(1)对于仅表现为单纯 AIT 升高的肝损伤患者，待 ALT 降至 <3倍 ULN 时，可加用链霉素或阿米卡星、异烟肼和乙胺丁醇，每周复查肝功能，若肝功能进一步恢复则加用利福平或利福喷丁，待肝功能恢复正常后，视其基础肝脏情况等考虑是否加用吡嗪酰胺。

(2)对于 ALT 升高伴有总胆红素升高或黄疸等症状的患者，待 ALT 降至 <3 倍 ULN 及总胆红素 <2 倍 ULN 时，可加用链霉素或阿米卡星、乙胺丁醇和氟喹诺酮类药物，若肝功能进一步恢复则加用异烟肼，待肝功能恢复正常后，视其结核病严重程度及基础肝脏情况等考虑是否加用利福喷丁或吡嗪酰胺。

(3)对于肝损伤合并过敏反应(同时有发热、皮疹等)的患者，待机体过敏反应全部消退后再逐个试用抗结核药物，试药原则：可先试用未曾用过的药物，此后按照药物致敏可能性由小到大逐步试药。

5. 抗结核药所致 DILI 的预后

大部分抗结核药所致 DILI 患者经过正确、及时的治疗可以治愈，仅有少数患者发展成肝衰竭，严重者可致死亡，病死率报道不一。对氨基水杨酸钠过敏反应者如不及时停药可发生重症肝炎，病死率可达 21%。溶血进行性加重者的病死率更高。年龄、性别、ALT 升高水平、HIV 或 HBV 感染并不影响抗结核药所致 DILI 的预后，而抗结核治疗时间、肝性脑病和腹水、血清胆红素水平、血清白蛋白水平、血肌酐水平、凝血酶原时间标准化比值及白细胞计数等均与 DILI 预后有关，伴有黄疸、肝性脑病和腹水的患者病死率较高。

## 九、小结

DILI 是抗结核治疗过程中最常见的药物毒性及不良反应，如果不能及时发现并及时处理，可影响抗结核治疗效果，甚至危及生命。目前该领域的研究是不够的，而且不同国家、不同人种的研究结果均有差别，不能完全照搬国外经验，建立我国的数据库，并开展对高危因素、发生机制、肝适应性损伤、DILI 的处理措施等方面的研究非常重要，对于预防性保肝治疗，也迫切需要设计合理、实施规范、证据确凿的大规模临床试验来为临床医生提供依据。

## 参考文献

[1] 唐神结，高文．临床结核病学．北京：人民卫生出版社，2011：191－200.

[2] 肖东楼，马王与，朱莉贞．抗结核药品不良反应诊疗手册．北京：人民卫生出版社，2010：14－62.

[3] 刘旭东，王炳元．我国药物性肝损害 2003～2008 年文献调查分析．临

床误诊误治，2010，23：487－488.
[4] Saukkonen JJ, Cohn DL, Jasmer RM, et a1. An official ATS statement: hepatotoxicity of antituberculosis therapy. Am J Respir Crit Care Med, 2006, 174: 935－952.
[5] Devarbhavi H, Dierkhising R, Kremers WK, el a1. Single-center experience with drug. induced liver injury from India: causes, outcome, prognosis, and predictors of mortality. Am J Gastroenterol, 2010, 105: 2396. 2404.
[6] Baghaei P, Tabarsi P, Chitsaz E, et a1. Incidence, clinical and epidemiological risk factors, and outcome of drug-induced hepatitis due to antituberculous agents in new tuberculosis cases. Am J Ther, 2010. 17: 17－22.
[7] 夏情情，詹思延．国内抗结核药物不良反应发生率的综合分析．中华结核和呼吸杂志，2007，30：419－423.
[8] Xia YY, Hu DY, FY, et a1. Design of the anti-tuberculosis drugs induced adverse reactions in China National Tuberculosis Prevention and Control Scheme Study(ADACS). BMC Public Heahh, 2010. 10: 267.
[9] Shang P, Xia Y. Liu F, et a1. Incidence, clinical features and impact on anti. tuberculosis treatment of anti. tuberculosis drug induced liver injury (ATLI) in China. PEnS One, 2011, 6: e21836.
[10] Babahk A, Arda H, Baktrcl N, et a1. Management of and risk factors related to hepatotoxicity during tuberculosis treatment. Tuberk Toraks, 2012, 60: 136－144.
[11] Chang KC, Leung CC, Yew ww, et a1. Hepatotoxicity of pyrazinamide: cohort and case-control analyses. Am J Respir Crit Care Med, 2008. 177: 1391. 1396.
[12] Singla R, Sharma SK, Mohan A, et a1. Evaluation of risk factors for antituberculosis treatment induced hepatotoxicity. Indian J Med Res, 2010, 132: 81－86.
[13] 谢莉，高微微，卜建玲，等．702例抗结核药物所致不良反应分析．中国防痨杂志，2008，30：275－278.
[14] Mansukhani S, Shah I. Hepatic dysfunction in children with tuberculosis on treatment with antituberculous therapy. Ann Hepatol, 2012. 11: 96－99.

[15] de Castro L, do Brasil PE, Monteiro TP, et al. Can hepatitis B virus infection predict tuberculosis treatment liver toxicity? Development of a preliminary prediction rule. Int J Tuberc Lung Dis, 2010, 14: 332 -340.

[16] Chien JY, Huaog RM, Wang JY, et al. Hepatitis C virus infection increases hepatitis risk during anti-tuberculosis treatment. Int J Tuberc Lung Dis, 2010, 14: 616 -621.

[17] Coca NS, Oliveira MS, Voieta I, et al. Antituberculosis drug-induced hepatotoxicity: a comparison between patients with and without human immunodeficiency virus seropnsitivity. Rev Soc Bras Med Trop, 2010, 43: 624 -628.

[18] Keshavjee S, Gelmanova IY, Shin SS, et al. Hepatotoxicity during treatment for muhidrug-resistant tuberculosis: occurrence, management and outcome. Int J Tuberc Lung Dis, 2012, 16: 596 -603.

[19] Singanayagam A, Sridhar S, Dhariwal J, et al. A comparison between two strategies for monitoring hepatic function during antituberculous therapy. Am J Respir Crit Care Med, 2012, 185: 653 -659.

[20] Lee SW, Chung LS, Huang HH, et al. NAT2 and CYP2E1 polymorphisms and susceptibility to first · line anti · tuberculosis drug. induced hepatitis. Int J Tuberc Lung Dis, 2010, 14: 622 -626.

[21] Chang JC, Liu EH, Lee CN, et al. UGTIAl polymorphisms associated with risk of induced liver disorders by anti-tuberculosismedications. Int J Tuberc Lung Dis. 2012, 16: 376 -378.

[22] Wang PY, Xie SY, Hao Q, et al. NAT2 polymorphisms and susceptibility to anti-tuberculosis drug-induced liver injury: a meta. analysis. Int J Tuberc Lung Dis, 2012, 16: 589 -595.

[23] Tang N, Deng R, Wang Y, et al. GSTMl and GSTI1 null polymorphisms and susceptibility to anti-tuberculosis drug - induced liver injury: a meta-analysis. Int J Tuberc Lung Dis, 20 I 3, 17: 17 -25.

[24] Sotsuka T, Sasaki Y, Hirai S, et al. Association of isoniazidmetabolizing enzymc genotypes and isoniazid-induced hepatotoxieity in tuberculosis patients. In Vivo, 2011. 25: 803 -812.

[25] Devarbhavi H. Adaptation and antituberculosis drug. induced liver injury. Am J Respir Crit Care Med, 2012, 186: 387 - 388.

[26] Devarbhavi H. Antituberculous drug-induced liver injury: current perspective. Trop Gastroenterol, 201 l, 32: 167 - 174.

[27] 中华医学会消化病学分会肝胆疾病协作组. 急性药物性肝损伤诊治建议(草案)中华消化杂志, 2007, 27: 765 - 767.

[28] Danan G, Benichou C. Causality assessment of adverse reactions to drugs - I. A novel method based on the conclusions of international consensus meetings: application to drug induced liver injuries. J Clin Epidemi01. 1993, 46: 1323 - 1330.

[29] Rangnekar AS, Fontana RJ. An update on drug induced liver injury. Minerva Gastroenterol Dietol, 201 1, 57: 213 - 229.

[30] 陈新谦, 金有豫, 汤光. 新编药物学. (第17版). 北京: 人民卫生出版社, 2011: 504 - 517.

[31] Tost JR, Vidal R, Cayla J, et a1. Severe hepatotoxicity due to anti-tuberculosis drugs in Spain. Int J Tuberc Lung Dis, 2005, 9: 534 - 540.

[32] Kumar R, Shalimar, Bhatia V, et a1. Antituberculosis therapyinduced acute liver failure: magnitude, profile, prognosis, and predictors of outcome. Hepatology, 2010, 51: 1665 - 1674.

[33] 陈悦, 龚作炯. 肝脏疾病诊疗进展. 武汉: 湖北科学技术出版社, 2008: 234 - 235.

[34] 罗雁, 陈营清, 孙丽, 等. 抗结核药致药物性肝损伤的临床分析. 中华传染病杂志, 2007, 25: 247 - 249.

[35] Shang P, Xia Y, Liu F, et a1. Incidence, clinical features and impact on anti - tuberculosis treatment of anti - tuberculosis drug induced liver injury (ATLI) in China. PLoS One, 2011, 6: e21836.

[36] Keshavjee S, Gelmanova IY, Shin SS, et a1. Hepatotoxicity during treatment for nmhidrug-resistant tuberculosis: occurrence, management and outcome. Int J Tuberc Lung Dis, 2012, 16: 596 - 603.

[37] Chang KC, Leung CC. The best approach to reintroducing tuberculosis treatment after hepatotoxicity is still open to debate. Clin Infect Dis. 2010,

51：366－368.

[38] Sharma SK, Singla R, Sarda P, et al. Safety of 3 different reintroduction regimens of antituberculosis drugs after development of antituberculosis treatment. induced hepatotoxicity. Clin Infect Dis, 2010, 50：833－839.

[39] Makhlouf HA, Helmy A, Fawzy E, et al. A prospective study of antituberculous drug. induced hepatotoxicity in an area endemic for liver diseases. Hepatol Int. 2008. 2：353－360.

[40] Baniasadi S. Eftekhart P, Tabarsi P, et al. Protective effect of N-acetylcysteine on antituberculosis drug-induced hepatotoxicity. Eur J Gastroenterol Hepat01. 2010. 22：1235－1238.

[41] Devarbhavi H, Singh R, Patil M, el al. Outcome and determinants of mortality in 269 patients with combination antituberculosis drug-induced liver injury. J Gastroenterol Hepatol, 2013. 28：161－167.

# 第九章　咳嗽诊治指南解读

咳嗽是机体的防御反射，有利于清除呼吸道分泌物和有害因子，但频繁剧烈的咳嗽对患者的工作、生活和社会活动造成严重的影响。临床上，咳嗽是内科患者最常见的症状，咳嗽病因繁多且涉及面广，特别是胸部影像学检查无明显异常的慢性咳嗽患者，此类患者最易被临床医生所疏忽，很多患者长期被误诊为“慢性支气管炎”或“支气管炎”，大量使用抗菌药物治疗而无效，或者因诊断不清反复进行各种检查，不仅增加了患者的痛苦，也加重了患者的经济负担。随着人们对咳嗽的关注，我国近年来开展了有关咳嗽病因诊治的临床研究，并取得了初步结果。为了进一步规范我国急、慢性咳嗽的诊断和治疗，加强咳嗽的临床和基础研究，中华医学会呼吸病学分会哮喘学组组织相关专家，参考国内外有关咳嗽的临床研究结果，于2009年修订了“咳嗽的诊断和治疗指南”。为更好地帮助临床医生对指南的理解，特对该指南进行解读。

## 第一节　指南要点

### 一、定义

(1) 咳嗽通常按时间分为3类：急性咳嗽、亚急性咳嗽和慢性咳嗽。急性咳嗽时间 <3 周，亚急性咳嗽为 3～8 周，慢性咳嗽 >8 周。

(2)咳嗽按性质又可分为干咳与湿咳。

(3)根据胸部X线检查有无异常分为两类：一类为X线胸片有明确病变者，如肺炎、肺结核、支气管肺癌等；另一类为X线胸片无明显异常，以咳嗽为主或唯一症状者，即通常所说的不明原因慢性咳嗽(简称慢性咳嗽)。

## 二、病史与辅助检查

(1)询问病史：应注意咳嗽的持续时间、时相、性质、音色，以及诱发或加重因素、体位影响、伴随症状等。了解痰液的数量、颜色、气味及性状对诊断具有重要的价值。

(2)体格检查：包括鼻、咽、气管、肺部等，如气管的位置、颈静脉充盈、咽喉鼻腔情况，双肺呼吸音及有无哮鸣音和爆裂音。查体若闻及呼气期哮鸣音，提示支气管哮喘；如闻及吸气期哮鸣音，要警惕中心性肺癌或支气管结核，同时也要注意心界是否扩大、瓣膜区有无器质性杂音等心脏体征。

(3)相关辅助检查：诱导痰检查、影像学检查、肺功能检查、纤维支气管镜检查、24小时食管pH监测、咳嗽敏感性检查、其他检查(变应原皮试和血清特异性IgE等)。

## 三、病因的分类

(1)急性咳嗽：病因相对简单，普通感冒、急性气管-支气管炎是急性咳嗽是最常见的疾病。

(2)亚急性咳嗽：最常见的原因是感染后咳嗽，其次为上气道咳嗽综合征(upper airway cough syndrome，UACS)、咳嗽变异性哮喘(cough variant asthma，CVA)等。

(3)慢性咳嗽：常见病因有CVA、UACS、嗜酸粒细胞性支气管炎(eosinophilic bronchitis，EB)和胃食管反流性咳嗽(gastroesophageal reflux-related chronic cough，GERC)，这些病因

占呼吸内科门诊慢性咳嗽病因的70% ~95%。其他慢性咳嗽病因有变应性咳嗽、支气管扩张、气管-支气管结核、血管紧张素转换酶抑制药(ACEI)诱发的咳嗽、支气管肺癌、心理性咳嗽、其他病因(如肺间质纤维化、支气管异物 、支气管微结石病、骨化性支气管病、纵隔肿瘤、左心功能不全等)。

## 四、慢性咳嗽病因诊断程序

可询问病史和查体、X线胸片检查、肺功能检查等进行诊断，若病史存在鼻后滴流或频繁清喉时，可先按UACS治疗，治疗1~2周症状无改善者，可摄鼻窦CT或行鼻咽镜检查；若患者伴有反流相关症状，可考虑进行24小时食管pH监测，无条件进行pH监测且高度怀疑者可进行经验性治疗。怀疑变应性咳嗽者，可行变应原皮试、血清IgE和咳嗽敏感性检测。

## 五、常用镇咳与祛痰药物

1. 镇咳药物

(1)中枢性镇咳药：依赖性镇咳药(如可待因、福尔可定等)；非依赖性镇咳药(如右美沙芬、喷托维林、右啡烷等)。

(2)外周性镇咳药：那可丁、苯丙哌林、莫吉司坦、苯佐那酯。

2. 祛痰药物

愈创木酚甘油醚、氨溴索和溴已新、稀化黏素、乙酰半胱氨酸、羧甲司坦、其他(高渗盐水、甘露醇等)。

## 六、慢性咳嗽的经验性治疗

病因导向的诊断流程是慢性咳嗽诊断治疗的基础，可减少治疗的盲目性，提高治疗成功率。但病因诊断需要一定的设备和技术条件，对基层医院或经济条件有限的患者难于实施。因此，当客观条件有限时，经验性治疗可以作为一种替代措施。

## 第二节　指南解读

### 一、定义

（一）指南要点

（1）咳嗽通常按时间分为3类：急性咳嗽、亚急性咳嗽和慢性咳嗽。急性咳嗽时间<3周，亚急性咳嗽为3～8周，慢性咳嗽>8周。

（2）咳嗽按性质又可分为干咳与湿咳。

（3）根据胸部X线检查有无异常分为二类：一类为X线胸片有明确病变者，如肺炎、肺结核、支气管肺癌等；另一类为X线胸片无明显异常，以咳嗽为主或唯一症状者，即通常所说的不明原因慢性咳嗽（简称慢性咳嗽）。

（二）指南解读

慢性咳嗽最早定义为病程≥3周的咳嗽，而<3周者称为急性咳嗽。当时认为急性上呼吸道感染和急性气管－支气管感染引起的咳嗽症状多在1～2周内逐渐消失，>3周很少见，作此划分的主要目的是将呼吸道感染性疾病排除在外。后来发现呼吸道感染引起的咳嗽在急性期症状如发热、打喷嚏和流涕等消失后，仍可持续到8周。因此，在2000年又将慢性咳嗽重新定义为病程>8周，而将咳嗽时间持续3～8周者称为亚急性咳嗽。在我国旧版指南中，慢性咳嗽定义为咳嗽病程≥8周而不是>8周，与亚急性咳嗽在时间上存在重叠。这个时间划分不精确的缺陷在新版指南中已得到纠正。新定义的慢性咳嗽将绝大部分感染后咳嗽排除在外，有利于病因诊断和分类处理，方便临床医生的诊治，也有利于临床研究结果的比较，但也存在强制性和绝对性之嫌。如咳嗽病程相差 1～2 天就成为亚急性咳嗽和慢性咳嗽的分界点，导致不同的处理，可能在临床上有误导作用。另外，慢性咳嗽都是从急性和亚急性咳嗽演变而来，人为机械的时间划分有可能影响整个病程的连续性观察。虽然感染后咳嗽大多属亚急性咳嗽，但少部分也可迁延至慢性，临床上应予以注意。

## 二、病史与辅助检查

（一）指南要点

（1）询问病史：应注意咳嗽的持续时间、时相、性质、音色，以及诱发或加重因素、体位影响、伴随症状等。了解痰液的数量、颜色、气味及性状对诊断具有重要的价值。

（2）体格检查：包括鼻、咽、气管、肺部等，如气管的位置、颈静脉充盈、咽喉鼻腔情况，双肺呼吸音及有无哮鸣音和爆裂音。查体若闻及呼气期哮鸣音，提示支气管哮喘；如闻及吸气期哮鸣音，要警惕中心性肺癌或支气管结核，同时也要注意心界是否扩大、瓣膜区有无器质性杂音等心脏体征。

（3）相关辅助检查：诱导痰检查、影像学检查、肺功能检查、纤维支气管镜检查、24 小时食管 pH 监测、咳嗽敏感性检查、其他检查（变应原皮试和血清特异性 IgE 等）。

（二）指南解读

通过仔细询问病史和查体能缩小咳嗽的诊断范围，提供病因诊断线索，甚至得出初步诊断并进行经验性治疗，或根据现病史选择有关检查，明确病因。

1. 询问病史

在询问病史时应注意咳嗽的持续时间、时相、性质、音色，以及诱发或加重因素、体位影响、伴随症状等。了解痰液的数量、颜色、气味及性状对诊断具有重要的价值。

询问咳嗽持续的时间可以判断急性、亚急性或慢性咳嗽，缩小诊断范围。了解咳嗽发生的时相亦有一定提示，如运动后咳嗽常见于运动性哮喘，夜间咳嗽多见于咳嗽变异性哮喘(cough variant asthma，CVA)和心脏疾病。痰量较多、咳脓性痰，应考虑呼吸道感染性疾病。慢性支气管炎常咳白色黏液痰，以冬、春季咳嗽为主。痰中带血或咳血者应考虑结核、支气管扩张和肺癌的可能。有过敏性疾病史和家族史者应注意排除过敏性鼻炎和哮喘相关的咳嗽。大量吸烟和职业性接触粉尘、化工物质也是导致慢性咳嗽的重要原因。有胃病史的患者需排除胃食管反流性咳嗽(gastroesophageal reflux - related chronic cough，GERC)。有心血管疾病史者要注意慢性心功能不全等引起的咳嗽。高血压患者服用血管紧张素转换酶抑制药(angiotensin converting enzyme inhibitors，ACEI)是慢性咳嗽的常见原因之一。

2. 体格检查

体格检查包括鼻、咽、气管、肺部等，如气管的位置、颈静脉充盈、咽喉鼻腔情况，双肺呼吸音及有无哮鸣音和爆裂音。查体若闻及呼气期哮鸣音，提示支气管哮喘；如闻及吸气期哮鸣音，要警惕中心性肺癌或支气管结核，同时也要注意心界是否扩大、瓣膜区有无器质性杂音等心脏体征。

3. 相关辅助检查

(1)诱导痰检查：最早用于支气管肺癌的脱落细胞学诊断。诱导痰检查嗜酸粒细胞增高是诊断嗜酸粒细胞性支气管炎(eosinophilic bronchitis，EB)的主要指标，常采用超声雾化吸入高渗盐水的方法进行痰液的诱导。

(2)影像学检查：建议将X线胸片作为慢性咳嗽的常规检查，如发现明显病变，根据病变特征选择相关检查。X线胸片如无明显病变，则按慢性咳嗽诊断程序进行检查(见慢性咳嗽诊断程序)。胸部CT检查有助于发现纵隔前后肺部病变、肺内小结节、纵隔肿大淋巴结，特别是胸部 X 线检查不易发现的病变，对一些少见的慢性咳嗽病因，如支气管结石、支气管异物等具有重要诊断价值。高分辨率 CT 有助于诊断早期间质性肺疾病和非典型支气管扩张。

(3)肺功能检查：通气功能和支气管舒张试验可帮助诊断和鉴别气道阻塞性疾病，如支气管哮喘、慢性阻塞性肺疾病和大气道肿瘤等。支气管激发试验是诊断 CVA 的关键方法。

(4)纤维支气管镜检查：可有效诊断气管腔内的病变，如支气管肺癌、异物、结核等。

(5)24 小时食管 pH 监测：这是目前判断胃食管反流的最常用和最有效的方法，但不能检测非酸性反流。通过动态监测食管 pH 的变化，获得 24 小时食管 pH <4 的次数、最长反流时间、食管 pH <4 占监测时间百分比等 6 项参数，最后以 Demeester 积分表示反流程度。检查时实时记录反流相关症状，以获得反流与咳嗽症状的相关概率(symptom association probability, SAP)，确定反流与咳嗽的关系。非酸性反流采用食管腔内阻抗或胆红素监测。

(6)咳嗽敏感性检查：通过雾化方式使受试者吸入一定量的刺激物气雾溶胶颗粒，刺激相应的咳嗽感受器而诱发咳嗽，并以吸入物浓度作为咳嗽敏感性的指标。常用辣椒素吸入进行咳嗽激发试验(附件 3)。咳嗽敏感性增高常见于变应性咳嗽(atopic cough, AC)、感染后咳嗽(post - infectious cough, PIC)、GERC 等。

(7)其他检查：外周血检查嗜酸粒细胞增高提示寄生虫感染及变应性疾病。变应原皮试和血清特异性 IgE 测定有助于诊断变应性疾病和确定变应原类型。

## 三、病因的分类

（一）指南要点

(1)急性咳嗽：病因相对简单，普通感冒、急性气管-支气管炎是急性咳嗽最常见的疾病。

(2)亚急性咳嗽：最常见的原因是感染后咳嗽，其次为上气道咳嗽综合征(upper airway cough syndrome，UACS)、咳嗽变异性哮喘(cough variant asthma，CVA)等。

(3)慢性咳嗽：常见病因有CVA、UACS、嗜酸粒细胞性支气管炎(eosinophilic bronchitis，EB)和胃食管反流性咳嗽(gastroesophageal reflux-related chronic cough，GERC)，这些病因占呼吸内科门诊慢性咳嗽病因的70%~95%。其他慢性咳嗽病因有变应性咳嗽、支气管扩张、气管-支气管结核、ACEI诱发的咳嗽、支气管肺癌、心理性咳嗽、其他病因(如肺间质纤维化、支气管异物、支气管微结石病、骨化性支气管病、纵隔肿瘤、左心功能不全等)。

（二）指南解读

1. 急性咳嗽的诊断与治疗解读

急性咳嗽的病因相对简单，普通感冒、急性气管-支气管炎是急性咳嗽最常见的疾病。

(1)普通感冒：普通感冒临床表现为鼻部相关症状，如流涕、打喷嚏、鼻塞和鼻后滴流感、咽喉刺激感或不适，伴或不伴发热。普通感冒的咳嗽常与鼻后滴流有关。

治疗以对症治疗为主，一般不必使用抗菌药物。①减充血剂：盐酸伪麻黄碱(30~60 mg/次，每日3次)等；②抗过敏药：第一代抗组胺药，如马来酸氯苯那敏(2~4 mg/次，每日3次)等；③退热药物：解热镇痛药类；④镇咳药物：咳嗽剧烈者，必要时可使用中枢性或外周性镇咳药。临床上通常采用上述药物的复方制剂，首选第一代抗组胺药 + 伪麻黄碱治疗，可有效缓解打喷嚏、鼻塞等症状。

(2)急性气管 – 支气管炎

1)定义：急性气管 – 支气管炎是由于生物性或非生物性因素引起的气管 – 支气管黏膜的急性炎症。病毒感染是最常见的病因，但常继发细菌感染，冷空气、粉尘及刺激性气体也可引起此病。

2)临床表现：起病初期常有上呼吸道感染症状。随后咳嗽可渐加剧，伴或不伴咳痰，伴细菌感染者常咳黄脓痰。急性气管 – 支气管炎常呈自限性，全身症状可在数天内消失，但咳嗽、咳痰一般持续 2 ~ 3 周。X 线检查无明显异常或仅有肺纹理增加。查体双肺呼吸音粗，有时可闻及湿性或干性啰音。

3)诊断：主要依据临床表现，要注意与流感、肺炎、肺结核、百日咳、急性扁桃体炎等疾病鉴别。

4)治疗：治疗原则以对症处理为主。剧烈干咳者可适当应用镇咳剂，咳嗽有痰而不易咳出时可用祛痰药。若有细菌感染，如咳脓性痰或外周血白细胞增高者，可依据感染的病原体及药物敏感试验结果选择抗菌药物。在未得到病原菌阳性结果之前，可选用大环内酯类、β – 内酰胺类等口服抗菌药物。伴支气管痉挛时可使用支气管舒张药物治疗。

2. 亚急性咳嗽的诊断与治疗解读

亚急性咳嗽最常见的原因是感染后咳嗽，其次为上气道咳嗽综合征(upper airway cough syndrome，UACS)、CVA 等。在处理亚急性咳嗽时，首先要明确咳嗽是否继发于先前的呼吸道感染，并进行经验性治疗。治疗无效者，再考虑其他病因并参考慢性咳嗽诊断程序进行诊治。

当呼吸道感染的急性期症状消失后，咳嗽仍迁延不愈。除呼吸道病毒外，其他病原体如细菌、支原体和衣原体等均可能引起感染后咳嗽，其中以感冒引起的咳嗽最为常见，又称为“感冒后咳嗽”。感染后咳嗽多表现为刺激性干咳或咳少量白色黏液痰，通常持续3~8周，X线胸片检查无异常。

感染后咳嗽为自限性，多能自行缓解。通常不必使用抗生素，但对肺炎支原体、肺炎衣原体和百日咳杆菌引起的感染后咳嗽，使用大环内酯类抗生素治疗有效。对部分咳嗽症状明显的患者可以短期应用镇咳药、抗组胺药加用减充血剂等。异丙托溴铵可能对部分患者有效。

3. 慢性咳嗽常见病因的诊治及解读

慢性咳嗽的常见病因包括：CVA、UACS、EB和GERC，这些病因占呼吸内科门诊慢性咳嗽病因的70%~95%。其他病因较少见，但涉及面广，不仅与呼吸系统疾病有关，还与其他系统的疾病有关。多数慢性咳嗽与感染无关，无需使用抗菌药物治疗。咳嗽原因不明或不能除外感染时，慎用口服或静脉糖皮质激素。

(1)上气道咳嗽综合征(UACS)/PNDS

1）定义：鼻部疾病引起分泌物倒流鼻后和咽喉等部位，直接或间接刺激咳嗽感受器，导致以咳嗽为主要表现的综合征被称为鼻后滴流综合征(PNDS)。由于目前无法明确上呼吸道咳嗽感受器所致，2006年美国咳嗽诊治指南建议用UACS替代PNDS。

UACS是引起慢性咳嗽最常见病因之一，除了鼻部疾病外，UACS还常与咽喉部的疾病有关，如变应性或非变应性咽炎、喉炎、咽喉部新生物、慢性扁桃体炎等。

2）临床表现：①症状：除咳嗽、咳痰外，可表现为鼻塞、鼻腔分泌物增加、频繁清嗓、咽后黏液附着、鼻后滴流感。变应性鼻炎表现为鼻痒、打喷嚏、流水样涕、眼痒等。鼻炎-鼻窦炎表现为黏液脓性或脓性涕，可有疼痛(面部痛、牙痛、头痛)、嗅觉障碍等。变应性咽炎以咽痒、阵发性刺激性咳嗽为主要特征，非变应性咽炎常有咽痛、咽部异物感或烧灼感。喉部炎症、新生物通常伴有声音嘶哑；②体征：变应性鼻炎的鼻黏膜主要表现为苍白或水肿，鼻道及鼻腔底可见清涕或黏涕。非变应性鼻炎鼻黏膜多表现为黏膜肥厚或充血样改变，部分患者口咽部黏膜可见卵石样改变或咽后壁附有黏脓性分泌物；③辅助检查：慢性鼻窦炎影像学表现为鼻窦黏膜增厚、鼻窦内出现液平面等。咳嗽具有季节性或提示与接触特异性的变应原（如花粉、尘螨）有关时，变应原检查有助于诊断。

3）诊断：UACS/PNDS 涉及鼻、鼻窦、咽、喉等多种基础疾病，症状及体征差异较大，且很多无特异性，难以单纯通过病史及体格检查作出明确诊断，针对基础疾病治疗能有效缓解咳嗽时方能明确诊断，并注意有无合并下气道疾病、GERC 等复合病因的情况。

4）治疗：依据导致 UACS/PNDS 的基础疾病而定。

对于下列病因，治疗首选第一代抗组胺剂和减充血剂：①非变应性鼻炎；②普通感冒。大多数患者在初始治疗后数天至两周内产生疗效。

变应性鼻炎患者首选鼻腔吸入糖皮质激素和口服抗组胺药治疗，丙酸倍氯米松（50 μg/次/鼻孔）或等同剂量的其他吸入糖皮质激素（如布地奈德、莫米松等），每日 1 ~ 2 次。各种抗组胺药对变应性鼻炎的治疗均有效果，首选无镇静作用的第二代抗组胺药，如氯雷他定等。避免或减少接触变应原有助于减轻变应性鼻炎的症状。必要时可加用白三烯受体拮抗药、短期鼻用或口服减充血剂等。症状较重、常规药物治疗效果不佳者，特异性变应原免疫治疗可能有效，但起效时间较长。

5）解读：曾经认为 PNDS 是由于鼻炎或鼻窦炎的分泌物经鼻后部倒流至咽喉，刺激咽喉部咳嗽感受器或误吸入下气道刺激气管和支气管咳嗽感受器所致。现发现慢性鼻炎和鼻窦炎的鼻后滴流症状和咳嗽的发生并不平行，鼻后滴流和慢性咳嗽之间无必然的因果关系。鉴于无法明确咳嗽的发生是由于鼻后滴流的分泌物直接刺激还是炎症刺激呼吸道咳嗽感受器引起的，再加上 PNDS 的临床表现没有特异性，缺乏客观的检查手段以及诊断需要经针对性治疗证实，2006 年美国胸科医师协会(ACCP) 制定的咳嗽指南用 UACS 替代了 PNDS[1]。我国新版指南接受了 UACS 这一新的诊断术语，但考虑到 PNDS 通俗易懂以及为保持与旧版指南的连续性，也保留了 PNDS 的名称。

UACS /PNDS 在不同国家和地区的命名和定义也有差异。英国和欧洲不承认 UACS /PNDS，而直接诊断为鼻炎、鼻窦炎或上气道疾病导致的咳嗽[2-3]。日本虽认为 UACS 很少见，但鼻窦支气管综合征(sinobronchialsyndrome) 以及部分变应性咳嗽可能包含了 UACS 的内容[4]。

我国新版指南对 UACS 定义也有所延伸和扩展，将咽喉部疾病引起的咳嗽也包括在 UACS 范畴内。但应注意不要简单将慢性咽喉炎有慢性咳嗽者都诊断为 UACS，至少需要先排除胃食管反流性咽喉炎伴有的咳嗽(胃食管反流性咳嗽)。UACS 是慢性咳嗽的重要病因，患病人数众多，在西方国家是慢性咳嗽的第 1 位病因，占慢性咳嗽24% ~41% ，而在国内则为第2 位的慢性咳嗽常见病因，占慢性咳嗽的 25% ~26% 。UACS 涉及多种基础疾病，诊断较为复杂，需要综合相关基础疾病病史、上呼吸道症状、体征、影像学和对治疗的反应分析判断。旧版指南中 PNDS 的诊断标准很明确，临床上容易操作，而新版指南没有提出统一的诊断标准，虽不像旧版指南那样容易执行，但体现了 UACS 众多病因的复杂性和临床表现的差异性。对 UACS 的治疗，新版指南和旧版指南相比没有变化。非变应性鼻炎引起者首选第1 代抗组胺药和减充血药，对变应性鼻炎则推荐鼻腔吸入糖皮质激素和口服第2 代抗组胺药。细菌性鼻窦炎时应选择适当的抗生素。不过，英国和日本的咳嗽指南对第1 代或第2 代抗组胺药的应用没有严格的规定[3-4]。这主要是因为第1代抗组胺药在这些国家已经淘汰，临床上不容易得到。

此外，第1代抗组胺药的抗胆碱能效用在UACS治疗上的优点仅有少量文献支持，缺乏足够的循证医学证据[5]。细菌性鼻窦炎多为混合性感染，抗感染是重要治疗措施，抗菌谱应覆盖革兰阳性菌、阴性菌及厌氧菌，急性不少于2周，慢性建议酌情延长使用时间，常用药物为阿莫西林/克拉维酸、头孢类或喹诺酮类。有证据显示，为阿莫西林/克拉维酸、头孢类或喹诺酮类。长期低剂量大环内酯类抗生素对慢性鼻窦炎具有治疗作用。同时联合鼻吸入糖皮质激素，疗程3个月以上。减充血剂可减轻鼻黏膜充血水肿，有利于分泌物的引流，鼻喷剂疗程一般<1周。建议联合使用第一代抗组胺药加用减充血剂，疗程2~3周。内科治疗效果不佳时，建议咨询专科医师，必要时可经鼻内镜手术治疗。

(2)CVA

1）定义：CVA是一种特殊类型的哮喘，咳嗽是其唯一或主要临床表现，无明显喘息、气促等症状或体征，但有气道高反应性。

2）临床表现：主要表现为刺激性干咳，通常咳嗽比较剧烈，夜间咳嗽为其重要特征。感冒、冷空气、灰尘、油烟等容易诱发或加重咳嗽。

3）诊断：诊断的原则是综合考虑临床特点，对常规抗感冒、抗感染治疗无效，支气管激发试验或支气管舒张试验阳性，以及支气管舒张药治疗可以有效缓解咳嗽症状。

诊断标准：①慢性咳嗽，常伴有明显的夜间刺激性咳嗽；②支气管激发试验阳性，或呼气峰流速日间变异率>20%，或支气管舒张试验阳性；③支气管舒张药治疗有效。

4）治疗：CVA治疗原则与支气管哮喘治疗相同。大多数患者吸入小剂量糖皮质激素联合支气管舒张药（$\beta_2$受体激动药或氨茶碱等)即可，或用两者的复方制剂如布地奈德/福莫特罗、氟替卡松/沙美持罗，必要时可短期口服小剂量糖皮质激素治疗。治疗时间不少于8周。有报道抗白三烯受体拮抗药治疗CVA有效，但观察例数较少。

5）解读：CVA在西方国家占慢性咳嗽的16%～24%，仅次于UACS，占慢性咳嗽病因的第2位。而在国内，CVA为慢性咳嗽的首位病因，占慢性咳嗽的14%～62%，与同为东亚国家的日本的报道相似。CVA除慢性咳嗽外，也存在与典型哮喘相似的嗜酸粒细胞性气道炎症和气道高反应性，但没有明显的喘息和呼吸困难等症状，肺部无哮鸣音。日本咳嗽指南认为凡伴有程度不等的喘息或呼吸困难，或肺部可闻及哮鸣音者，可归为以咳嗽为主的哮喘(cough predominant asthma)。我国新版指南模糊了两者的区别。欧美国家咳嗽指南也未将两者截然分开，统称为哮喘[6]。CVA的中文译名国内有咳嗽变异型哮喘和咳嗽变异性哮喘两种。如与典型哮喘相对应，咳嗽变异型哮喘可能更恰当。但考虑到使用的习惯，新版指南统一规定采用咳嗽变异性哮喘的中文名。

新版指南对CVA的诊断标准做了细微调整，将旧版指南诊断标准的第③条“支气管扩张药、糖皮质激素治疗有效”改为“支气管扩张药治疗有效”。最早Corrao等报告的6例CVA其咳嗽症状均在使用支气管扩张药治疗后缓解或消失，而气道反应性仅较正常人轻度增高，因此慢性咳嗽和气道高反应性均是CVA的特征[7]。尽管随后有将气道高反应性作为CVA基本特征并与咳嗽症状相联系的趋势，但气道高反应性不能预测支气管扩张药的疗效[8]。日本咳嗽指南认为支气管扩张药本身并非镇咳药物，不能治疗其他病因引起的咳嗽，仅对CVA的咳嗽有效，是CVA诊断的主要条件。新版指南吸取了日本咳嗽指南中有关CVA诊断的这点认识，较旧版指南诊断标准更明确，但也带来了新的问题，临床上确实存在部分有气道高反应性的慢性咳嗽患者，支气管扩张药治疗无效但激素能消除咳嗽症状。这些患者是否属于CVA？欧美国家咳嗽指南认为仍可诊断为CVA，而日本咳嗽指南和中国新版指南对该问题则没有回答。此外，支气管扩张药治疗有效的诊断标准仅为原则描述，未规定支气管扩张药的种类、剂量和疗程。

在执行指南时，可将口服特布他林2.5 mg + 茶碱100 mg，3次/日，共1周作为判断支气管扩张药疗效细化标准[11]。CVA的治疗原则与典型哮喘相同，主要为联合吸入糖皮质激素和支气管扩张药。30%～40%的CVA可向典型哮喘演变，但大部分长期保持单纯咳嗽状态。对个体患者来说，CVA的疗程应该多长尚无一致认识。因此，新版指南和旧版指南一样仅笼统规定治疗时间>8周。从实用角度出发，如治疗8周后咳嗽消失，可暂停吸入糖皮质激素，反复复发者应长期治疗。

(3)嗜酸性粒细胞性支气管炎(EB)

1）定义：EB是一种以气道嗜酸性粒细胞浸润为特征的非哮喘性支气管炎，气道高反应性阴性，主要表现为慢性咳嗽，对糖皮质激素治疗反应良好。

2）临床表现：主要症状为慢性刺激性咳嗽，常是唯一的临床症状，干咳或咳少许白色黏液痰，可在白天或夜间咳嗽。部分患者对油烟、灰尘、异味或冷空气比较敏感，常为咳嗽的诱发因素。患者无气喘、呼吸困难等症状，肺通气功能及呼气峰流速变异率(PEFR)正常，无气道高反应性的证据。

3）诊断：EB临床表现缺乏特征性，部分表现类似CVA，体格检查无异常发现，诊断主要依靠诱导痰细胞学检查(见附件2)。具体标准如下：①慢性咳嗽，多为刺激性干咳或伴少量黏痰。②X线胸片正常；③肺通气功能正常，气道高反应性检测阴性，呼气峰流速日间变异率正常；④痰细胞学检查嗜酸粒细胞比例≥2.5%；⑤排除其他嗜酸粒细胞增多性疾病；⑥口服或吸入糖皮质激素有效。

4）治疗：EB 对糖皮质激素治疗反应良好，治疗后咳嗽很快消失或明显减轻。通常采用吸入糖皮质激素治疗，二丙酸倍氯米松（每次 250 ~ 500 μg）或等效剂量的其他糖皮质激素，每天 2 次，持续应用 4 周以上。初始治疗可联合应用泼尼松口服，每天 10 ~ 20 mg，持续 3 ~ 5 天。

5）解读：EB 占慢性咳嗽病因的 10% ~ 30%。最早由 Gibson 命名为无哮喘的嗜酸粒细胞性支气管炎（eosinophilicbronchitis without asthma），2006 年美国咳嗽指南改为非哮喘性嗜酸粒细胞性支气管炎（nonasthmatic eosinophilic bronchitis）[10]，但包括我国在内的其他国家习惯称之为 EB。日本采用的变应性咳嗽（atopic cough，AC）定义、病理和临床表现等方面与 EB 存在较大的重叠，其报道病例中的 80% 可以诊断为 EB。

EB 的临床特点是嗜酸粒细胞性气道炎症和慢性咳嗽，但无气道高反应性，支气管扩张药治疗无效，对糖皮质激素治疗反应良好。旧版指南参考欧美咳嗽指南，将诱导痰嗜酸性粒细胞比例 ≥3% 作为 EB 主要诊断指标之一。根据国内部分地区建立的诱导痰细胞分类正常参考值[11]，新版指南将此标准修订为嗜酸性粒细胞比例 ≥2. 5%，以适合国情。

糖皮质激素是 EB 的一线治疗方法，能在短期内缓解咳嗽和嗜酸粒细胞性气道炎症。EB 的预后虽不明确，但向典型哮喘演变的可能性小于 CVA，大多表现单纯持续或反复发作的特点，呈良性经过。因此，新版指南和旧版指南一样，仅推荐吸入 > 4 周的糖皮质激素治疗。初始治疗必要时可短期口服泼尼松以快速控制症状。

（4）胃食管反流性咳嗽（GERC）

1）定义：因胃酸和其他胃内容物反流进入食管，导致以咳嗽为突出表现的临床综合征，属于胃食管反流病的一种特殊类型，是慢性咳嗽的常见原因。发病机制涉及微量误吸、食管-支气管反射、食管运动功能失调、植物神经功能失调与气道神经源性炎症等，目前认为食管-支气管反射引起的气道神经源性炎症起主要作用。除胃酸外，少数患者还与胆汁反流有关。

2）临床表现：典型反流症状表现为烧心（胸骨后烧灼感）、反酸、嗳气等。部分胃食管反流引起的咳嗽伴有典型的反流症状，但也有不少患者以咳嗽为唯一的表现。咳嗽大多发生在日间和直立位，干咳或咳少量白色黏痰。进食酸性、油腻食物容易诱发或加重咳嗽。

3）诊断标准：①慢性咳嗽，以白天咳嗽为主；②24 小时食管 pH 监测 Demeester 积分≥12.70，和（或）SAP≥75%；③抗反流治疗后咳嗽明显减轻或消失。但需要注意，少部分合并或以非酸反流（如胆汁反流）为主的患者，其食管 pH 监测结果未必异常，此类患者可通过食管阻抗检测或胆汁反流监测协助诊断。

对于没有食管 pH 监测的单位或经济条件有限的慢性咳嗽患者，具有以下指征者可考虑进行诊断性治疗。①患者有明显的进食相关的咳嗽，如餐后咳嗽、进食咳嗽等；②患者伴有典型的烧心、反酸等反流症状；③排除 CVA、UACS 及 EB 等疾病，或按这些疾病治疗效果不佳。服用标准剂量质子泵抑制药（如奥美拉唑 20 mg，每日 2 次），治疗时间不少于 8 周。抗反流治疗后咳嗽消失或显著缓解，可以临床诊断 GERC。

4）治疗：①调整生活方式：体重超重患者应减肥，避免过饱和睡前进食，避免进食酸性、油腻食物，避免饮用咖啡类饮料及吸烟；②制酸药：常选用质子泵抑制药（如奥美拉唑、兰索拉唑、雷贝拉唑及埃索美拉唑等）或 H2 受体拮抗药（雷尼替丁或其他类似药物），以质子泵抑制药效果为佳；③促胃动力药：如有胃排空障碍者可使用多潘立酮等。单用制酸剂效果不佳者，加用促胃动力药可能有效。内科治疗时间要求 3 个月以上，一般需 2～4 周方显疗效。对上述治疗疗效欠佳时，应考虑药物剂量及疗程是否足够，或是否存在复合病因。必要时咨询相关专科医师共同研究治疗方案，少数内科治疗失败的严重反流患者，抗反流手术治疗可能有效，因术后并发症及复发等问题，应严格把握手术指征。

5）解读：胃食管反流性咳嗽是中国特有的命名，在国外咳嗽指南中统称为胃食管反流病。研究表明胃食管反流病中慢性咳嗽发生率为30.5% ~34.9%[12]。因此，国内将GERC看作胃食管反流病的一种特殊类型，并据此与无咳嗽的胃食管反流病相区别，定义更精确，也与2006年加拿大蒙特利尔会议提出的反流性咳嗽综合征（reflux cough syndrome）相一致。和西方国家相比，GER在中国相对不那么多见，占慢性咳嗽的4% ~10%。但近年来随着GERC相关知识的普及和社会经济发展中伴随的西方化生活方式，临床诊断的GERC也日益增多[13]。

伴有典型反流症状如反酸、烧心和胸骨后疼痛时，容易考虑GERC的可能，但当部分患者以咳嗽为唯一症状时，诊断就有困难。新版指南与旧版指南相比，GERC的诊断标准没有改变，即：①慢性咳嗽，以白天为主；②24小时食管pH监测DeMeester积分≥12.7，和（或）症状相关概率（SAP）≥75%；③抗反流治疗后咳嗽明显减轻或消失。其中24小时食管pH监测诊断标准较国外普遍采用的DeMeester积分>14.7，和（或）SAP>95%的标准低。考虑到24小时食管pH监测在我国尚未普及，而且该项检查仅能探测酸性反流，无法发现非酸性反流（弱酸和弱碱反流），结果正常也不能完全排除GERC，对可疑者指南推荐进行经验性抗反流治疗以明确诊断。有条件的单位可以选择食管多通道腔内阻抗-pH联合监测查明可能存在的非酸性反流。新版指南中有关GERC的治疗部分基本没有变化，但强调了质子泵抑制药在GERC抗酸治疗中的关键地位，去除了旧版中与GERC关系不大的治疗胃十二指肠基础疾病伴幽门螺杆菌感染的内容。

4. 其他慢性咳嗽的病因及诊治

(1)变应性咳嗽(atopic cough)

1)定义：临床上某些慢性咳嗽患者，具有一些特应症的因素，抗组胺药物及糖皮质激素治疗有效，但不能诊断为支气管哮喘、变应性鼻炎或EB，将此类咳嗽定义为变应性咳嗽。其与变应性咽喉炎、UACS及感染后咳嗽的关系、发病机制等有待进一步明确。

2)临床表现：刺激性干咳，多为阵发性，白天或夜间均可咳嗽，油烟、灰尘、冷空气、讲话等容易诱发咳嗽，常伴有咽喉发痒。通气功能正常，诱导痰细胞学检查嗜酸粒细胞比例不高。

3)诊断标准：目前尚无公认的标准，以下标准供参考：①慢性咳嗽，多为刺激性干咳；②肺通气功能正常，气道高反应性阴性；③具有下列指征之一：a. 有过敏性疾病史或过敏物质接触史；b. 变应原皮试阳性；c. 血清总IgE或特异性IgE增高；e. 咳嗽敏感性增高。

4)治疗：对抗组胺药物治疗有一定效果，必要时加用吸入或短期(3～5天)口服糖皮质激素。

(2)慢性支气管炎(chronic bronchitis)：慢性支气管炎的定义是咳嗽、咳痰连续2年以上，每年累积或持续至少3个月，并排除其他引起慢性咳嗽的病因。咳嗽、咳痰一般晨间明显，咳白色泡沫痰或黏液痰，加重期亦有夜间咳嗽。

在社区流行病学调查中慢性支气管炎是最常见疾病，然而在专科门诊诊治的慢性咳嗽患者中，慢性支气管炎只占少数。由于目前慢性支气管炎的诊断中缺乏客观的标准，临床上很多其他病因引起的慢性咳嗽患者常被误诊为慢性支气管炎。

(3)支气管扩张症(bronchiectasis)：由于慢性炎症引起气道壁破坏，导致非可逆性支气管扩张和管腔变形，主要病变部位为亚段支气管。临床表现为咳嗽、咳脓痰，甚至咯血。有典型病史者诊断并不困难，无典型病史的轻度支气管扩张症则容易误诊。X 线胸片改变（如卷发样）对诊断有提示作用，怀疑支气管扩张症时，最佳诊断方法为胸部高分辨率 CT。

（4）气管－支气管结核（bronchial tuberculosis）：气管－支气管结核在慢性咳嗽病因中所占的比例尚不清楚，但在国内并不罕见，多数合并肺内结核，也有不少患者仅表现为单纯性支气管结核，其主要症状为慢性咳嗽，可伴有低热、盗汗、消瘦等结核中毒症状，有些患者咳嗽是唯一的临床表现，查体有时可闻及局限性吸气期干啰音。X 线胸片无明显异常改变，临床上容易误诊及漏诊。

对怀疑气管－支气管结核的患者应首先进行普通痰涂片找抗酸杆菌。部分患者结核分枝杆菌培养可阳性。X 线胸片的直接征象不多，可见气管、主支气管的管壁增厚、管腔狭窄或阻塞等病变。CT 特别是高分辨率 CT 显示支气管病变征象较 X 线胸片更为敏感，尤其能显示叶以下支气管的病变，可以间接提示诊断。支气管镜检查是确诊气管－支气管结核的主要手段，镜下常规刷检和组织活检阳性率高。

（5）ACEI 诱发的咳嗽：咳嗽是服用 ACEI 类降压药物的常见不良反应，发生率为 10%～30%，占慢性咳嗽病因的 1%～3%。停用 ACEI 后咳嗽缓解可以确诊。通常停药 4 周后咳嗽消失或明显减轻。可用血管紧张素Ⅱ受体拮抗药替代 ACEI 类药物。

（6）支气管肺癌（bronchogenic carcinoma）：支气管肺癌初期症状轻微且不典型，容易被忽视。咳嗽常为中心型肺癌的早期症状，早期普通 X 线检查常无异常，故容易漏诊、误诊。因此在详细询问病史后，对有长期吸烟史，出现刺激性干咳、痰中带血、胸痛、消瘦等症状或原有咳嗽性质发生改变的患者，应高度怀疑肺癌的可能，进一步进行影像学检查和支气管镜检查。

（7）心理性咳嗽（psychologic cough）：心理性咳嗽是由于患者

严重心理问题或有意清喉引起，又有文献称为习惯性咳嗽、心因性咳嗽。小儿相对常见，在儿童1个月以上咳嗽病因中占3%～10%。典型表现为日间咳嗽，专注于某一事物及夜间休息时咳嗽消失，常伴随焦虑症状。

心理性咳嗽的诊断系排他性诊断，只有排除其他可能的诊断后才能考虑此诊断。儿童主要治疗方法是暗示疗法，可以短期应用止咳药物辅助治疗。对年龄大的患者可辅以心理咨询或精神干预治疗，适当应用抗焦虑药物。儿童患者应注意与抽动秽语综合征相鉴别。

(8)其他病因：肺间质纤维化、支气管异物、支气管微结石症、骨化性支气管病、纵隔肿瘤及左心功能不全等。

## 四、慢性咳嗽病因诊断程序

(一)指南要点

可询问病史和查体、X线胸片检查、肺功能检查等进行诊断，若病史存在鼻后滴流或频繁清喉时，可先按UACS/PNDS治疗，治疗1～2周症状无改善者，可摄鼻窦CT或行鼻咽镜检查；若患者伴有反流相关症状，可考虑进行24小时食管pH监测，无条件进行pH监测且高度怀疑者可进行经验性治疗。怀疑变应性咳嗽者，可行变应原皮试、血清IgE和咳嗽敏感性检测。

(二)指南解读

慢性咳嗽的病因诊断可按照如下程序：

(1)询问病史和查体：通过病史询问缩小诊断范围。有时病史可直接提示相应病因，如吸烟史、暴露于环境刺激因素或正在服用ACEI类药物。有特殊职业接触史应注意职业性咳嗽的可能。

(2)X线胸片检查：建议将其作为慢性咳嗽患者的常规检查。X线胸片有明显病变者，可根据病变的形态、性质选择进一步检查。X 线胸片无明显病变者，如有吸烟、环境刺激物暴露或服用 ACEI 等情况，则戒烟、脱离刺激物接触或停药观察 4 周。若咳嗽仍未缓解或无上述诱发因素，则进入下一步诊断程序。

(3)肺功能检查：首先进行通气功能检查，如果存在明确的阻塞性通气功能障碍($FEV_1$ <70% 正常预计值)，则进行支气管舒张试验判断气道阻塞的可逆性；如果 $FEV_1$ <70% 正常预计值，可通过支气管激发试验检测是否存在气道高反应性。24 小时峰流速变异率测定有助于哮喘的诊断与鉴别。通气功能正常、支气管激发试验阴性，应进行诱导痰细胞学检查，以诊断 EB。

(4)病史存在鼻后滴流或频繁清喉时，可先按 UACS/PNDS 治疗，联合使用第一代抗组胺药和减充血剂。对变应性鼻炎可鼻腔局部使用糖皮质激素。治疗 1～2 周症状无改善者，可摄鼻窦 CT 或行鼻咽镜检查。

(5)如上述检查无异常，或患者伴有反流相关症状，可考虑进行 24 小时食管 pH 监测。无条件进行 pH 监测且高度怀疑者可进行经验性治疗。

(6)怀疑变应性咳嗽者，可行变应原皮试、血清 IgE 和咳嗽敏感性检测。

(7)通过上述检查仍不能确诊，或试验治疗后仍继续咳嗽者，应考虑做高分辨率 CT、纤维支气管镜和心脏等方面检查，以除外支气管扩张症、肺间质病、支气管结核、支气管肿瘤、支气管异物及左心功能不全等少见的肺内及肺外疾病。

(8)经相应治疗后咳嗽缓解，病因诊断方能确立，部分患者可同时存在多种病因。如果治疗后患者咳嗽症状仅部分缓解，应考虑是否同时合并其他病因。

现有的咳嗽诊治流程可以分为“先全面检查，后针对性治疗”(test all, then treat) 和“边检查，边治疗”(test and treat step by step) 两类[14]。前者针对慢性咳嗽的各种病因进行全面的辅助检查，优点是能迅速明确病因，但费用较大；后者根据病史和体征先选择可能性最大的病因进行检查和治疗，然后视情况再检查治疗其他病因，直至所有病因明确并控制咳嗽。这一流程费用相对较少，但如初始诊断不正确，可能需要更长时间才能控制咳嗽。新版指南对旧版指南的诊治流程进行了优化，将同时进行肺功能、支气管激发试验和诱导痰检查步骤改为可同时或在肺功能及支气管激发试验检查无异常发现后再行诱导痰细胞分析，并将病因治疗和经验性治疗并重考虑，方便临床医生根据具体情况灵活选择。应该注意的是辅助检查常存在假阳性结果，“先全面检查，后针对性治疗”流程，如仅依据阳性检查发现就进行相关病因诊治，有可能导致虚假多病因诊断的增加[15]。此时，逐个治疗病因是避免不必要过度治疗的有效措施。

## 五、常用镇咳与祛痰药物

### （一）指南要点

1. 镇咳药物

(1)中枢性镇咳药：依赖性镇咳药(如可待因、福尔可定等)

非依赖性镇咳药(如右美沙芬、喷托维林、右啡烷等)。

(2)外周性镇咳药：那可丁、苯丙哌林、莫吉司坦、苯佐那酯。

2. 祛痰药物

愈创木酚甘油醚、氨溴索和溴已新、稀化黏素、乙酰半胱氨酸、羧甲司坦、其他(高渗盐水、甘露醇等)。

### （二）指南解读

轻度咳嗽不需进行镇咳治疗。咳嗽可由多种原因所致，治疗的关键在于病因治疗，镇咳药只能起到短暂缓解症状的作用。但严重的咳嗽，如剧烈干咳或频繁咳嗽影响休息和睡眠时，则可适当给予镇咳治疗。痰多患者禁用强力镇咳治疗。

1. 镇咳药物

一般根据其药理作用机制将镇咳药分为中枢性和外周性两大类。

(1)中枢性镇咳药：该类药物对延脑中枢具有抑制作用，根据其是否具有成瘾性和麻醉作用又可分为依赖性和非依赖性镇咳药。前者为吗啡类生物碱及其衍生物，具有十分明显的镇咳作用，由于具有成瘾性，仅在其他治疗无效时短暂使用。后者多为人工合成的镇咳药，如喷托维林、右美沙芬等，临床应用十分广泛。疗效的判断可采用咳嗽积分和视觉模拟评分等方法(见附件5)。

1)依赖性镇咳药：①可待因(codeine)：直接抑制延脑中枢，止咳作用强而迅速，同时亦具有镇痛和镇静作用，可用于各种原因所致的剧烈干咳和刺激性咳嗽，尤其是伴有胸痛的干咳。口服或皮下注射，每次15~30 mg，每日总量可为30~90 mg；②福尔可定(pholcodine)：作用与可待因相似，但成瘾性较弱。口服每次5~10 mg。

2)非依赖性镇咳药：①右美沙芬(dextromethorphan)：目前临床上应用最广的镇咳药，作用与可待因相似，但无镇痛和催眠作用，治疗剂量对呼吸中枢无抑制作用，亦无成瘾性。多种非处方性复方镇咳药物均含有本品。口服每次15~30 mg，每日3~4次；②喷托维林(pentoxyverine)：是国内使用较久的镇咳药，作用强度为可待因的1/3，同时具有抗惊厥和解痉作用。青光眼及心功能不全者应慎用。口服每次25 mg，每日3次；③右啡烷(dextrophan)：为右美沙芬的代谢产物，患者的耐受性更好，今后可能取代右美沙芬而用于临床治疗。

(2)外周性镇咳药：也称为末梢镇咳药，通过抑制咳嗽反射弧中的感受器、传入神经及效应器中的某一环节而起到镇咳作用。这类药物包括局部麻醉药和黏膜防护剂。

1)那可丁(narcodine):阿片所含的异哇琳类生物碱,作用与可待因相当,无依赖性,对呼吸中枢无抑制作用,适用于不同原因引起的咳嗽。口服每次 15 ~30 mg,每日 3 ~4 次。

2)苯丙哌林(benproperine):非麻醉性镇咳药,作用为可待因的2 ~4 倍。可抑制外周传入神经,亦可抑制咳嗽中枢。口服每次 20 ~40 mg,每日 3 次。

3)莫吉司坦(moguisteine):外周性非麻醉性镇咳药,作用较强。口服每次 100 mg,每日 3 次。

4)苯佐那酯(benzonatate):丁卡因衍生物,具有较强的局部麻醉作用,抑制咳嗽反射的传入神经。口服每次 50 ~100 mg,每日3 次。

2. 祛痰药物

祛痰治疗可提高咳嗽对气道分泌物的清除率。祛痰药的作用机制包括:增加分泌物的排出量;降低分泌物黏稠度;增加纤毛的清除功能。祛痰药物种类繁多,但除个别药物外,尚需更多循证医学的证据。常见祛痰药物如下:

(1)愈创木酚甘油醚(guaifenesin):美国 FDA 唯一批准的祛痰药物,可刺激胃黏膜,反射性引起气道分泌物增多,降低黏滞度,有一定的舒张支气管的作用,达到增加黏液排出的效果。常与抗组胺药、镇咳药、减充血剂配伍使用。

(2)氨溴索(ambroxol)和溴已新(bromhexine):两者均属于黏液溶解药,氨溴索是溴已新在体内的代谢产物,破坏类黏蛋白的酸性黏多糖结构,使分泌物黏滞度下降,还可促进纤毛运动和增强抗生素在呼吸道的浓度。氨溴索用法为每次 30 mg,每日 3 次。溴已新用法为每次 8 ~16 mg,每日 3 次。

(3)稀化黏素(myrtol):桃金娘科树叶的标准提取物,属于挥发性植物油,能促进气道和鼻窦黏膜纤毛运动,可用于鼻窦炎、支气管扩张等疾病。用法为0.3 ~0.6g,每日 3 次。

(4)乙酰半胱氨酸(N - acetycysteine)：可使黏液糖蛋白多肽链的硫键断裂，降低痰的黏滞度。用法为每次200 mg，每日2～3次。

(5)羧甲司坦(carbocistein)：可使黏蛋白的二硫键断裂，降低分泌物黏滞度。用法为每次0.5 g，每日3次。厄多司坦(erdosteine)是其前体药物，口服经代谢产生3个含有游离巯基的代谢产物而发挥药理作用。口服每次300 mg，每日2次。

(6)其他：高渗盐水及甘露醇可提高气道黏液分泌的水合作用，改善黏液的生物流变学，从而促进黏液清除。联合应用支气管舒张药可提高部分患者的咳嗽清除能力。

## 六、慢性咳嗽经验性治疗

(一)指南要点

病因导向的诊断流程是慢性咳嗽诊断治疗的基础，可减少治疗的盲目性，提高治疗成功率。但病因诊断需要一定的设备和技术条件，对基层医院或经济条件有限的患者难于实施。因此，当客观条件有限时，经验性治疗可以作为一种替代措施。

(二)指南解读

慢性咳嗽的经验性治疗是指在病因诊断不确定的情况下，根据病情和可能的诊断给予相应煌治疗措施，通过治疗反应来确立或排除诊断。由于病因诊断需要一定的设备和技术条件，指南推荐的慢性咳嗽诊治流程在基层医院难于实施。因此，新版指南专门制定了6条有关慢性咳嗽经验性治疗的方案和原则：

(1)首先针对慢性咳嗽的常见病因进行治疗。国内外研究结果显示，慢性咳嗽的常见病因为CVA、UACS/PNDS、EB和GERC等。

(2)根据病史推测可能的慢性咳嗽病因。如患者的主要表现为夜间刺激性咳嗽，则可先按CVA治疗；咳嗽伴有明显反酸、嗳气、心灼热感者则考虑按GERC治疗；如感冒后继发咳嗽迁延不愈，可按感染后咳嗽进行处理。咳嗽伴流涕、鼻塞、鼻痒、频繁清喉、鼻后滴流感者，先按 UACS/PNDS 进行治疗。

(3)推荐使用覆盖范围较广、价格适中的复方制剂进行经验治疗，如美敏伪麻溶液、复方甲氧那明等，这些制剂对 UACS/PNDS、变应性咳嗽、感染后咳嗽等均有一定的治疗作用。怀疑 CVA 及 EB 者，可先口服 3 ~5 天糖皮质激素治疗，症状缓解后改用吸入性糖皮质激素或联合 $\beta_2$ 受体激动药治疗。

(4)咳嗽、咳脓痰或流脓性鼻涕者可用抗生素治疗。多数慢性咳嗽病因与感染无关，经验治疗时应避免滥用抗生素。

(5)UACS 或 PNDS、CVA、EB 的经验性治疗常为 1 ~2 周，GERC 至少 2 ~4 周。口服糖皮质激素一般不超过 1 周。经验治疗有效者，继续按相应咳嗽病因的标准化治疗方案进行治疗。

(6)经验性治疗无效者，应及时到有条件的医院进行相关检查明确病因。密切随访，避免漏诊早期支气管恶性肿瘤、结核和其他肺部疾病。

经验性治疗能够实施的前提是慢性咳嗽的常见病因已较明确，其次常见病因有相应的有效治疗措施。如 UACS 可用抗阻胺药治疗，支气管扩张药能有效缓解大部分 CVA 的咳嗽症状，EB 则对糖皮质激素反应良好，而药物抗反流治疗是 GERC 的有效措施。在具体应用时，可根据临床表现推测可能的病因并进行治疗，或针对慢性咳嗽的常见病因顺序治疗，或对缺乏检查条件的部分病因试验性治疗[14]。经验性治疗并非对症治疗，应尽量避免单纯应用镇咳药物。多数慢性咳嗽病因与感染无关，一般没必要使用抗生素。但经验性治疗要有时间限制。对 UACS、CVA 和 EB，一般先治疗 1 周，GERC 一般先治疗 2 ~4 周，有效则切换到相应病因的标准疗法，无效则针对其他常见病因治疗。仍无效时，要及时转诊到有条件的医院以查明病因，以免耽误早期肺癌或其他肺部疾病的诊治。

可采用经验性三步疗法治疗慢性咳嗽的方案：第 1 步同时口服抗组胺药和支气管扩张药或含两者的复方制剂复方甲氧那明 1 周治疗 UACS 和 CVA，有效者继续维持。无效者进入针对 EB 和支气管扩张药治疗无效的 CVA 的第 2 步，即口服泼尼松 1 周，症状缓解者改为吸入糖皮质激素。上述两步治疗均无效者在第 3 周进入第 3 步：联合使用质子泵抑制药和促胃动力药治疗 GERC。有效者治疗 > 3 个月或至咳嗽消失，8 周无效者则停药。结果表明：这种覆盖慢性咳嗽常见病因的程序化经验性治疗方法可以控制 88% ~ 91% 患者的咳嗽症状，能快速而经济地解除患者痛苦[16-17]。

## 参考文献


[1] Pratter MR. Chronic upper airway cough syndrome secondary to rhinosinus diseases (previously referred to as postnasal drip syndrome): ACCP evidence - based clinical practice guidelines [J]. Chest, 2006, 129: 63S -71S.

[2] Morice AH, Fontana GA, Sovijarvi AR, et al. The diagnosis and management of chronic cough[J]. Eur Respir J, 2004, 24: 481 -492.

[3] Morice AH, McGarvey L, Pavord I; British Thoracic Society Cough Guideline Group. Recommendations for the management of cough in adults [J]. Thorax, 2006, 61 Suppl 1: i1 -24.

[4] Committee for the Japanese Respiratory Society Guidelines for Management of Cough. The Japanese Respiratory Society guidelines for management of cough [J]. Respirology, 2006, 11: S135 - S186.

[5] Smith SM, Schroeder K, Fahey T. Over - the - counter medications for acute cough in children and adults in ambulatory settings[J]. Cochrane Database Syst Rev, 2008, (1) : CD001831.

[6] Dicpinigaitis PV. Chronic cough due to asthma: ACCP evidencebased clinical practice guidelines[J]. Chest, 2006, 129: 75S -79S.

[7] Corrao WM, Braman SS, Irwin RS. Chronic cough as the sole presenting manifestation of bronchial asthma [J]. N Engl J Med, 1979, 300: 633 - 637.

[8] Irwin, RS, French, CT, Smyrnios, NA, et al. Interpretation of positive results of a methacholine inhalation challenge and 1 week of inhaled bronchodilator use in diagnosing and treating cough - variant asthma[J]. Arch Intern Med, 1997, 157: 1981 - 1987.

[9] Wei W, Yu L, Lü H, et al. Comparison of cause distribution between elderly and non - elderly patients with chronic cough[J]. Respiration, 2009, 77: 259 - 264.

[10] Brightling CE. Chronic cough due to nonasthmatic eosinophilic bronchitis: ACCP evidence - based clinical practice guidelines. Chest, 2006, 129: 116S - 121S.

[11] 罗炜, 赖克方, 陈如冲, 等. 广州地区诱导痰细胞学正常参考值的建立[J]. 国际呼吸杂志, 2007, 27: 1213 - 1215.

[12] Jaspersen D, Kulig M, Labenz J, et al. Prevalence of extraoesophageal manifestations in gastro - oesophageal reflux disease: an analysis based on the ProGERD Study[J]. Aliment Pharmacol Ther, 2003, 17: 1515 - 1520.

[13] 余莉, 魏为利, 吕寒静, 等. 慢性咳嗽病因变迁的回顾性分析[J]. 中华结核和呼吸杂志, 2009, 32: 414 - 417.

[14] 黄溁, 魏为利, 邱忠民. 慢性咳嗽的经验性治疗[J]. 中华全科医师杂志, 2009, 8: 112 - 114.

[15] Yu L, Wei W, Wang L, et al. Upper airway cough syndrome with latent eosinophilic bronchitis[J]. Lung, 2010, 188: 71 - 76.

[16] Yu L, Qiu Z, Lü H, et al. Clinical benefit of sequential three - step empirical therapy in the management of chronic cough[J]. Respirology, 2008, 13: 353 - 358.

[17] Wei W, Yu L, Wang Y, et al. Efficacy and safety of modified sequential three - step empirical therapy for chronic cough[J]. Respirology, 2010, 15: 830 - 836.

# 第十章　急性肺血栓栓塞症专家共识解读

急性肺血栓栓塞症(acute pulmonary thromboembolism，APTE)已成为我国常见的心血管系统疾病[1]，鉴于其发病率、死亡率及误诊率高，在治疗过程中也存在溶栓和抗凝治疗等不规范问题，中华医学会心血管病学分会肺血管病学组、中国医师协会心血管内科医师分会组织编写了“急性肺血栓栓塞症诊断治疗中国专家共识[2]”(以下简称专家共识)，为更好帮助临床医生对指南的理解，特对专家共识进行解读。

## 第一节　专家共识要点

### 一、定义

(1)肺栓塞(pulmonary embolism)是内源性或外源性栓子阻塞肺动脉引起肺循环功能障碍的临床和病理生理综合征，包括肺血栓栓塞症、脂肪栓塞综合征、羊水栓塞、空气栓塞等。

(2)肺血栓栓塞症(pulmonary thromboembolism，PTE)是指来自静脉系统或右心的血栓阻塞肺动脉或其分支所致疾病，以肺循环(含右心)和呼吸功能障碍为主要临床表现和病理生理特征。

### 二、流行病学

美国普通人群中静脉血栓塞症(VTE)的发病率达到了

(1~3)/1000，主要表现为下肢静脉血栓形成(DVT)和PTE。在致死性病例中，约60%的患者被漏诊，只有7%的患者得到及时与正确的诊断和治疗。目前，我国尚缺乏PTE准确的流行病学资料，但我国肺栓塞防治项目已经启动并进行相关研究。

## 三、危险因素

VTE危险因素包括易栓倾向和获得性危险因素。PTE病死率随着年龄增加而增加。肥胖、肿瘤患者VTE发病率均较正常人高；除肥胖、肿瘤外，重大创伤、外科手术、下肢骨折、关节置换、脊髓损伤、妊娠、口服避孕药、激素替代治疗、中心静脉置管等也是VTE的易患因素。

## 四、病理生理学

主要为以下四个方面：①血流动力学改变：PTE可导致肺循环阻力增加，肺动脉压增高；②右心功能不全：其发生与肺血管床阻塞范围和基础心肺功能状态有关；③心室间相互作用可导致心肌缺血、心肌梗死、心源性休克甚至死亡；④呼吸功能：引起低氧血症和低碳酸血症等改变。

## 五、临床表现

(1)症状：可出现"肺梗死三联征"，表现为：胸痛、咯血、呼吸困难。

(2)体征：呼吸频率增加(超过20次/分)、心率加快(超过90次/分)、血压下降和发绀，颈静脉充盈、肺动脉瓣区第2心音亢进或分裂，三尖瓣区可闻及收缩期杂音。

## 六、实验室及辅助检查

(1)血浆D-二聚体：若低于500 μg/L可排除APTE，其主要价值在于排除 APTE，建议使用酶联免疫法测定。

(2)超声心动图：可看到肺动脉近端或右心腔血栓等直接征象，或出现右心负荷过重表现等间接征象，在提示诊断、预后评估及除外其他心血管疾患方面有重要价值。

(3)CT 肺动脉造影：PTE 的直接征象为肺动脉内低密度充盈缺损，间接征象包括肺野楔形条带状高密度区或盘状肺不张等，是诊断 PTE 的重要无创检查技术。

(4)肺动脉造影：是诊断 PTE 的金标准，若无禁忌，可行此法明确诊断。

(5)下肢深静脉检查：推荐对怀疑 PTE 患者监测有无下肢 DVT。

## 七、APTE 诊断流程

对怀疑急性肺栓塞的患者进行最初的临床评价包括病史、体格检查、血气分析、X 线胸片、心电图，其中应特别注意患者是否存在静脉血栓形成的危险因素，并通过临床诊断评分表(表 10－1)对患者肺栓塞的可能性进行评估，并推荐采用规范的 APTE 诊断流程(图 10－1)。

**表 10－1　临床诊断评价评分表**

| 临床情况 | 分值 |
| --- | --- |
| DVT 症状或体征 | 3.0 |
| PTE 较其他诊断可能性大 | 3.0 |
| 心率 >100 次/分 | 1.5 |
| 4 周内制动或接受外科手术 | 1.5 |
| 既往有 DVT 或 PTE 病史 | 1.5 |
| 咯血 | 1.0 |
| 6 个月内接受抗肿瘤治疗或肿瘤转移 | 1.0 |

注：>4 分为高度可疑，≤4 分为低度可疑

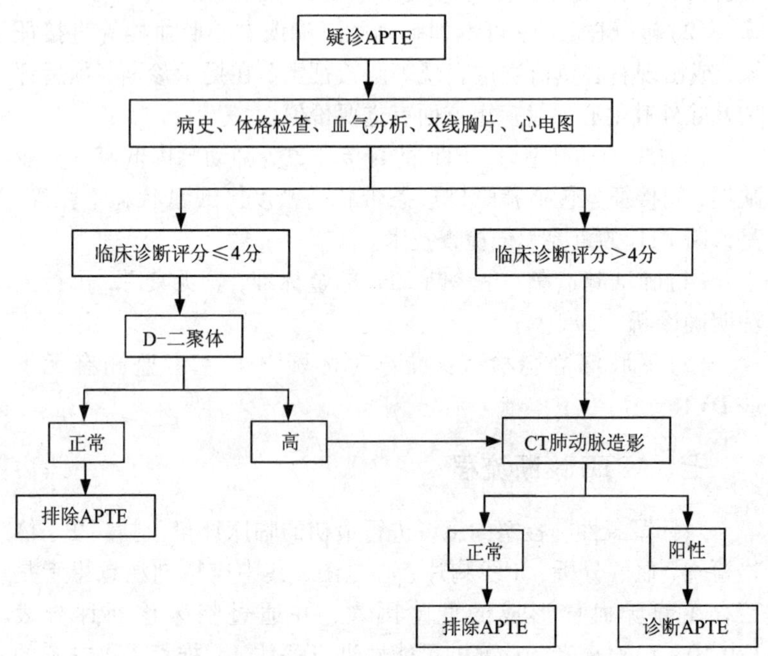


**图 10－1　急性肺血栓栓塞症(APTE)的诊断流程**

## 八、APTE 治疗

1. APTE 治疗方案

APTE 需根据病情严重程度制定相应的治疗方案，应对患者进行危险度分层(表 10－2)，制定相应的治疗策略(图 10－2)：其中低危患者推荐抗凝治疗，中危患者推荐住院加强治疗，主要为抗凝治疗＋对症支持治疗，高危患者推荐溶栓或肺动脉血栓摘除术＋抗凝治疗。

**表 10－2　APTE 危险度分层**

| APTE<br>死亡危险 | 休克或<br>低血压 | 右心室<br>功能不全 | 心肌<br>损伤 | 推荐<br>治疗 |
|---|---|---|---|---|
| 高危（>15%） | + | + | + | 溶栓或肺动脉血栓摘除术 |
| 中危<br>（3%～15%） | − | + | + | 住院加强治疗 |
| | − | + | − | |
| | − | − | + | |
| 低危（<3%） | − | − | − | 早期出院或门诊治疗 |

2. *溶栓治疗*

适应证：①2 个肺叶以上的大块肺栓塞者；②不论肺动脉血栓栓塞部位及面积大小只要血流动力学有改变者；③并发休克和体动脉低灌注（如低血压、乳酸酸中毒和（或）心排血量下降）者；④原有心肺疾病的次大块肺血栓栓塞引起循环衰竭者；⑤有呼吸窘迫症状（包括呼吸频率增加，动脉血氧饱和度下降等）的肺栓塞患者；⑥肺血栓栓塞后出现窦性心动过速的患者。（以上符合一条者即可）

绝对禁忌证：①活动性内出血；②近期自发性颅内出血。

临床常用溶栓药物及用法：①尿激酶治疗急性大块肺栓塞的用法为：UK 20000 IU · $kg^{-1}$ · $2h^{-1}$ 静脉滴注；②重组组织型纤溶酶原激活物（rt－PA）用法：50～100 mg 持续静脉滴注 2 小时。rt－PA 能够更快发挥作用，降低早期死亡率，减轻肺动脉内皮损伤，降低慢性血栓栓塞性肺高压的发生危险，因此推荐首选 rt－PA 方案。

溶栓时间窗：在 APTE 起病 48 小时内即开始行溶栓治疗能够取得最大的疗效，但对于那些有症状的 APTE 患者在 6～14 天内行溶栓治疗仍有一定作用。

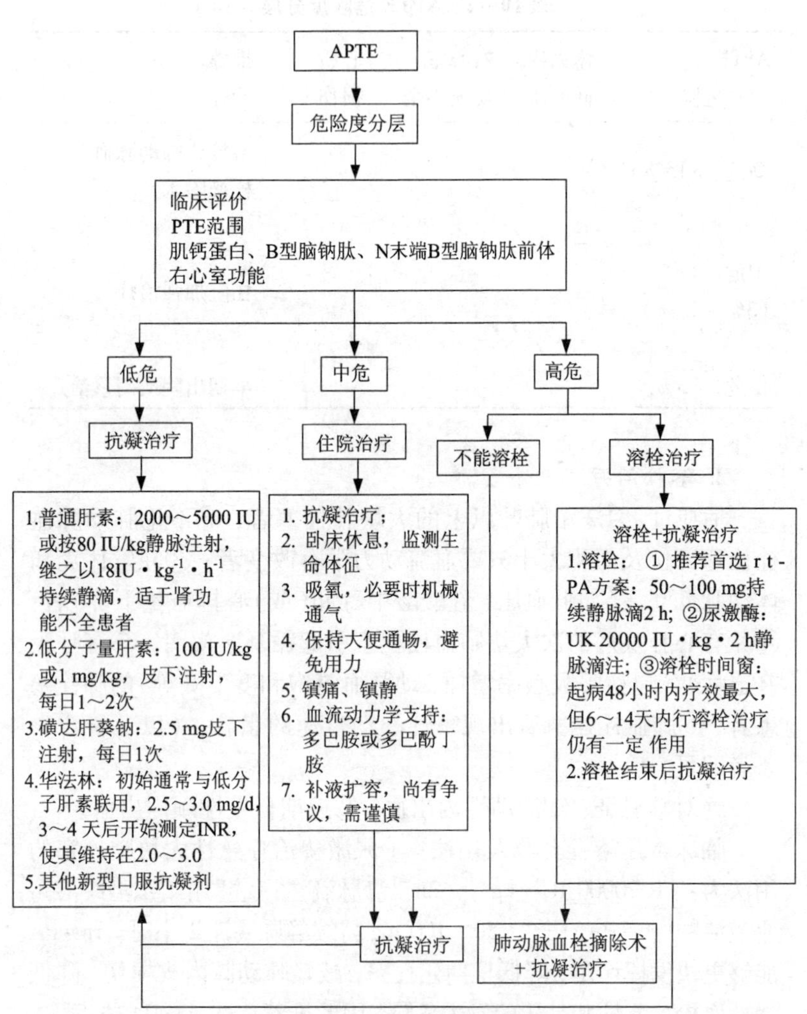


**图 10－2　基于危险度分层制定急性肺血栓栓塞症(APTE)治疗策略**

## 第二节　专家共识解读

### 一、定义

（一）专家共识要点

（1）肺栓塞（pulmonary embolism）是内源性或外源性栓子阻塞肺动脉引起肺循环功能障碍的临床和病理生理综合征，包括肺血栓栓塞症、脂肪栓塞综合征、羊水栓塞、空气栓塞等。

（2）肺血栓栓塞症（pulmonary thromboembolism，PTE）是指来自静脉系统或右心的血栓阻塞肺动脉或其分支所致疾病，以肺循环（含右心）和呼吸功能障碍为主要临床表现和病理生理特征。

（3）对肺梗死（pulmonary infarction，PI）、静脉血栓栓塞症（venous thromboembolism，VTE）以及经济舱综合征（economy class syndrome，ECS）的定义作出详细解释。

（二）专家共识解读

肺栓塞包括各种栓子所致的肺动脉阻塞，其中PTE是最常见的肺栓塞类型，通常所说的肺栓塞即指PTE。肺栓塞后，栓塞肺动脉灌注区域的肺组织发生坏死，即肺梗死，但大多数肺栓塞不一定会导致肺梗死，而肺梗死也不一定都由肺栓塞引起。临床上急性肺血栓栓塞症的检出率逐年上升，已成为国内外常见的心血管系统疾病，其主要原因为深静脉血栓形成（deep venous thrombosis，DVT）的发病率高。DVT是引起PTE的主要血栓来源，多发于下肢，PTE常为DVT的合并症，两者在发病机制上存在相互关联，是同一种疾病病程中两个不同阶段，因此统称为静脉血栓栓塞症。经济舱综合征是指由于长时间空中飞行，静坐在狭窄而活动受限的空间内，双下肢静脉回流减慢、血流瘀滞从而发生DVT和（或）PTE，长时间坐车（火车、汽车等）旅行也可以引起 DVT 和(或)PTE，所以广义的 ECS 又称为旅行者血栓形成。

## 二、流行病学

(一)专家共识要点

(1)美国普通人群中 VTE 的发病率是(1～3)/1000，主要表现为下肢 DVT 和 PTE。

(2)在致死性病例中，约 60% 的患者被漏诊，只有 7% 的患者得到及时与正确的诊断和治疗。

(3)目前，我国尚缺乏 PTE 准确的流行病学资料，但我国肺栓塞防治项目已经启动并进行相关研究。

(二)专家共识解读

研究表明，全球每年确诊的 PTE 和 DVT 患者约数百万人。一项对 VTE 的流行病学分析指出，在美国，VTE 的发病率超过 1/1000，且每年有超过 20 万的新发病例，其中有 30% 在 30 天内死亡，五分之一因肺栓塞猝死[3]。美国每年发生致死性和非致死性 VTE 超过 90 万例，其中约 29.64 万例死亡；在非致死性 VTE 中有超过 26% 为 PTE，在而在致死性病例中，漏诊率高，仅仅只有 7% 的患者能够得到正确的诊断和及时的治疗。根据流行病学模型估计[4]，2004 年总人口为 4.544 亿的欧盟 6 国，VTE 的病例数超过 46 万，PE 患者约 29.5 万，致死性 VTE 超过 37 万例；其中，突发致命性 PE 占 34%，其中死前未能确诊的占 59%，仅有 7% 的早期死亡病例在死亡前得以确诊；且其中约四分之三为医院获得性 VTE。PE 的发生风险与年龄增加相关，40 岁以上人群，每增龄 10 岁 PE 增加约 1 倍。我国肺栓塞防治项目对 1997 年～2008 年全国 60 多家三甲医院的 PE 患者进行了登记注册研究，在 16792182 例住院患者中共有 18206 例确诊为 PE，发生率为 0.1%，总体发病率上男性(0.2%)高于女性(0.1%)；在全国范围内，对于 PE 的诊断意识不断上升。另外，PE 的死亡率也有明显下降，从 1997 年的 25.1% 下降至 2008 年的 8.7%[5]。

## 三、危险因素

（一）专家共识要点

（1）VTE 危险因素包括易栓倾向和获得性危险因素。

（2）PTE 病死率随着年龄增加而增加。

（3）肥胖、肿瘤患者 VTE 发病率均较正常人高。

（4）除肥胖、肿瘤外，重大创伤、外科手术、下肢骨折、关节置换、脊髓损伤、妊娠、口服避孕药、激素替代治疗、中心静脉置管等也是 VTE 的易患因素。

（二）专家共识解读

6 周到 3 个月内的暂时性或可逆性危险因素（如外科手术、创伤、制动、妊娠、口服避孕药或激素替代治疗等）可诱发 VTE，但在缺少任何已知危险因素的情况下，PE 也可以发生。有研究显示，重大创伤、外科手术、下肢骨折、关节置换、脊髓损伤是 VTE 的强诱发因素，肿瘤、妊娠、口服避孕药、激素替代治疗、中心静脉置管等也是 VTE 公认的易患因素[6]。

一项多地区基于人群的基因预测分析指出，易栓倾向除因子 V leiden（导致蛋白 C 活化抵抗）、凝血酶原 20210A 基因突变、抗凝血酶 III 缺乏、蛋白 C 缺乏及蛋白 S 缺乏所导致的易栓症外，ADRB2 和 LPL 基因多态性与 VTE 独立相关[7]。

国内另一项关于肺栓塞危险因素的 Meta 分析，纳入病例对照研究共 11 篇，病例组 516，对照组 943 例，其结果表明深静脉血栓形成（DVT）（OR = 10.41，$P < 0.05$）、恶性肿瘤（OR = 6.79，$P < 0.05$）、6 周内手术史（OR = 2.63，$P < 0.05$）、长期卧床 ≥7 d（OR = 3.48，$P < 0.05$）、慢性阻塞性肺疾病（OR = 2.36，$P < 0.05$）等因素与肺栓塞发病的危险因素。

除年龄、肥胖和肿瘤外，常见的获得性危险因素还有：动脉疾病、真性红细胞增多症、管状石膏固定患肢、VTE 病史、近期手术史和创伤或活动受限如卒中、急性感染、抗磷脂抗体综合征、长时间旅行、妊娠、口服避孕药或激素替代治疗、起搏器植入、植入型心律转复除颤器(ICD)植入和中心静脉置管；在临床上，对于急性感染、近期手术史等制动患者需警惕 DVT 和 PTE 的发生；另外，近年来，中心静脉置管在临床上应用越来越多，且多用于肿瘤患者，此类患者本身为 VTE 高危患者，在中心静脉置管后更需注意有无 VTE 等情况的发生。

## 四、病理生理学

(一)专家共识要点

(1)血流动力学改变：PTE 可导致肺循环阻力增加，肺动脉压增高。

(2)右心功能不全：其发生与肺血管床阻塞范围和基础心肺功能状态有关。

(3)心室间相互作用可导致心肌缺血、心肌梗死、心源性休克甚至死亡。

(4)呼吸功能：引起低氧血症和低碳酸血症等改变。

(二)专家共识解读

PTE 一旦发生，肺动脉管腔阻塞，血流减少或中断，可导致不同程度的血流动力学改变：肺血管床面积减少 30% ~40% 时肺动脉平均压可达 30 mmHg 以上，肺血管床面积减少 40% ~50% 时肺动脉平均压可达 40 mmHg，右心室充盈压升高，心指数下降；肺血管床面积减少 50% ~70% 时可出现持续性肺动脉高压；肺血管床面积减少 >50% 时可导致猝死[8]。

肺血管床阻塞范围和基础心肺功能状态是右心功能是否发生的重要因素。右心室超负荷可导致 B 型脑钠肽(BNP)、N 末端 B 型脑钠肽前体(pro - BNP)等血清标记物升高，预示患者预后较差。右心室后负荷增加引起右心室扩张、室间隔左移，导致左心室舒张末期容积减少、充盈减少，以及回左心血量的减少，从而使心排出量减少，体循环血压下降，冠状动脉供血减少及心肌缺血，特别是右心室内膜下心肌低灌注；同时右心室心肌氧耗增加，可导致心肌梗死、心源性休克甚至死亡。右心功能不全是对PTE患者危险度分层的重要项目，所以对于PTE患者应注意有无右心功能不全等症状出现，以及监测心肌受损相关指标（如心肌酶、BNP或pro－BNP等）。

PTE可导致气道阻力增加，出现相对性肺泡低通气，使肺泡无效腔增大；肺内血流重新分布，通气血流比例失调；栓塞部位肺泡表面活性物质分泌减少，肺顺应性下降，可出现肺不张；毛细血管通透性增高，间质和肺泡内液体增多或出血，以上因素导致呼吸功能不全，从而出现低氧血症和代偿性过度通气（低碳酸血症）。对存在低氧血症的患者，需鼻饲或面罩给氧等积极纠正缺氧状态，保持呼吸道通畅。

## 五、临床表现

（一）专家共识要点

（1）症状：可出现“肺梗死三联征”，表现为：胸痛、咯血、呼吸困难。

（2）体征：呼吸频率增加（超过20次/分）、心率加快（超过90次/分）、血压下降和发绀，颈静脉充盈、肺动脉瓣区第2心音亢进或分裂，三尖瓣区可闻及收缩期杂音。

（二）专家共识解读

（1）症状：PTE缺少特异性临床表现，其临床表现主要取决于栓子的大小、数量、栓塞的部位及患者是否存在心、肺等器官的基础疾病[9, 10]。较大的栓子可引起呼吸困难、发绀、晕厥、猝死等，有时晕厥可能是APTE的唯一或首发症状。当PTE引起肺梗死时可出现“肺梗死三联征”，但实际临床上有典型肺梗死三联征的患者不足1/3。若合并感染时，可伴咳嗽、咳痰、高热等症状；存在低氧血症时可出现缺氧表现，如烦躁不安、头晕、胸闷、心悸等。上述症状均缺乏特异性，在临床上需注意与心绞痛、心肌梗死、脑卒中、肺炎等鉴别。

(2)体征：主要是呼吸系统和循环系统体征，最为常见的体征为呼吸频率增快(超过20次/分)、心率加快(超过90次/分)、血压下降和发绀等。呼吸系统其他常见体征包括气管向患侧移位，肺部可闻及湿啰音及哮鸣音，出现胸腔积液时可闻及胸膜摩擦音；循环系统常见体征包括肺动脉瓣区第2心音亢进或分裂，三尖瓣区出现反流可闻及收缩期杂音、右心室第3或第4心音；颈静脉充盈或异常搏动常提示右心负荷增加；存在单侧肢体肿胀、压痛、僵硬或静脉曲张(尤其是下肢)应高度怀疑VTE。另外，APTE致急性右心负荷增加，而出现一系列右心衰竭等体征，如肝脏增大、肝颈静脉回流征或下肢水肿等。

(3)在EMPEROR研究中对1880例PE患者临床表现进行分析[11]，上述症状和体征出现的频度分别为：呼吸困难(50%)、胸膜性胸痛(39%)、咳嗽(23%)、胸骨后胸痛(15%)、发热(10%)、咯血(8%)、晕厥(6%)、单侧肢体疼痛(6%)、单侧肢体肿胀(24%)。

## 六、实验室及辅助检查

(一)专家共识要点

(1)动脉血气分析：是诊断APTE的筛选性指标。

(2)血浆D－二聚体：若低于500 μg/L可排除APTE，其主要价值在于排除APTE[12]，建议使用酶联免疫法测定。

(3)心电图：对APTE的诊断无特异性，且改变常为一过性，需持续监测。

（4）超声心动图：可看到肺动脉近端或右心腔血栓等直接征象，或出现右心负荷过重表现等间接征象，在提示诊断、预后评估及除外其他心血管疾患方面有重要价值[13]。

（5）胸部 X 线平片：可出现局部肺缺血征象；肺梗死时可出现尖端指向肺门的楔形浸润阴影或盘状肺不张。

（6）CT 肺动脉造影：PTE 的直接征象为肺动脉内低密度充盈缺损，间接征象包括肺野楔形条带状高密度区或盘状肺不张等，是诊断 PTE 的重要无创检查技术。

（7）放射性核素肺通气/灌注扫描、磁共振肺动脉造影：可将其与胸片、CT 相结合，但不推荐此法在 PTE 常规诊断中使用。

（8）肺动脉造影：是诊断 PTE 的金标准，若无禁忌，可行此法明确诊断。

（9）下肢深静脉检查：推荐对怀疑 PTE 患者监测有无下肢 DVT。

（二）专家共识解读

随着近年来对 PTE 的认识不断深入以及检查手段不断完善，目前已有对该疾病详细的诊断流程，实验室及辅助检查在 PTE 的诊断中起重要作用。

（1）在实验室检查方面，动脉血气分析与血浆 D－二聚体已常规应用到临床。但需指出的是，约 20% 的 APTE 患者的血气分析结果正常。因为动脉血氧分压随年龄的增长而下降，所以专家共识推荐血氧分压的正常预计值需进行转换，按照公式 $PaO_2$（mmHg）=106－0.14×年龄（岁）进行计算。APTE 患者血气分析特点为低氧血症、低碳酸血症或正常及呼吸性碱中毒。

（2）血浆 D－二聚体对 APTE 诊断的敏感度达 92%～100%，但其特异度较低。若低于 500 μg/L 可排除 APTE；高度可疑 APTE 患者无论血浆 D－二聚体结果如何，都不能排除 APTE，仍需进一步检查以明确诊断。对于血浆 D－二聚体的检测方法，建议使用酶联免疫荧光法，减少误诊的可能。一项关于 PE 的诊断策略的研究[14]共纳入 1029 名病例，其结果显示，D－二聚体的特异性随年龄增长而降低，40 岁以下的患者为 67%，而 80 岁以上患者约降至 10%。故建议使用年龄校正的临界值以提高老年患者 D－二聚体的评估价值。一项 Meta 分析中，纳入 13 个研究共 12497 名患者，其结果表明，D－二聚体的特异性随着年龄的增长降低，而年龄校正的临界值(50 岁以上年龄 ×10 μg/L)在保持敏感度的同时，使特异性从 34% ~46% 增加到 97% 以上[15]。使用年龄校正的 D－二聚体临界值，代替以往的标准 500 μg/L 临界值，排除 PE 的可能性由 6.4% 升至 29.7%，没有其他假阴性发现[16]。

(3) 辅助检查中，心电图对 APTE 诊断无特异性，可出现 $V_1$－$V_4$ 导联及Ⅱ导联、Ⅲ导联、aVF导联的 ST 段压低和 T 波倒置，部分患者可出现 $S_IQ_{III}T_{III}$(即 I 导联 S 波加深，Ⅲ导联出现 Q/q 波及 T 波倒置)，是因为出现肺动脉高压、右心负荷增加、右心扩张所致。

(4) 超声心动图可提供直接征象及间接征象。但直接征象阳性率低，若同时患者临床表现符合 PTE，可明确诊断。间接征象主要包括右心室壁局部运动幅度下降，右心室和(右心房扩大)，三尖瓣反流速度增快以及室间隔左移，肺动脉干增宽等。

(5) 胸片的敏感性、特异性均较低，若出现肺梗死时，胸片可出现较典型的肺梗死征象，但肺梗死检出率仅为 30%，胸片仅对临床典型的病例提示诊断。

(6) CT 肺动脉造影(CTA)是目前临床上应用较多的方法，其敏感性为 83%，特异性为 78% ~100%[17]，已成为诊断肺栓塞的一线影像学检查手段，有望取代肺动脉造影的趋势，其直接征象为：肺动脉内低密度充盈缺损，远端血管不显影；间接征象包括肺野楔形条带状高密度区或盘状肺不张，中心肺动脉扩张及远端血流分布减少或消失，需注意鉴别肺动脉原位肿瘤与 PTE 的 CT 表现。在临床应用中，CT 肺动脉造影应结合患者临床可能性评分进行判断。低危患者如果 CT 结果正常，即可排除 PE；对临床评分为高危的患者，CTA 结果阴性并不能除外单发的亚段 PE。如 CT 显示段或段以上血栓，能确诊 PE，但对可疑亚段或以远血栓，则需进一步结合下肢静脉超声、肺通气灌注扫描或肺动脉造影等检查明确诊断。CT 静脉造影被认为是诊断疑似 PE 患者 DVT 的简易方法，因为可与 CTA 同时完成，仅需注射一次造影剂。其中，一项关于单独使用 CTA 和联合 CT 静脉和肺动脉造影对 PE 的诊断试验共纳入 824 名患者，其结果显示，CTA 联合 CT 静脉和肺动脉造影使 PE 诊断的敏感性由 83% 增加至 90% [17, 18]。

(7)放射性核素肺通气/灌注扫描目前在国际上被认为是二线诊断手段，通常用于肾功能不全、造影剂过敏或者孕妇；而磁共振肺动脉造影则适用于碘造影剂过敏的患者，但两项大规模临床研究结果(IRM - EP、PIOPED Ⅲ)表明，其敏感度较低，尚不能作为单独的检查用于排除 PE，目前国际上正在进行多中心临床试验探讨 MRPA 联合多普勒超声成像(CUS)排除 PE 的可行性。此两种方法均不推荐在常规诊断中使用。

(8)肺动脉造影是诊断 PTE 的“金标准”，其敏感性及特异性均较高，其直接征象有肺动脉内造影剂充盈缺损，伴或不伴轨道征的血流阻断；间接征象有肺动脉造影剂流动缓慢，局部低灌注，静脉回流延迟。但肺动脉造影检查具有一定危险性，特别是并发肺动脉高压的患者，致残率为 1%，死亡率为 0.01% ~ 0.5%，因此目前有被 CT 肺动脉造影取代的趋势，多在患者需要介入治疗如导管抽吸栓子，直接肺动脉内溶栓时应用。

(9)下肢深静脉检查对诊断和防治肺栓塞十分重要，一项对静脉血栓的自然病程显示 90% 的 PTE 患者栓子来源于下肢 DVT。

通常一侧下肢周径比对侧粗 1 cm 即有诊断意义，但近半数患者物理检查正常，故通常对怀疑 PTE 患者推荐常规下肢 CUS 检查，其敏感性、特异性均达 90% 以上[19]。

## 七、APTE 诊断流程

（一）专家共识要点

（1）采用临床诊断评价评分表对临床疑诊 PTE 患者进行评价（见表 10－1），该评价表具有便捷、准确的特点[20]。

（2）推荐采用的 APTE 诊断流程（见图 10－1）。

（二）专家共识解读

为了避免不必要的检查加重患者的经济负担、减少检查带来的并发症，对 PTE 的可能性进行评价显得十分重要。目前使用较多临床诊断评价评分表，是根据 Wells 评分表制定的。1998 年，Wells 进行的一项对疑诊急性肺栓塞的院内和院外患者的连续性队列研究中，将与急性肺栓塞有较密切关系的 7 个变量分别予以赋值，通过计算总分，可将疑诊急性肺栓塞的患者分为三个不同可能性组。而目前所使用的临床诊断评价评分表所观察的 7 个变量的内容及其赋值无实质变化：有 DVT 症状或体征记 3 分，PTE 较其他诊断可能性大记 3 分；心率 >100 次/分、近 4 周内制动或接受外科手术、既往有 DVT 或 PTE 病史各记 1.5 分；咯血、6 个月内接受抗肿瘤治疗或肿瘤转移各记 1 分；但计算总分后将患者分为两个组：>4 分为高度可疑，≤4 分为低度可疑（见表 10－1），其中低度可疑组中仅有 5% 患者最终被诊断为 PTE。该评分表准确、便捷、易于实施，可对疑诊肺栓塞患者进行初步筛查。

专家共识推荐急性肺栓塞的诊断流程（见图 10－1）：对怀疑急性肺栓塞的患者进行最初的临床评价包括病史、体格检查、血气分析、X 线胸片、心电图，其中应特别注意患者是否存在静脉血栓形成的危险因素，并通过上述临床诊断评分表对患者肺栓塞的可能性进行评估。对于临床诊断评分≤4 分的低度可疑患者，应立即行 D－二聚体检查，若结果正常，则可排除 APTE 诊断；若增高，则应与临床诊断评分＞4 分的高度可疑患者作同样的处理，即进一步行 CT 肺动脉造影检查，若结果正常，则排除 APTE 诊断，若有阳性发现，则诊断为 APTE。

## 八、APTE 治疗

（一）专家共识要点

（1）APTE 需根据病情严重程度制定相应的治疗方案，应对患者进行危险度分层（见表 10－2），制定相应的治疗策略：其中低危患者推荐抗凝治疗，高危患者推荐溶栓或肺动脉血栓摘除术＋抗凝治疗。

（2）一般治疗和呼吸循环支持治疗需根据患者实际情况积极进行。

（3）高度疑诊或确诊 APTE 的患者应立即给予抗凝治疗[21]：①可使用普通肝素：首先给与负荷剂量 2000～5000IU 或按 80IU/kg静脉注射，继之以18IU·$kg^{-1}$·$h^{-1}$持续静脉滴注，同时监测 APTT 值，并根据该测定值调整普通肝素的剂量（见表 10－3）；②低分子量肝素，按照体重给药，如每次 100IU/kg 或 1 mg/kg，皮下注射，每日 1～2 次；③磺达肝葵钠：2. 5 mg 皮下注射，每日 1 次；④华法林，需要长期抗凝治疗的首选药物；⑤非维生素 K 依赖的新型口服抗凝药（Non－vitamin K－dependent new oral anticoagulants，NOACs）：需进一步探索。

（4）肺动脉血栓摘除术是治疗高危险度、并且存在溶栓禁忌证或溶栓无效的 APTE 患者的一种值得推荐的治疗方法。

（5）可植入可回收下腔静脉滤器防治下肢深静脉血栓再次脱落，需严格掌握适应证，建议 12～14 天内回收取出滤器。

表 10－3 根据 APTT 调整普通肝素剂量的方法

| APTT | 普通肝素调整剂量 |
| --- | --- |
| <35 s(<1.2 倍正常对照值) | 静脉注射 80IU/kg，然后静脉滴注剂量增加 4IU·$kg^{-1}$·$h^{-1}$ |
| 35～45 s(1.2～1.5 倍正常对照值) | 静脉注射 40IU/kg，然后静脉滴注剂量增加 2IU·$kg^{-1}$·$h^{-1}$ |
| 46～70 s(1.5～2.3 倍正常对照值) | 无需调整剂量 |
| 71～90 s(2.3～3.0 倍正常对照值) | 静脉滴注剂量减少 2IU·$kg^{-1}$·$h^{-1}$ |
| >90 s(>3 倍正常对照值) | 停药 1 h，然后静脉滴注剂量减少 3IU·$kg^{-1}$·$h^{-1}$ |

(6)溶栓治疗

适应证：①2 个肺叶以上的大块肺栓塞者；②不论肺动脉血栓栓塞部位及面积大小只要血流动力学有改变者；③并发休克和体动脉低灌注(如低血压、乳酸酸中毒和(或)心排血量下降)者；④原有心肺疾病的次大块肺血栓栓塞引起循环衰竭者；⑤有呼吸窘迫症状(包括呼吸频率增加，动脉血氧饱和度下降等)的肺栓塞患者；⑥肺血栓栓塞后出现窦性心动过速的患者。(以上符合一条者即可)

绝对禁忌证：①活动性内出血；②近期自发性颅内出血。

临床常用溶栓药物及用法：①尿激酶治疗急性大块肺栓塞的用法为：UK 20000 IU·$kg^{-1}$·$2h^{-1}$ 静脉滴注；②rt－PA 用法：50～100 mg持续静脉滴注 2 小时。rt－PA 能够更快发挥作用，降低早期死亡率，减轻肺动脉内皮损伤，降低慢性血栓栓塞性肺高压的发生危险，因此推荐首选 rt－PA 方案。

溶栓时间窗：在APTE起病48小时内即开始行溶栓治疗能够取得最大的疗效，但对于那些有症状的APTE患者在6~14天内行溶栓治疗仍有一定作用。

（二）专家共识解读

(1)对于确诊的APTE患者来说，在治疗前进行危险度分层来决定治疗的策略，已经逐渐取代按照栓塞范围来进行治疗策略的选择，2008年欧洲APTE指南[22]也是倾向于使用危险度分层来指导治疗。危险度分层(见表10-2)主要根据三个方面临床资料进行评价：①血流动力学是否稳定？如存在休克、低血压(<90 mmHg)或血压下降超过40 mmHg持续15 min则定义为不稳定；②右心室功能不全征象是否存在？右心功能不全表现为超声心动图提示右心室扩张、压力超负荷；CT提示右心室扩张；右心导管检查提示右心室压力过高；③心肌有无损伤？ESC制定的急性肺栓塞指南中指出，心肌损伤主要看生化标记物是否升高，如B型脑钠肽、N末端B型脑钠肽前体升高；肌钙蛋白TnI或TnT阳性等[22]。当APTE患者以上三项均存在时，则为高危组，死亡率>15%，应行溶栓治疗或肺动脉血栓摘除术，并辅以抗凝治疗；当以上三项至少有一项阳性时，则为中危组，死亡风险为3%~15%，需住院加强治疗；当以上三项均为阴性时，则为低危组，可早期出院或门诊行抗凝治疗。其具体治疗策略可参照图10-2所示。

(2)对高度疑诊或确诊的APTE患者，应卧床休息，建立静脉通路，同时密切监测患者的生命体征；对有焦虑和惊恐症状的患者应适当使用镇静剂，胸痛者予止痛药治疗，保持大便通畅，避免用力；存在低氧血症的患者需吸氧，当合并呼吸衰竭时，可使用经鼻面罩无创性机械通气或经气管插管行机械通气。对右心功能不全、心排血量下降但血压尚正常的患者，可给予具有一定肺血管扩张作用和正性肌力作用的药物，如多巴胺

[5~10 μg/(kg·min)]或多巴酚丁胺[3.5~10 μg/(kg·min)]；若出现血压下降，可增大剂量或使用其他血管加压药物，如去甲肾上腺素等。另外，扩容疗法需谨慎，研究认为过多的液体负荷可能会加重右心室扩张进而影响心排血量。

(3)抗凝治疗

1)普通肝素：专家共识推荐首先给与负荷剂量2000~5000IU或按80IU/kg静脉注射，继之以18IU·$kg^{-1}$·$h^{-1}$持续静脉滴注。开始治疗最初24小时内需每4小时测定APTT 1次，并根据该测定值调整普通肝素的剂量(见表10-3)，每次调整剂量后3小时测定APTT，使其维持于正常值的1.5~2.5倍，稳定后可改为每日测定APTT 1次。由于应用普通肝素可能会引起血小板减少症，故在使用普通肝素的第3~5天必须复查血小板计数，若较长时间使用普通肝素，专家共识推荐在第7~10天和第14天复查，治疗2周后较少出现血小板减少症，当血小板计数迅速或持续降低超过50%，或血小板计数小于100×$10^9$/L，应立即停用普通肝素，一般停用10天内血小板数量开始逐渐恢复。

2)低分子量肝素：按照体重给药，如每次100IU/kg或1 mg/kg，皮下注射，每日1~2次；使用低分子肝素一般情况下无需监测，但对肾功能不全的患者需谨慎使用低分子量肝素，应在初始抗凝时使用普通肝素，因为普通肝素不经肾脏排泄。对于有严重出血倾向的患者，专家共识也推荐使用普通肝素进行初始抗凝，一旦出血可用鱼精蛋白迅速纠正。而对其他APTE患者，均可使用皮下注射低分子量肝素进行抗凝。建议普通肝素、低分子量肝素至少应用5天，直到临床症状稳定方可停药，对大块PTE、髂静脉或股静脉血栓的患者，建议用至10天或者更长时间。

3)磺达肝癸钠：是选择性Xa因子抑制药，2.5 mg皮下注射，每日1次，无需监测，但由于其消除随体重减轻而降低，对体重

<50 kg 的患者慎用。严重肾功能不全的患者(肌酐清除率 <30 mL/min),因其将在体内蓄积,增加出血的风险,禁用磺达肝癸钠。对于中度肾功能不全的患者(肌酐清除率 30 ~50 mL/min)应减量 50% 使用。

4)华法林:是一种维生素 K 拮抗药,它通过抑制依赖维生素 K 凝血因子(凝血因子Ⅱ、Ⅶ、Ⅸ、Ⅹ)的合成而发挥抗凝作用,为长期抗凝的首选药物。初始通常华法林与低分子肝素联合使用,其剂量为 2.5 ~3.0 mg/d,3 ~4 天后开始测定 INR,使其维持在 2.0 ~3.0,48 h 后停止使用低分子肝素,继续予华法林治疗。

国外指南对于年轻人( <60 岁)或较为健康的门诊患者推荐起始剂量为 10 mg,老年人和住院患者为 5 mg,5 ~7 天后根据国际标准化比值(international normalized ratio,INR)调整每日剂量,当 INR 稳定在 2.0 ~3.0 时停止使用普通肝素、低分子量肝素或磺达肝癸钠,继续予华法林治疗。与西方人比较,亚洲人华法林肝脏代谢酶存在较大差异,中国人的平均华法林剂量低于西方人。我国房颤抗栓临床试验的结果表明,华法林的维持剂量大约为 3 mg[23]。某些患者如老年、肝功能受损、慢性心力衰竭和出血高风险患者,初始剂量还可适当降低。国内外已经将华法林量效有关的基因多态性检测商品化,主要是 CYP2C9 和 VKORCI,通过基因多态性检测有助于初始剂量的选择。但基因多态性仅能解释 30% ~60% 的华法林个体差异,临床仍需综合考虑患者的体表面积、肝肾功能及合并用药等因素来选择合适的剂量。目前,国外指南不推荐对所有服用华法林的患者常规进行基因检测。如有条件,基因检测可作为华法利剂量调整的辅助手段。

而对于其长期抗凝治疗的时间,专家共识认为应因人而异:部分病例的危险因素可短期内消除,如口服雌激素、短期制动、创伤和手术等,抗凝治疗 3 个月即可;对于栓子来源不明的首发病例，抗凝治疗应至少6个月；特发性或合并凝血因子异常的深静脉血栓形成(DVT)导致的APTE需长期抗凝；若为复发性肺血栓栓塞(PTE)或合并慢性血栓栓塞性肺动脉高压的患者，需长期抗凝；肿瘤合并APTE的患者抗凝治疗至少6个月，部分病例也需长期抗凝治疗。

5)非维生素K依赖的新型口服抗凝药：专家共识中未明确推荐新型抗凝剂的使用，但近年来大规模临床试验为NOACs用于PE或VTE急性期治疗提供了证据。利伐沙班：为直接Xa因子抑制药。一项纳入3449名患者的随机开放研究（EINSTEIN）对利伐沙班单药治疗(15 mg，每日2次，3周后以20 mg，每日1次)与标准治疗方案(低分子量肝素依诺肝素联合维生素K拮抗药)治疗急性静脉血栓栓塞(VTE)进行对比。研究显示，相较于标准治疗，利伐沙班治疗的静脉血栓栓塞复发率并未增加[24, 25]。两组患者的大出血及临床相关的非大出血事件发生率、主要安全事件终点相同。达比加群：达比加群是直接凝血酶抑制药。一项纳入2539名患者持续6个月的双盲随机对照试验（RE-COVER）[26]，对经肠外抗凝剂初始治疗后使用达比加群(150 mg，每日2次)与使用华法林治疗急性静脉血栓栓塞(VTE)进行对比。研究显示，每日2次的达比加群酯治疗对预防静脉血栓栓塞(VTE)复发、预防静脉血栓栓塞(VTE)相关死亡率(主要疗效终点)并不劣于每日2次的华法林治疗。同时，两组的大出血事件发生率相似。阿哌沙班：是直接Xa因子抑制药。根据AMPLIFY研究[27]，阿哌沙班单药口服治疗(10 mg，每日2次，7天；继以5 mg，每日2次)在减少复发症状性VTE或VTE相关死亡等有效性事件方面不劣于传统的依诺肝素/华法林治疗；安全性方面，阿哌沙班大出血发生率及大出血合并临床相关的非大出血的复合事件发生率更低。但国内仍然缺少这些药物治疗PTE的经验，新型口服抗凝剂治疗急性肺血栓栓塞仍需进一步探索。

(4)肺动脉血栓摘除术：1924 年第一例 PTE 外科手术成功，2008 年欧洲 APTE 指南[12]指出，在当前的外科技术条件下，肺动脉血栓摘除术是治疗高危险度、并且存在溶栓禁忌证或溶栓无效的 APTE 患者的一种值得推荐的治疗方法。急性肺栓塞的手术死亡率报道不一，从 16% ~64% 不等，其主要原因在于手术指征不同。目前公认的手术指征是：①内科治疗无效；②有溶栓禁忌证者；③出现心跳骤停或循环衰竭者。

(5)下腔静脉滤器的使用。下腔静脉滤器只能预防 PTE 复发，并不能治疗 DVT，因此需严格掌握适应证，主要适应证有下肢近端静脉血栓溶栓治疗前，或抗凝治疗禁忌或出现并发症者，或经充分抗凝后 PTE 复发者，伴严重肺源性心脏病患者或血流动力学不稳定的大块肺栓塞的患者。需要注意的是，在植入滤器后仍需长期抗凝治疗。植入永久型滤器后并发症发生率较高，有研究指出，早期并发症（如滤器植入部位血栓形成）的发生率为 10%；晚期 DVT 发生率约 20%；40% 的患者出现栓塞后综合征，5 年闭塞率约为 22%，9 年闭塞率约为 33%[28, 29]。有多中心临床研究表明，可回收滤器能有效预防 PTE 再发，且滤器回收后血栓栓塞时间复发的发生率与对照组差异无统计学意义[30]，故专家共识建议可选择植入可回收滤器，回收取出时间控制在 12 ~ 14 天内。

(6)溶栓治疗。溶栓治疗可以迅速溶解血栓和恢复肺组织灌注，逆转右心衰竭，增加肺毛细血管血容量及降低病死率和复发率。欧美多项随机临床试验一致证实，溶栓治疗能够快速改善肺血流动力学指标，改善患者早期生存率[31 - 33]。国内一项大样本的回顾性研究[34]也证实对 APTE 患者行尿激酶或 rt - PA 溶栓治疗 + 抗凝治疗总有效率 96.6%，显效率 42.7%，病死率 3.4%，显著优于对症治疗组和单纯抗凝治疗组。

溶栓治疗应掌握其上述适应证和禁忌证，溶栓治疗的禁忌证除上述绝对禁忌证外，还有如下相对禁忌证：①2 周内的大手术、分娩、器官活检或不能以压迫止血部位的血管穿刺；②2 个月内的缺血性卒中；③10 天内的胃肠道出血；④15 天内的严重创伤；⑤1 个月内的神经外科或眼科手术；⑥难于控制的重度高血压(收缩压 >180 mm Hg，舒张压 >110 mm Hg)；⑦近期曾行心肺复苏；⑧血小板计数低于 100 $\times 10^9$/L；⑨妊娠；⑩细菌性心内膜炎；⑪严重肝肾功能不全；⑫糖尿病出血性视网膜病变；⑬出血性疾病；⑭动脉瘤；⑮左心房血栓；⑯年龄 >75 岁。

我国临床上常用的溶栓药物有尿激酶(UK)和重组组织型纤溶酶原激活剂(rt－PA)两种。

1)1997—1999 年国内有 22 家医院参加的“急性肺栓塞尿激酶溶栓、栓复欣抗凝治疗多中心临床试验”，其方案是 UK 20000 IU·$kg^{-1}$·$2h^{-1}$静脉滴注，共治疗 101 例，总有效率为 86.1%，无大出血发生。初步证明该方案安全、有效和简便易行[35]，专家共识建议我国尿激酶治疗急性大块肺栓塞的用法为：UK 20000 IU·$kg^{-1}$·2 $h^{-1}$静脉滴注。

2)2003 年法国 Conte 等人公布了 rt－PA 治疗急性肺栓塞合并休克的临床研究结[36]，共入选 21 例血流动力学不稳定合并休克的大块肺栓塞患者，按 0.6 mg/kg 给予 rt－PA 静脉注射 15 分钟，结果住院期间患者死亡率仅为 23.8%，而国际肺栓塞注册登记协作研究中类似患者的死亡率高达 58.3%。并且仅有 5 例发生轻微出血并发症。该研究证实 rt－PA 溶栓治疗血流动力学不稳定的急性大块肺栓塞疗效显著并且耐受性较好。2002 年德国 Konstantinides 等人公布了 rt－PA 治疗次大块肺栓塞的临床研究结果[37]，入选 256 例血流动力学稳定的次大块肺栓塞患者，其中 118 例患者接受 rt－PA 治疗，用药方法为静推 10 mg，90 mg 静脉注射 2 小时，结果表明 rt－PA 能够改善血流动力学稳定的急性肺栓塞临床病程，降低病情恶化事件的发生率。我国 VTE 研究组开展的 rt－PA 治疗急性 PE 的临床研究中[38]，共入选 118 例急性 PE 患者，其中 65 例采用半量(50 mg)持续静脉滴注 2 h，53 例采用全量(100 mg)持续静脉滴注 2 小时，结果显示半量 rt－PA 溶栓治疗 PE 与全量相比有效性相似且更安全，尤其体重 < 65kg 的患者出血事件明显减少。关于 50 mg 和 100 mg 两个剂量的疗效比较，目前尚无定论。本专家共识推荐 rt－PA 用法：50～100 mg 持续静脉滴注 2 小时。

3)1992 年法国 Meyer 等人开展了 rt－PA 与尿激酶治疗急性大块肺栓塞的比较研究[39]，结果表明使用 100 mg rt－PA 输注两个小时和输注尿激酶 4400 IU · $kg^{-1}$ · 12 $h^{-1}$ 或输注 24 小时相比，rt－PA 能够更快的改善肺动脉造影和血流动力学指标，治疗 12 小时后两种药物的疗效相当。尽管尿激酶和 rt－PA 两种溶栓药物 12 小时疗效相当，但 rt－PA 能够更快发挥作用，降低早期死亡率，减轻肺动脉内皮损伤，降低慢性血栓栓塞性肺高压的发生危险，因此专家共识推荐首选 rt－PA 方案。

肺栓塞溶栓治疗的目的不完全是保护肺组织，更主要是尽早溶解血栓疏通血管，减轻血管内皮损伤，降低慢性血栓栓塞性肺高压的发生危险。因此在 APTE 起病 48 小时内即开始行溶栓治疗能够取得最大的疗效，但对于那些有症状的 APTE 患者在 6～14 天内行溶栓治疗仍有一定作用。溶栓过程中的疗效观察指标包括：症状减轻，特别是呼吸困难好转；呼吸频率和心率减慢，血压升高，脉压增宽；动脉血气分析示 $PaO_2$ 上升，$PaCO_2$ 回升，PH 下降，合并代谢性酸中毒者 PH 上升；心电图提示急性右室扩张表现(如不完全性右束支传导阻滞或完全性右束支传导阻滞、V1 S 波挫折，V1～V3 S 波挫折粗顿消失等)好转，胸前导联 T 波倒置加深，也可直立或不变；胸部 X 线平片显示的肺纹理减少或稀疏区变多，肺血分布不均改善；超声心动图表现如室间隔左移减轻、右房右室内径缩小、右室运动功能改善、肺动脉收缩压下降、三尖瓣返流减轻等[40]。

溶栓治疗过程中应监测心电图、超声心动图、动脉血气、APTT、肝肾功能以及X线胸片等以判断溶栓疗效；使用尿激酶溶栓期间勿同时使用肝素，rt－PA溶栓时是否停用肝素无特殊要求，一般也不使用；溶栓使用rt－PA时，可在第一小时内泵入50 mg观察有无不良反应，如无则序贯在第二小时内泵入另外50 mg；溶栓治疗结束后，应每2～4小时测定APTT，当其水平低于基线值的2倍(＜80s)时，开始规范的肝素治疗，常规使用肝素或低分子量肝素治疗，根据APTT调整肝素剂量，APTT的目标范围为基线对照值的1.5～2.5倍。使用普通肝素或低分子肝素后，可给予口服抗凝剂，最常用的是华法林(具体治疗方法在本章节抗凝治疗中已作介绍)。

## 九、小结

APTE目前已得到临床医生的高度重视，但仍有相当多临床医生尤其是基层医院医生对APTE的规范化诊治流程不够熟悉，本章旨在加深临床医生对专家共识的认识及理解，为临床医生正确诊断及治疗APTE提供帮助。

## 参考文献

[1] 程显声．进一步提高肺动脉栓塞诊断与处理水平．中华结核和呼吸杂志，2000，23：517－518.

[2] 中华医学会心血管病学分会肺血管病学组，中国医师协会心血管内科医师分会．急性肺血栓栓塞症诊断治疗中国专家共识．中华内科杂志，2010，49：74－81.

[3] Heit JA. The epidemiology of venous thromboembolism in the community. Arterioscler Thromb Vasc Biol, 2008, 28: 370－372.

[4] Cohen AT, Agnelli G, Anderson FA, et al. Venous thromboembolism

(VTE) in Europe. The number of VTE events and associated morbidity and mortality. Thromb Haemost, 2007, 98: 756 -764.

[5] Yang Y, Liang L, Zhai Z, et al. Pulmonary embolism incidence and fatality trends in chinese hospitals from 1997 to 2008: a multicenter registration study. PLoS One, 2011, 6: e26861.

[6] Anderson FA Jr, Spencer FA. Risk factors for venous thromboembolism. Circulation. 2003 Jun 17; 107(23 Suppl 1): I9 -16.

[7] Zee RY, Cook NR, Cheng S, et al. Polymorphism in the $\beta_2$ adrenergic receptor and lipoprotein lipase genes as risk determinants for idiopathic venous thromboembolism: a multilocus, population - based, prospective genetic analysis. Circulation, 2006, 113: 2193 -2200.

[8] Wood KE. Major pulmonary embolism: review of a pathophysiologic approach to the golden hour of hemodynamically significant pulmonary embolism. Chest, 2002, 121: 877 -905.

[9] Konstantinides S. Pulmonary embolism: impact of right ventricular dysfunction. Curr Opin Cardiol, 2005, 20: 496 -501.

[10] Miniati M, Prediletto R, Formichi B, et al. Accuracy of clinical assessment in the diagnosis of pulmonary embolism. Am J Respir Crit Care Med, 1999, 159: 864 -871.

[11] Pollack CV, Schreiber D, Goldhaber SZ, et al. Clinical characteristics, management, and outcomes of patients diagnosed with acute pulmonary embolism in the emergency department: initial report of EMPEROR (Multicenter Emergency Medicine.

[12] Wells PS, Anderson DR, Rodger M, et al. Excluding pulmonary embolism at the bedside without diagnostic imaging: management of patients with suspected pulmonary embolism presenting to the emergency department by using a simple clinical model and d - dimer. Ann Intern Med, 2001, 135: 98 -107.

[13] Miniati M, Monti S, Pratali L, et al. Value of transthoracic echocardiography in the diagnosis of pulmonary embolism: results of a prospective study in unselected patients. Am J Med, 2001, 110: 528

-535.

[14] Righini M, Goehring C, Bounameaux H, et al. Effects of age on the performance of common diagnostic tests for pulmonary embolism. Am J Med, 2000, 109: 357-361.

[15] Schouten HJ, Geersing GJ, Koek HL, et al. Diagnostic accuracy of conventional or age adjusted D-dimer cut-off values in older patients with suspected venous thromboembolism: systematic review and meta-analysis. BMJ, 2013, 346: f2492.

[16] Righini M, Van Es J, den Exter PL, et al. Age-adjusted D-dimer cutoff levels to rule out pulmonary embolism: the ADJUST-PE study. JAMA, 2014, 311: 1117-1124.

[17] Stein PD, Fowler SE, Goodman LR, et al. Multidetector computed tomography for acute pulmonary embolism. N Engl J Med, 2006, 354: 2317-2327.

[18] GoodmanLR, Stein PD, Matta F, et al. CT venography and compression sonography are diagnostically equivalent: data from PIOPED II. AJR Am J Roentgenol, 2007, 189: 1071-1076.

[19] Kearon C, Ginsberg JS, Hirsh J. The role of venous ultrasonography in the diagnosis of suspected deep venous thrombosis and pulmonary embolism. Ann Intern Med, 1998, 129: 1044-1049.

[20] Goldhaber SZ. Pulmonary embolism//Libby P, Bonow RO, Mann DL, et al. Braunwald's heart diseases. Philadelphia: Saunders, 2008: 1863-1882.

[21] Hirsh J, Guyatt G, Albers GW, et al. Antithrombotic and thrombolytic therapy: American College of Chest Physicians Evidence-Based Clinical Practice Guidelines (8th Edition). Chest, 2008, 133: 110S-1125.

[22] Torbicki A, Perrier A, Konstantinides S, et al. Guidelines on the diagnosis and management of acute pulmonary embolism: The Task Force for the Diagnosis and Management of Acute Pulmonary Embolism of the European Society of Cardiology (ESC). European Heart Journal, 2008, 29: 2276-2315.

[23] 胡大一，张鹤萍，孙艺红，等．华法林与阿司匹林预防非瓣膜性心房颤动患者血栓栓塞的随机对照研究．中华心血管病杂志，2006，34：295－298.

[24] Bauersachs R, Berkowitz SD, Brenner B, et al. Oral rivaroxaban for symptomatic venous thromboembolism. N Engl J Med, 2010, 363: 2499－2510.

[25] Buller HR, Prins MH, Lensin AW, et al. Oral rivaroxaban for the treatment of symptomatic pulmonary embolism. N Engl J Med, 2012, 366: 1287－1297.

[26] Schulman S, Kearon C, Kakkar AK, et al. Dabigatran versus warfarin in the treatment of acute venous thromboembolism. N Engl J Med, 2009, 361: 2342－2352.

[27] Agnelli G, Buller HR, Cohen A, et al. Oral apixaban for the treatment of acute venous thromboembolism. N Engl J Med, 2013, 369: 799－808.

[28] Hann CL, Streiff MB. The role of vena caval filters in the management of venous thromboembolism. Blood Rev, 2005, 19: 179－202.

[29] PREPIC study group. Eight－year follow－up of patients with permanent vena cava filters in the prevention of pulmonary embolism: the PREPIC (Prevention du Risque d' Embolie Pulmonaire par Interruption Cave) randomized study. Circulation, 2005, 112: 416－422.

[30] Karmy－Jones R, Jurkovich GJ, Velmahos GC, et al. Practice patterns and outcomes of retrievable vena cava filters in trauma patients: an AAST multicenter study. J Trauma, 2007, 62: 17－24.

[31] Meyer G, Sors H, Charbonnier B, et al. Effects of intravenous urokinase versus alteplase on total pulmonary resistance in acute massive pulmonary embolism: a European multicenter double－blind trial. The European Cooperative Study Group for Pulmonary Embolism. J Am Coll Cardiol, 1992, 19: 239－245.

[32] Dalla－Volta S, Palla A, Santolicandro A, et al. PAIMS 2: alteplase combined with heparin versus heparin in the treatment ofacute pulmonary embolism. Plasminogen activator Italian multicenter study 2. J Am Coll

Cardiol, 1992, 20: 520 - 526.

[33] Levine M, Hirsh J, Weitz J, et al. A randomized trial of a single bolus dosage regimen of recombinant tissue plasminogen activator in patients with acute pulmonary embolism. Chest, 1990, 98: 1473 - 1479.

[34] 邹治鹏，何建国，程显声等. 230例急性肺动脉血栓栓塞症患者对症治疗、抗凝治疗和溶栓治疗的住院转归. 中国循环杂志，2006，21: 219 - 221.

[35] 程显声，高明哲，等. 急性肺血栓栓塞症溶栓及抗凝治疗多中心临床分析. 中华内科杂 志，2002，41: 6 - 10.

[36] Le Conte P, Huchet L, Trewick D, et al. Efficacy of alteplase thrombolysis for ED treatment of pulmonary embolism with shocK. Am J Emerg Med, 2003, 21: 438 - 440.

[37] Konstantinides S, Geibel A, Heusel G, et al. Heparin plus alteplase compared with heparinalone in patients with submassive pulmonary embolism. N Engl J Med, 2002. 347: 1143 - 1150.

[38] Wang C, Zhai Z, Yang Y, et al. Efficacy and safety of low dose recombinant tissue - type plasminogen activator for the treatment of acute pulmonary thromboembolism: a randomized, multicenter, controlled trial [J]. Chest, 2010, 137: 254 - 262.

[39] Meyer G, Sors H, Charbonnier B, et al. Effects of intravenous urokinase versus alteplase on total pulmonary resistance in acute massive pulmonary embolism: a European multicenter double - blind trial. The European Cooperative Stufy Group for Pulmonary Embolism. J Am Coll Cardiol, 1992, 19: 239 - 245.

[40] 荆志成，邓可武. 急性肺动脉血栓栓塞症的溶栓治疗. 中华医学杂志，2004，84: 1932 - 1934.

# 第十一章　原发性支气管肺癌专家共识解读

原发性支气管肺癌(primary lung cancer)是我国最常见的恶性肿瘤之一(以下简称肺癌)，为进一步规范我国肺癌的诊疗行为，提高医疗机构肺癌的诊疗水平，改善肺癌患者的预后，保障医疗质量和医疗安全，国家卫生和计划生育委员会医政医管局委托中国抗癌协会肿瘤临床化疗专业委员会，在原卫生部《原发性肺癌诊疗规范(2010 版)》进行了更新，制订了《中国原发性肺癌诊疗规范(2015 版)》。为更好帮助临床医生对该专家共识的理解，特对其进行解读。

## 第一节　专家共识要点

### 一、定义

(1)原发性支气管肺癌(以下简称肺癌)：为原发于支气管及肺部的癌症，因绝大多数均起源于各级支气管黏膜上皮，源于支气管腺体或肺泡上皮细胞者较少，因而肺癌实为支气管源性癌(bronchogenic carcinoma)，包括肺鳞癌、肺腺癌、小细胞肺癌和大细胞肺癌等几种主要类型。

(2)中央型肺癌：发生于主支气管以上的肺癌称为中央型，约占 3/4，以鳞状上皮细胞肺癌和小细胞肺癌多见。

(3)周围型肺癌：发生在段支气管以下的癌称为周围型，约占1/4，以肺腺癌较为多见。

## 二、流行病学

(1)肺癌是当今世界上严重威胁人类健康与生命的恶性肿瘤，发病率在多数国家呈明显增高趋势，目前全球发病率以每年0.5%增长，在女性及年轻人群中尤其迅速。

(2)近年来，在我国许多大城市，肺癌已在恶性肿瘤的发病率中占据第一位。

(3)我国肺癌死亡率为27.93/10万人(男性39.79/10万人，女性16.62/10万人)。

## 三、危险因素

美国国立综合癌症网络(National Comprehensive Cancer Network，NCCN)指南中提出的肺癌筛查风险评估因素包括吸烟史(现在和既往)、氡暴露史、职业史、患癌史、肺癌家族史、疾病史(慢阻肺或肺结核)、烟雾接触史(被动吸烟暴露)。

## 四、临床表现

(1)症状：肺癌早期可无明显症状，当病情发展到一定程度时，常出现以下症状：①刺激性干咳；②痰中带血或血痰；③胸痛；④发热；⑤气促。当肺癌侵及周围组织或转移时，可出现相应症状。

(2)体征：多数早期肺癌患者无明显相关阳性体征。晚期肺癌患者可能出现肺外征象及转移表现，如杵状指(趾)、声带麻痹、Homer征、皮下结节等。

## 五、实验室及辅助检查

### 1. 血清学肿瘤标志物检测

目前推荐常用的原发性肺癌标志物有癌胚抗原

(carcinoembryonic antigen, CEA), 神经元特异性烯醇化酶(neuron-specific enolase, NSE), 细胞角蛋白片段19(cytokeratin fragment, CYFRA21 - 1)和胃泌素释放肽前体(pro-gastrin. releasing peptide, proGRP), 以及鳞状上皮细胞癌抗原(squamous cell carcinoma antigen, SCC)等。以上肿瘤标志物联合使用, 可提高肺癌在临床诊治中的敏感度和特异度。

**表11 -1　原发性肺癌相关肿瘤标志物**

| 检测项目 | 生物半衰期 | 样本稳定性 | 注意事项 |
|---|---|---|---|
| NSE | 1天 | 2℃ ~8℃可保存24小时, -20℃可保存3个月, 只可冻融1次 | 溶血影响检测结果, 静脉采血尽量一次成功, 避免在同一部位反复穿刺 |
| proGRP | 19 ~28天 | 2℃ ~8℃可保存72小时, -20℃可保存12周, 样本可冻融2次 | — |
| CYFRA 21 -1 | 1天 | 2℃ ~8℃可保存4周, -20℃可保存6个月, 只可冻融1次 | 建议样本在检测前使用回旋混匀器混匀(时间≤5 min) |
| CEA | 2 ~3天 | 2℃ ~8℃可保存7天, -20℃可保存6个月 | |
| SCC | 20分钟 | 2℃ ~8℃可保存7天 | 汗液、唾液污染可使SCC检测结果升高 |

NSE: 神经元特异性烯醇化酶; proGRP: 胃泌素释放肽前体; CYFRA21 -1: 细胞角蛋白片段19; CEA: 癌胚抗原; SCC: 鳞状上皮细胞癌抗原

2. 影像学检查方法

影像学检查包括X线胸片、CT、磁共振成像(magnetic resonance imaging, MRI)、超声、放射性核素显像、正电子发射计算机断层扫描(positron emission tomography/computed tomography,

PET－CT)等方法，这些方法主要用于肺癌诊断、分期、再分期、疗效监测及预后评估等。在肺癌的诊治过程中，应根据不同的检查目的，合理、有效地选择一种或多种影像学检查方法。

3. 内镜检查

内镜检查包括纤维支气管镜、经支气管针吸活检术(transbronchial needle aspiration，TBNA)和超声支气管镜引导的经支气管针吸活检术、经支气管肺活检术(transbronchial lungbiopsy，TBLB)、纵隔镜、胸腔镜等，通过以上检查获得组织病理学标本，结合免疫组化等方案，可有效诊断肺癌。

4. 其他检查

其他检查如痰细胞学检查、CT或超声引导下进行胸内肿块或淋巴结穿刺、胸腔穿刺术、胸膜活检术、浅表淋巴结及皮下转移结节活检术，以获得病理学诊断。

## 六、诊断流程

对怀疑原发性肺癌的患者进行最初的临床评价包括病史、体格检查、肿瘤标志物、X线胸片/CT等影像学检查、组织病理学检查，对患者原发性肺癌的可能性进行评估，并推荐采用规范的原发性肺癌诊断与治疗的一般流程(图11－1)。

## 七、治疗

1. 治疗原则

对原发性肺癌患者，应当采取多学科综合治疗与个体化治疗相结合的原则，以期达到最大程度地延长患者的生存时间、提高生存率、控制肿瘤进展和改善患者的生活质量，其治疗原则可参考图11－1。

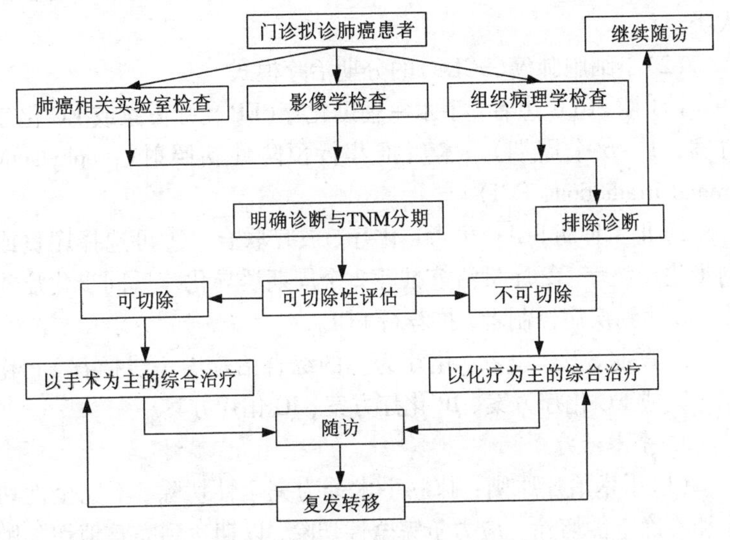


**图 11－1 肺癌诊断与治疗的一般流程图**

2. 分期治疗模式

(1) NSCLC 的分期治疗

1) Ⅰ期、Ⅱ期非小细胞肺癌(NSCLC)患者的综合治疗：①首选外科手术治疗；②对于高龄或低肺功能的患者可以考虑行解剖性肺段或楔形切除术加系统性肺门、纵隔淋巴结清除或采样术；③完全切除的ⅠA 期、ⅠB 期 NSCLC 肺癌患者不推荐常规应用术后辅助化疗、放射治疗及靶向药物治疗等；④当肿瘤侵犯壁层胸膜或胸壁时应当行整块胸壁切除；⑤切缘阳性的Ⅰ期、Ⅱ期肺癌推荐再次手术；⑥对于有严重的内科合并症、高龄、拒绝手术的患者可采用大分割根治性放射治疗。

2) Ⅲ期 NSCLC 患者的综合治疗：多学科综合治疗是Ⅲ期

NSCLC 的最佳选择。局部晚期 NSCLC 分为可切除和不可切除两大类。

(2)小细胞肺癌(SCLC)的分期治疗模式

1)I 期 SCLC 患者:手术+辅助化疗(EP 化疗方案或 EC 化疗方案,4~6 个周期)。术后推荐行预防性脑照射(prophylactic cranial irradiation, PCI)。

2)Ⅱ~Ⅲ期 SCLC 患者:化疗、放疗联合。①可选择序贯或同步化疗放疗;②序贯治疗推荐 2 个周期诱导化疗后同步化疗放疗;③达到疾病控制者,推荐行 PCI。

3)Ⅳ期 SCLC 患者:化疗为主的综合治疗。一线推荐 EP 化疗方案或 EC 化疗方案、IP 化疗方案、IC 化疗方案。

3. 手术治疗

(1)手术治疗原则:肺癌手术分为完全性切除、不完全性切除和不确定性切除。应力争完全性切除,以期达到完整地切除肿瘤,减少肿瘤转移和复发,并且进行精准的病理 TNM 分期,力争分子病理分型,指导术后综合治疗。

(2)手术适应证:①I 期、Ⅱ期和部分ⅢA 期($T_{1\sim2}N_2M_0$;$T_3N_{1\sim2}M_0$;$T_4N_{0\sim1}M_0$ 可完全性切除)NSCLC 和 I 期 SCLC($T_{1\sim2}N_0M_0$);②部分Ⅳ期 NSCLC,有单发对侧肺转移,单发脑或肾上腺转移者;③临床高度怀疑肺癌的肺内结节,经各种检查无法定性诊断,可手术探查。

(3)手术禁忌证:①全身状况不佳,心、肺、肝、肾等重要脏器功能不能耐受手术者;②绝大部分诊断明确的Ⅳ期、大部分ⅢB 期和部分ⅢA 期 NSCLC。

4. 药物治疗

原发性支气管肺癌的药物治疗包括化疗和分子靶向治疗。

(1)化疗:化疗分为姑息化疗、辅助化疗和新辅助化疗,应当严格掌握治疗的适应证,在肿瘤内科医生主导下进行。化疗应当充分考虑患者的病情、体力状况，评估患者可能的获益和对治疗的承受能力，及时评估疗效，密切监测并有效防治不良反应。

化疗适应证：美国东部肿瘤协作组（Eastern Cooperative Oncology Group，ECOG）体力状况（performance status，PS）评分≤2分，重要脏器功能可耐受化疗，对于SCLC的化疗，PS评分可放宽到3分。鼓励患者参加临床试验。

化疗原则：①Karnofsky功能状态评分<60分或ECOG PS评分>2分的患者不宜进行化疗；②白细胞 $<3.0\times10^9/L$，中性粒细胞 $<1.5\times10^9/L$，血小板 $<6\times10^{10}/L$，红细胞 $<2\times10^{12}/L$，血红蛋白<8.0 g/dl的患者原则上不宜化疗；③患者肝、肾功能异常，实验室指标超过正常值上限的2倍，或有严重并发症和感染、发热、出血倾向者不宜化疗；④在化疗过程中，如果出现以下情况应当考虑停药或更换方案：治疗2个周期后病变进展，或在化疗周期的休息期间病情恶化者，应当停止原方案治疗，酌情选用其他化疗方案或治疗方式；出现美国国家癌症研究所常见不良反应事件评价标准（4.0版）≥3级不良反应，对患者生命有明显威胁时，应当停药，并在下次治疗时改用其他方案；⑤必须强调治疗方案的规范化和个体化。必须遵循化疗的基本原则和要求；⑥化疗的疗效评价按照RECIST标准进行。非小细胞肺癌常用的一线化疗方案可参考表11－2，非小细胞肺癌常用的二线化疗方案可参考表11－3；小细胞肺癌常用的化疗方案可参考表11－4。

表 11－2 非小细胞肺癌常用的一线化疗方案

| 化疗方案 | 剂量 | 用药时间 | 时间和周期 |
|---|---|---|---|
| NP 方案 | | | |
| 长春瑞滨 | 25 $mg/m^2$ | 第 1、8 天 | 21 天为 1 周期 |
| 顺铂 | 75～80 $mg/m^2$ | 第 1 天 | 4～6 个周期 |
| TP 方案 | | | |
| 紫杉醇 | 135～175 $mg/m^2$ | 第 1 天 | |
| 顺铂或卡铂 | | | 21 天为 1 周期 |
| 顺铂 | 75 $mg/m^2$ | 第 1 天 | 4～6 个周期 |
| 卡铂 | AUC＝5～6 | 第 1 天 | |
| GP 方案 | | | |
| 吉西他滨 | 1000～1250 $mg/m^2$ | 第 1、8 天 | |
| 顺铂或卡铂 | | | 21 天为 1 周期 |
| 顺铂 | 75 $mg/m^2$ | 第 1 天 | 4～6 个周期 |
| 卡铂 | AUC＝5～6 | 第 1 天 | |
| DP 方案 | | | |
| 多西他赛 | 75 $mg/m^2$ | 第 1 天 | |
| 顺铂或卡铂 | | | 21 天为 1 周期 |
| 顺铂 | 75 $mg/m^2$ | 第 1 天 | 4～6 个周期 |
| 卡铂 | AUC＝5～6 | 第 1 天 | |
| AP 方案 | | | |
| 培美曲塞（非鳞癌） | 500 $mg/m^2$ | 第 1 天 | |
| 顺铂或卡铂 | | | 21 天为 1 周期 |
| 顺铂 | 75 $mg/m^2$ | 第 1 天 | 4～6 个周期 |
| 卡铂 | AUC＝5～6 | 第 1 天 | |

**表 11－3　非小细胞肺癌常用的二线化疗方案**

| 化疗方案 | 剂量($mg/m^2$) | 用药时间 | 时间和周期 |
|---|---|---|---|
| 多西他赛 | 75 | 第 1 天 | 21 天为 1 个周期 |
| 培美曲赛(非鳞癌) | 500 | 第 1 天 | 21 天为 1 个周期 |

**表 11－4　小细胞肺癌常用的化疗方案**

| 化疗方案 | 剂量 | 用药时间 | 时间和周期 |
|---|---|---|---|
| EP 方案 | | | |
| 足叶乙苷 | 100 $mg/m^2$ | 第 1－8 天 | 21 天为 1 周期 |
| 顺铂 | 75－80 $mg/m^2$ | 第 1 天 | 4－6 个周期 |
| EC 方案 | | | |
| 足叶乙苷 | 100 $mg/m^2$ | 第 1 天 | 21 天为 1 周期 |
| 卡铂 | AUC＝5－6 | 第 1 天 | 4－6 个周期 |
| IP 方案 | | | |
| 伊立替康 | 60 $mg/m^2$ | 第 1、8、15 天 | 21 天为 1 周期 |
| 顺铂 | 60 $mg/m^2$ | 第 1 天 | 4－6 个周期 |
| IP 方案 | | | |
| 伊立替康 | 60 $mg/m^2$ | 第 1、8 天 | 21 天为 1 周期 |
| 顺铂 | 30 $mg/m^2$ | 第 1、8 天 | 4－6 个周期 |
| IC 方案 | | | |
| 伊立替康 | 50 $mg/m^2$ | 第 1、8、15 天 | 21 天为 1 周期 |
| 卡铂 | AUC＝5－6 | | 4－6 个周期 |

(2)分子靶向治疗：20 世纪对肿瘤进行分子生物学检测研究取得了重大成果，进入 21 世纪后，许多研究已被采用，作为对肿瘤进行靶向的控制，靶向制剂主要针对肺癌细胞信号转导的 ras、

蛋白激酶C、类花生四烯酸类物质合成的蛋白、细胞凋亡蛋白、免疫逃逸的细胞表面抗原，以及基因替代等。非小细胞肺癌常用的抗血管新生药物和靶向化疗方案可参考表11－5。

表11－5 非小细胞肺癌常用的抗血管新生药物和靶向化疗方案

| 药物 | 剂量(mg) | 用药时间 |
|---|---|---|
| 抗血管新生药物 | | |
| 血管内皮抑素 | 15 | 第1～14天,21天为1个周期 |
| 靶向治疗药物 | | |
| 吉非替尼 | 250 | 1次/d |
| 厄洛替尼 | 150 | 1次/d |
| 埃克替尼 | 125 | 3次/d |
| 克唑替尼 | 250 | 2次/d |

5. *放射治疗*

原发性支气管肺癌放疗包括根治性放疗、姑息放疗、辅助放疗和预防性放疗等。

6. *姑息治疗*

原发性支气管肺癌姑息治疗的目的是缓解症状、减轻痛苦、改善生活质量。所有肺癌患者都应全程接受姑息医学的症状筛查、评估和治疗。筛查的症状既包括疼痛、呼吸困难、乏力等常见躯体症状，也应包括睡眠障碍、焦虑抑郁等心理问题。

生活质量评价应纳入肺癌患者的整体评价体系和姑息治疗的疗效评价中。推荐采用生命质量测定量表EORTC QLQ. C30(V3.0)中文版进行整体评估，还可采用生命质量测定量表EORTC QLQ—LCl3筛查和评估肺癌患者的常见症状。疼痛和呼吸困难是影响肺癌患者生活质量的最常见症状。

## 第二节　专家共识解读

### 一、定义

（一）专家共识要点

(1)原发性支气管肺癌：为原发于支气管及肺部的癌症，因绝大多数均起源于各级支气管黏膜上皮，源于支气管腺体或肺泡上皮细胞者较少，因而肺癌实为支气管源性癌（bronchogenic carcinoma），包括肺鳞癌、肺腺癌、小细胞肺癌和大细胞肺癌等几种主要类型。

(2)中央型肺癌 发生于主支气管以上的肺癌称为中央型，约占3/4，以鳞状上皮细胞肺癌和小细胞肺癌多见。

(3)周围型肺癌 发生在段支气管以下的癌称为周围型，约占1/4，以肺腺癌较为多见。

（二）专家共识解读

《中国原发性肺癌诊疗规范（2015版）》未对原发性肺癌及其他相关概念进行精确定义，但根据既往指南及教材，认定原发性肺癌（primary lung cancer）为原发于支气管、肺的癌，因绝大多数均起源于各级支气管黏膜上皮，源于支气管腺体或肺泡上皮细胞者较少，因而肺癌实为支气管源性癌（bronchogenic carcinoma），包括肺鳞癌、肺腺癌、小细胞肺癌和大细胞肺癌等几种主要病理类型，同时，按照解剖学位置可将原发性肺癌分为中央型和周围型。肺癌的病因复杂，至今仍不十分清楚，研究表明肺癌的发生与下列因素相关：吸烟、大气污染、室内微小环境的污染、职业危害、慢性肺部疾病、营养状况、遗传因素。

## 二、流行病学

（一）专家共识要点

(1)肺癌是当今世界上严重威胁人类健康与生命的恶性肿瘤，发病率在多数国家呈明显增高趋势，目前全球发病率以每年0.5%增长，在女性及年轻人群中尤其迅速。

(2)近年来，在我国许多大城市，肺癌已在恶性肿瘤的发病率中占据第一位。

(3)我国肺癌死亡率为27.93/10万(男性39.79/10万，女性16.62/10万)。

（二）专家共识解读

原发性肺癌是当今世界上严重威胁人类健康与生命的恶性肿瘤，发病率在多数国家呈明显增高趋势，据1999年报告，全世界每年有100万左右新肺癌患者(男性772，000，女性265，000)，目前全球发病率以每年0.5%增长，在女性及年轻人群中尤其迅速，2014年美国肺癌和支气管癌的新发病例估计有224，210例(男性116，000例，女性108，210例)，死亡159260例(男性86，930，女性72，330例)，只有16.6%的患者在确诊肺癌后可能生存5年及5年以上[1]。原发性支气管肺癌是我国最常见的恶性肿瘤之一。全国肿瘤登记中心2014年发布的数据显示，2010年，我国新发肺癌病例60.59万(男性41.63万，女性18.96万)，居恶性肿瘤首位(男性首位，女性第2位)，占恶性肿瘤新发病例的19.59%(男性23.03%，女性14.75%)。肺癌发病率为35.23/10万(男性49.27/10万，女性21.66/10万)。同期，我国肺癌死亡人数为48.66万(男性33.68万，女性16.62万)，占恶性肿瘤死因的24.87%(男性26.85%，女性21.32%)。

## 三、危险因素

### （一）专家共识要点

美国国立综合癌症网络（National Comprehensive Cancer Network，NCCN）指南中提出的肺癌筛查风险评估因素包括吸烟史（现在和既往）、氡暴露史[2]、职业史、患癌史、肺癌家族史、疾病史（慢阻肺或肺结核）[3]、烟雾接触史（被动吸烟暴露）[4]。

### （二）专家共识解读

美国国立综合癌症网络（National Comprehensive Cancer Network，NCCN）指南中提出的肺癌筛查风险评估因素包括吸烟史（现在和既往）、氡暴露史、职业史、患癌史、肺癌家族史、疾病史（慢阻肺或肺结核）、烟雾接触史（被动吸烟暴露）。在高危人群中开展肺癌筛查有益于早期发现早期肺癌，提高治愈率。低剂量CT（10w－dose computed tomography，LDCT）发现早期肺癌的敏感度是常规胸片的4～10倍，可以早期检出早期周围型肺癌。国际早期肺癌行动计划数据显示，LDCT年度筛查能发现85%的I期周围型肺癌，术后10年预期生存率达92%。美国全国肺癌筛查试验证明，LDCT筛查可降低20%的肺癌死亡率，是目前最有效的肺癌筛查工具。我国目前在少数地区开展的癌症筛查与早诊早治试点技术指南中推荐采用LDCT对高危人群进行肺癌筛查。

## 四、临床表现

### （一）专家共识要点

（1）症状：肺癌早期可无明显症状，当病情发展到一定程度时，常出现以下症状：①刺激性干咳；②痰中带血或血痰；③胸痛；④发热；⑤气促。当肺癌侵及周围组织或转移时，可出现相应症状。

（2）体征：多数早期肺癌患者无明显相关阳性体征。晚期肺癌患者可能出现肺外征象及转移表现，如杵状指(趾)、声带麻痹、Homer 征、皮下结节等。

（二）专家共识解读

(1)症状：肺癌早期可无明显症状，当病情发展到一定程度时，常出现以下症状：①刺激性干咳；②痰中带血或血痰；③胸痛；④发热；⑤气促。当呼吸道症状超过 2 周，经对症治疗不能缓解，尤其是痰中带血、刺激性干咳，或原有的呼吸道症状加重，要高度警惕肺癌存在的可能性[5]。

当肺癌侵及周围组织或转移时，可出现如下症状：①肿瘤侵犯喉返神经出现声音嘶哑；②肿瘤侵犯上腔静脉，出现面部、颈部水肿等上腔静脉梗阻综合征表现；③肿瘤侵犯胸膜引起胸膜腔积液，往往为血性；大量积液可以引起气促；④肿瘤侵犯胸膜及胸壁，可以引起持续剧烈的胸痛；⑤肺上叶尖部肺癌可侵入和压迫位于胸廓入口的器官组织，如第一肋骨、锁骨下动脉、静脉、臂丛神经、颈交感神经等，产生剧烈胸痛，上肢静脉怒张、水肿、臂痛和上肢运动障碍，同侧上眼睑下垂、瞳孔缩小、眼球内陷、面部无汗等颈交感神经综合征表现；⑥近期出现的头痛、恶心、眩晕或视物不清等神经系统症状和体征应当考虑脑转移的可能；⑦持续固定部位的骨痛、血浆碱性磷酸酶或血钙升高应考虑骨转移的可能；⑧皮下转移时可在皮下触及结节；⑨血行转移到其他器官可出现转移器官的相应症状[6]。

(2)体征：①多数早期肺癌患者无明显相关异常体征；②患者出现原因不明、久治不愈的肺外征象，如杵状指(趾)、非游走性关节疼痛、男性乳腺增生、皮肤黝黑或皮肌炎、共济失调和静脉炎等；③临床表现高度可疑肺癌的患者，体检发现声带麻痹、上腔静脉梗阻综合征、Homer 征、Pancoast 综合征等提示肺癌局部侵犯及转移的可能[6]；④临床表现高度可疑肺癌的患者，体检发现肝大伴有结节、皮下结节、锁骨上窝淋巴结肿大等提示远处转移的可能。

## 五、实验室及辅助检查

### （一）专家共识要点

1. 血清学肿瘤标志物检测

目前推荐常用的原发性肺癌标志物有癌胚抗原（carcinoembryonic antigen，CEA），神经元特异性烯醇化酶（neuron-specific enolase，NSE），细胞角蛋白片段19（cytokeratin fragment，CYFRA21－1）和胃泌素释放肽前体（pro-gastrin. releasing peptide，proGRP），以及鳞状上皮细胞癌抗原（squamous cell carcinoma antigen，SCC）等。以上肿瘤标志物联合使用，可提高肺癌在临床诊治中的敏感度和特异度。

2. 影像学检查方法

影像学检查方法包括X线胸片、CT、磁共振成像（magnetic resonance imaging，MRI）、超声、放射性核素显像、正电子发射计算机断层扫描（positronemission tomography/computed tomography，PET—CT）等方法，这些方法主要用于肺癌诊断、分期、再分期、疗效监测及预后评估等。在肺癌的诊治过程中，应根据不同的检查目的，合理、有效地选择一种或多种影像学检查方法。

3. 内镜检查

内镜检查包括纤维支气管镜、经支气管针吸活检术（transbronchial needle aspiration，TBNA）和超声支气管镜引导的经支气管针吸活检术、经支气管肺活检术（transbronchial lungbiopsy，TBLB）、纵隔镜、胸腔镜等，通过以上检查获得组织病理学标本，结合免疫组化等方案，可有效诊断肺癌。

4. 其他检查

其他检查如痰细胞学检查、TFNA（CT或超声引导下进行胸内肿块或淋巴结穿刺）、胸腔穿刺术、胸膜活检术、浅表淋巴结及皮下转移结节活检术，以获得病理学诊断。

（二）专家共识解读

1. 辅助诊断

临床诊断时可根据需要检测肺癌相关的肿瘤标志物，行辅助诊断和鉴别诊断，并了解肺癌可能的病理类型。①小细胞肺癌（small cell lung cancer. SCLC）：NSE 和 proGRP 检测是诊断 SCLC 的理想指标；②非小细胞肺癌（non-small cell lung cancer, NSCLC）：在患者的血清中，CEA、SCC 和 CYFRA21－1 水平的升高有助于 NSLCL 的诊断。SCC 和 CYFRA21－1 一般认为其对肺鳞癌有较高的特异性。若将 NSE、CYFRA21－1、proGRP、CEA 和 SCC 等指标联合检测，可提高鉴别 SCLC 和 NSCLC 的准确率。

2. 疗效监测

肺癌患者治疗前（包括手术前、化疗前、放疗前和分子靶向治疗前）需要对其血清肿瘤标志物进行首次检测，选择对患者敏感的 2～3 种肿瘤标志物作为治疗后疗效观察的指标。患者在接受首次治疗后，根据肿瘤标志物半衰期的不同可再次检测。SCLC 患者在接受化疗后 NSE 和 proGRP 较之前升高，提示可能预后不良，或生存期较短；而治疗后明显下降则提示预后可能较好。仅有血清肿瘤标志物升高而没有影像学检查方面的进展依据时，不要改变肺癌原有的治疗策略。

3. 随访观察

建议患者在治疗开始后 1～3 年内，应每 3 个月检测 1 次肿瘤标志物；3～5 年内每半年 1 次；5 年以后每年 1 次。随访中若发现肿瘤标志物明显升高（超过 25%），应在 1 个月内复测 1 次，如果仍然升高，则提示可能复发或存在转移。NSE 和 proGRP 对 SCLC 的复发有较好的预测价值，超过 50% 的患者复发时 NSE 和 ProGRP 水平升高（定义：连续 2 次 NSE 和 ProGRP 升高水平较前次测定增加 ＞10%，或 1 次测定较之前增加 ＞50%）；对于 NSCLC 患者，术后 CEA 水平仍升高提示预后不良，应密切随访。

4. 注意事项

（1）肿瘤标志物检测结果与所使用的检测方法密切相关，不同检测方法得到的结果不宜直接比较。在治疗观察过程中，如果检测方法变动，必须使用原检测方法同时平行测定，以免产生错误的医疗解释。

（2）各实验室所使用的检测方法，都应建立有适当的参考区间（表 11－1），可供参考使用。

**表 11－1　原发性肺癌相关肿瘤标志物**

| 检测项目 | 生物半衰期 | 样本稳定性 | 注意事项 |
| --- | --- | --- | --- |
| NSE | 1 天 | 2℃～8℃可保存 24 小时，－20℃可保存 3 个月，只可冻融 1 次 | 溶血影响检测结果，静脉采血尽量一次成功，避免在同一部位反复穿刺 |
| proGRP | 19－28 天 | 2℃～8℃可保存 72 小时，－20℃可保存 12 周，样本可冻融 2 次 | — |
| CYFRA 21－1 | 1 天 | 2℃～8℃可保存 4 周，－20℃可保存 6 个月，只可冻融 1 次 | 建议样本在检测前使用回旋混匀器混匀（时间≤5 min） |
| CEA | 2～3 天 | 2℃～8℃可保存 7 天，－20℃可保存 6 个月 | |
| SCC | 20 分钟 | 2℃～8℃可保存 7 天 | 汗液、唾液污染可使 SCC 检测结果升高 |

NSE：神经元特异性烯醇化酶；proGRP：胃泌素释放肽前体；CYFRA21－1：细胞角蛋白片段 19；CEA：癌胚抗原；SCC：鳞状上皮细胞癌抗原

2. 影像学检查方法

影像学检查方法包括 X 线胸片、CT、磁共振成像（magnetic resonance imaging，MRI）、超声、放射性核素显像、正电子发射计算机断层扫描(positron emission tomography/computed tomography, PET-CT)等方法[8-10]，这些方法主要用于肺癌诊断、分期、再分期、疗效监测及预后评估等。在肺癌的诊治过程中，应根据不同的检查目的，合理、有效地选择一种或多种影像学检查方法。

(1)胸部X线检查：拍摄X线胸片是肺癌治疗前后基本的影像学检查方法，通常包括胸部正、侧位片。当对胸片基本影像有疑问，或需要了解胸片显示影像的细节，或寻找其他对影像诊断有帮助的信息时，应有针对性地选择进一步的影像检查方法。

(2)胸部CT检查：胸部CT能够显示许多在X线胸片上难以发现的影像信息，可以有效地检出早期周围型肺癌，进一步验证病变所在的部位和累及范围，也可鉴别其良性、恶性，是目前肺癌诊断、分期、疗效评价及治疗后随诊中最重要和最常用的影像学检查手段。对于肺癌初诊患者胸部CT扫描范围应包括双侧肾上腺。对于难以定性诊断的胸部病变，可采用CT引导下经皮肺穿刺活检来获取细胞学或组织学诊断。对于高危人群的肺癌筛查，推荐采用胸部低剂量CT(LDCT)扫描。

(3)MRI检查：MRI检查在胸部可选择性地用于以下情况：判定胸壁或纵隔是否受侵；显示肺上沟瘤与臂丛神经及血管的关系；区分肺门肿块与肺不张、阻塞性肺炎的界限与鉴别；MRI检查对禁忌注射碘造影剂的患者，是观察纵隔、肺门大血管受侵情况及淋巴结肿大的首选检查方法；对鉴别放疗后肺纤维化与肿瘤复发亦有一定价值。MRI检查特别适用于判定脑、脊髓部位有无转移，脑增强MRI应作为肺癌术前分期常规检查。MRI检查对有无肺骨髓腔转移的敏感度和特异度均很高，可根据临床需求选用。

(4)超声检查：主要用于发现腹部实性重要器官以及腹腔、腹膜后淋巴结有无转移的一项检查，也用于双侧锁骨上窝淋巴结的检查；对于邻近胸壁的肺内病变或胸壁病变，可鉴别其囊性、实性以及进行超声引导下穿刺活检；超声还常用于胸腔积液及心包积液抽取定位。

(5)骨扫描检查：用于判断肺癌骨转移的常规检查。当骨扫描检查提示有骨可疑转移时，对可疑部位进行 MRI、CT 或 PET - CT 等检查验证。

(6)PET - CT 检查：有条件者推荐使用。是肺癌诊断、分期与再分期、疗效评价和预后评估的最佳方法。

7. 内镜检查

内镜检查包括纤维支气管镜、经支气管针吸活检术(transbronchial needle aspiration，TBNA)和超声支气管镜引导的经支气管针吸活检术、经支气管肺活检术(transbronchial lungbiopsy，TBLB)、纵隔镜、胸腔镜等，通过以上检查获得组织病理学标本，结合免疫组化等方案，可有效诊断肺癌。

(1)纤维支气管镜检查：纤维支气管镜检查技术是诊断肺癌最常用的方法，包括纤维支气管镜直视下刷检、活检、针吸以及支气管灌洗获取细胞学和组织学诊断。上述几种方法联合应用可以提高肺癌检出率。

(2)经支气管针吸活检术(TBNA)和超声支气管镜引导的经支气管针吸活检术(endobronchial ultrasound - guided transbronchial needle aspiration，EBUS - TBNA)：可以穿刺气管或支气管旁的淋巴结和肿块，有助于肺癌诊断和淋巴结分期。传统 TBNA 根据胸部 CT 定位操作，对术者要求较高，不作为常规推荐的检查方法，有条件的医院应当积极开展。EBUS—TBNA 实时进行胸内病灶的穿刺，对肺癌病灶及淋巴结转移能够获得精确病理及细胞学诊断，且更具有安全性和可靠性。

(3)经支气管肺活检术(transbronchial lungbiopsy，TBLB)：可在 X 线、CT、气道超声探头、虚拟支气管镜、电磁导航支气管镜和细支气管镜引导下进行，适合诊断中外 2/3 的肺外周病变

(peripheral pulmonary lesions, PPL), 在诊断 PPL 的同时检查了管腔内情况, 是非外科诊断肺部结节的重要手段。

(4)纵隔镜检查: 作为确诊肺癌和评估淋巴结分期的有效方法, 是目前临床评价肺癌纵隔淋巴结状态的金标准。

(5)胸腔镜检查: 可以准确地进行肺癌诊断和分期, 对于 TBLB 和经胸壁肺肿物穿刺针吸活检术(transthoracie needle aspiration, TTNA)[11]等检查方法无法取得病理标本的早期肺癌, 尤其是肺部微小结节病变行胸腔镜下病灶楔形切除, 可达到明确诊断及治疗目的。对于中晚期肺癌, 胸腔镜下可以行淋巴结、胸膜和心包的活检, 胸水及心包积液的组织和细胞学检查, 为制订全面治疗方案和个体化治疗方案提供可靠依据。

8. 其他检查

其他检查如痰细胞学检查、TFNA、胸腔穿刺术、胸膜活检术、浅表淋巴结及皮下转移结节活检术, 以获得病理学诊断。

(1)痰细胞学检查: 是目前诊断肺癌简单方便的无创伤性诊断方法之一。

(2)TFNA: 可在 CT 或超声引导下进行胸内肿块或淋巴结的穿刺, 以获得病理学诊断。

(3)胸腔穿刺术: 胸腔穿刺术可以获取胸腔积液, 进行细胞学检查。

(4)胸膜活检术: 对于诊断不明的胸腔积液, 胸膜活检可以提高阳性检出率。

(5)浅表淋巴结及皮下转移结节活检术: 对于伴有浅表淋巴结肿大及皮下转移结节者, 应常规进行针吸或活检, 以获得病理学诊断。

9. 组织病理学诊断与免疫组化、特殊染色和分子病理检测

小的活检组织标本对肺癌的病理诊断主要解决有无肿瘤及肿瘤类型, 对于形态学不典型的病例或晚期不能手术的患者病理诊

断需结合免疫组化染色尽可能进行亚型分类，尽量避免使用非特殊类型非小细胞肺癌(NSCLC－NOS)的诊断。

肺腺癌与肺鳞状细胞癌鉴别的免疫组化标记物宜选用1T11F－1、Napsin－A、p63、p40和CK5/6；神经内分泌肿瘤标记物宜选用CD56、Syn、CgA、Ki－67和TTF－1，在具有神经内分泌形态学特征基础上，至少有一种神经内分泌标记物明确阳性，阳性细胞数应>10%肿瘤细胞量才可诊断神经内分泌肿瘤；细胞内黏液物质的鉴别宜进行黏卡、AB－PAS特殊染色；可疑累及胸膜时应进行弹力纤维特殊染色确认[7]。

对于晚期NSCLC、腺癌或含腺癌成分的其他类型肺癌，应在诊断的同时常规进行表皮生长因子受体(epidermal growth factor receptor，EGFR)[12, 13]基因突变和间变性淋巴瘤激酶(anaplastic lymphoma kinase，ALK)[14, 15]融合基因等检测，检测前应有送检标本的质控(包括亚型确认及样本量确认)。检测标本类型包括活检组织、细胞学标本和细胞蜡块，检测方法推荐使用获国家食品药品监督管理总局批准的检测方法和试剂。

## 六、原发性支气管肺癌诊断流程

### (一)指南要点

对怀疑原发性支气管肺癌的患者进行最初的临床评价包括病史、体格检查、肿瘤标志物、X线胸片、CT等影像学检查，组织病理学检查，对患者原发性支气管肺癌的可能性进行评估，并推荐采用规范的原发性支气管肺癌诊断与治疗的一般流程(图11－1)。

(1)NSCLC：NSCLC的TNM分期采用国际肺癌研究协会(International Association for the Study of Lung Cancer，IASLC)2009年第七版分期标准(IASLC 2009)[16]。

(2)SCLC：对于接受非手术治疗的患者采用美国退伍军人肺癌协会的局限期和广泛期分期方法，对于接受外科手术的局限期

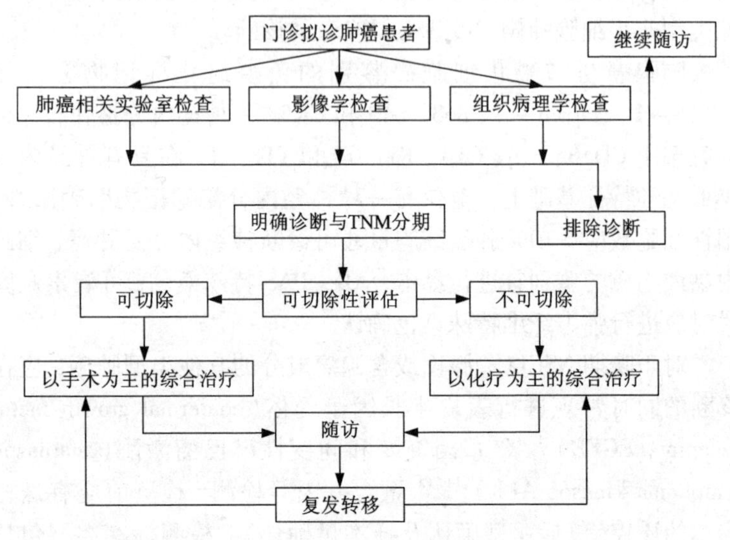


**图 11－1 肺癌诊断与治疗的一般流程图**

SCLC 患者采用 IASLC 2009 年第七版分期标准。

（二）专家共识解读

美国国立综合癌症网络（National Comprehensive Cancer Network，NCCN）指南将患肺癌的风险状态分 3 组：①高危组：年龄 55～74 岁，吸烟史≥30 包年，戒烟史＜15 年（1 类）；或年龄≥50 岁，吸烟史≥20 包年。另外，具有被动吸烟除外的 1 项危险因素（2B 类）；②中危组：年龄≥50 岁，吸烟史或被动吸烟接触史＞20 包年，无其他危险因素；③低危组：年龄＜50 岁，吸烟史＜20包年。NCCN 指南建议高危组进行肺癌筛查，不建议低危组和中危组进行筛查。在高危人群中开展肺癌筛查有益于早期发现早期肺癌，提高治愈率[17]。我国目前在少数地区开展的癌症筛查与早诊早治试点技术指南中推荐采用 LDCT 检查对高危人群进行肺癌筛查。

原发性肺癌的诊断与治疗的一般流程(图 11－1)：对门诊拟诊肺癌的患者，应同时行肺癌相关实验室检查、影像学检查、组织病理学检查，根据检查结果综合分析排除诊断或明确肺癌诊断及其 TNM 分期，若患者原发性肺癌诊断明确，则应根据其分期及各脏器功能评估进行可手术切除性分析，可手术切除者行以手术治疗为主的综合治疗，对不可手术切除者行以化疗为主的综合治疗；诊断为原发性肺癌的患者均应进行定期随访评估病情变化，如有复发转移，应积极再次治疗。

## 七、原发性肺癌的治疗

### (一)专家共识要点

*1. 原发性肺癌的治疗原则*

对原发性肺癌患者，应当采取多学科综合治疗与个体化治疗相结合的原则，以期达到最大程度地延长患者的生存时间、提高生存率、控制肿瘤进展和改善患者的生活质量。

*2. 分期治疗模式*

(1)NSCLC 的分期治疗

1)Ⅰ期、Ⅱ期 NSCLC 患者的综合治疗：①首选外科手术治疗；②对于高龄或低肺功能的患者可以考虑行解剖性肺段或楔形切除术加系统性肺门、纵隔淋巴结清除或采样术；③完全切除的ⅠA 期、ⅠB 期 NSCLC 肺癌患者不推荐常规应用术后辅助化疗、放射治疗及靶向药物治疗等；④当肿瘤侵犯壁层胸膜或胸壁时应当行整块胸壁切除；⑤切缘阳性的Ⅰ期、Ⅱ期肺癌推荐再次手术；⑥对于有严重的内科合并症、高龄、拒绝手术的患者可采用大分割根治性放射治疗。

2)Ⅲ期 NSCLC 患者的综合治疗：多学科综合治疗是Ⅲ期 NSCLC 的最佳选择。局部晚期 NSCLC 分为可切除和不可切除两大类[20]。

(2)SCLC 的分期治疗模式

1)Ⅰ期 SCLC 患者：手术 + 辅助化疗(EP 化疗方案或 EC 化疗方案，4 ~ 6 个周期)。术后推荐行预防性脑照射(prophylactic cranial irradiation，PCI)[21]。

2)Ⅱ期 ~ Ⅲ期 SCLC 患者：化疗、放疗联合。①可选择序贯或同步化疗放疗；②序贯治疗推荐 2 个周期诱导化疗后同步化疗放疗；③达到疾病控制者，推荐行 PCI。

3)Ⅳ期 SCLC 患者：化疗为主的综合治疗。一线推荐 EP 方案或 EC 化疗方案、IP 化疗方案、IC 化疗方案。化疗有效患者建议行 PCI。

3. 手术治疗

(1)手术治疗原则：肺癌手术分为完全性切除、不完全性切除和不确定性切除。应力争完全性切除，以期达到完整地切除肿瘤，减少肿瘤转移和复发，并且进行精准的病理 TNM 分期，力争分子病理分型，指导术后综合治疗。

(2)手术适应证：①Ⅰ期、Ⅱ期和部分ⅢA 期($T_{1\sim2}N_2M_0$；$T_3N_{1\sim2}M_0$；$T_4N_{0\sim1}M_0$ 可完全性切除)NSCLC 和Ⅰ期 SCLC($T_{1\sim2}N_0M_0$)；②部分Ⅳ期 NSCLC，有单发对侧肺转移，单发脑或肾上腺转移者；③临床高度怀疑肺癌的肺内结节，经各种检查无法定性诊断，可手术探查。

(3)手术禁忌证：①全身状况不佳，心、肺、肝、肾等重要脏器功能不能耐受手术者；②绝大部分诊断明确的Ⅳ期、大部分ⅢB 期 NSCLC 和部分ⅢA 期 NSCLC。

4. 药物治疗

药物治疗包括化疗和分子靶向治疗。

(1)化疗：化疗分为姑息化疗、辅助化疗和新辅助化疗，应当严格掌握治疗的适应证，在肿瘤内科医师主导下进行。化疗应当充分考虑患者的病情、体力状况，评估患者可能的获益和对治疗的承受能力，及时评估疗效，密切监测并有效防治不良反应。

适应证：美国东部肿瘤协作组（ECOG）所制定的体力状况（PS）评分≤2 分，重要脏器功能可耐受化疗，对于 SCLC 的化疗，PS 评分可放宽到 3 分。鼓励患者参加临床试验。

化疗的原则：①Karnofsky 功能状态评分 <60 分或 ECOG PS 评分 >2 分的患者不宜进行化疗；②白细胞 $<3.0\times10^{9}$/L，中性粒细胞 $<1.5\times10^{9}$/L，血小板 $<6\times10^{10}$/L，红细胞 $<2\times10^{12}$/L，血红蛋白 <8.0 g/dl 的患者原则上不宜化疗；③患者肝、肾功能异常，实验室指标超过正常值上限的 2 倍，或有严重并发症和感染、发热、出血倾向者不宜化疗；④在化疗过程中，如果出现以下情况应当考虑停药或更换方案：治疗 2 个周期后病变进展，或在化疗周期的休息期间病情恶化者，应当停止原方案治疗，酌情选用其他化疗方案或治疗方式；出现美国国家癌症研究所常见不良反应事件评价标准（4.0 版）≥3 级不良反应，对患者生命有明显威胁时，应当停药，并在下次治疗时改用其他方案；⑤必须强调治疗方案的规范化和个体化。必须遵循化疗的基本原则和要求；⑥化疗的疗效评价按照 RECIST 标准进行。非小细胞肺癌常用的一线化疗方案可参考表 11－2，非小细胞肺癌常用的二线化疗方案可参考表 11－3；小细胞肺癌常用的化疗方案可参考表 11－4。

**表 11－2 非小细胞肺癌常用的一线化疗方案**

| 化疗方案 | 剂量 | 用药时间 | 时间和周期 |
|---|---|---|---|
| NP 方案 | | | |
| 长春瑞滨 | 25 $mg/m^2$ | 第 1、8 天 | 21 天为 1 周期 |
| 顺铂 | 75～80 $mg/m^2$ | 第 1 天 | 4～6 个周期 |
| TP 方案 | | | |
| 紫杉醇 | 135～175 $mg/m^2$ | 第 1 天 | |
| 顺铂或卡铂 | | | 21 天为 1 周期 |
| 顺铂 | 75 $mg/m^2$ | 第 1 天 | 4～6 个周期 |
| 卡铂 | AUC＝5－6 | 第 1 天 | |
| GP 方案 | | | |
| 吉西他滨 | 1000～1250 $mg/m^2$ | 第 1、8 天 | |
| 顺铂或卡铂 | | | 21 天为 1 周期 |
| 顺铂 | 75 $mg/m^2$ | 第 1 天 | 4～6 个周期 |
| 卡铂 | AUC＝5～6 | 第 1 天 | |
| DP 方案 | | | |
| 多西他赛 | 75 $mg/m^2$ | 第 1 天 | |
| 顺铂或卡铂 | | | 21 天为 1 周期 |
| 顺铂 | 75 $mg/m^2$ | 第 1 天 | 4～6 个周期 |
| 卡铂 | AUC＝5～6 | 第 1 天 | |
| AP 方案 | | | |
| 培美曲塞（非鳞癌） | 500 $mg/m^2$ | 第 1 天 | |
| 顺铂或卡铂 | | | 21 天为 1 周期 |
| 顺铂 | 75 $mg/m^2$ | 第 1 天 | 4～6 个周期 |
| 卡铂 | AUC＝5～6 | 第 1 天 | |

表 11－3　非小细胞肺癌常用的二线化疗方案

| 化疗方案 | 剂量($mg/m^2$) | 用药时间 | 时间和周期 |
|---|---|---|---|
| 多西他赛 | 75 | 第 1 天 | 21 天为 1 个周期 |
| 培美曲赛(非鳞癌) | 500 | 第 1 天 | 21 天为 1 个周期 |

表 11－4　小细胞肺癌常用的化疗方案

| 化疗方案 | 剂量 | 用药时间 | 时间和周期 |
|---|---|---|---|
| EP 方案 | | | |
| 足叶乙苷 | 100 $mg/m^2$ | 第 1～8 天 | 21 天为 1 周期 |
| 顺铂 | 75～80 $mg/m^2$ | 第 1 天 | 4～6 个周期 |
| EC 方案 | | | |
| 足叶乙苷 | 100 $mg/m^2$ | 第 1 天 | 21 天为 1 周期 |
| 卡铂 | AUC＝5～6 | 第 1 天 | 4～6 个周期 |
| IP 方案 | | | |
| 伊立替康 | 60 $mg/m^2$ | 第 1、8、15 天 | 21 天为 1 周期 |
| 顺铂 | 60 $mg/m^2$ | 第 1 天 | 4～6 个周期 |
| IP 方案 | | | |
| 伊立替康 | 60 $mg/m^2$ | 第 1、8 天 | 21 天为 1 周期 |
| 顺铂 | 30 $mg/m^2$ | 第 1、8 天 | 4～6 个周期 |
| IC 方案 | | | |
| 伊立替康 | 50 $mg/m^2$ | 第 1、8、15 天 | 21 天为 1 周期 |
| 卡铂 | AUC＝5～6 | | 4～6 个周期 |

(3)分子靶向治疗：20 世纪对肿瘤进行分子生物学检测研究取得了重大成果，进入 21 世纪后，许多研究已被采用，作为对肿瘤进行靶向的控制，靶向制剂主要针对肺癌细胞信号转导的 ras、

蛋白激酶 C、类花生四烯酸类物质合成的蛋白、细胞凋亡蛋白、免疫逃逸的细胞表面抗原，以及基因替代等。非小细胞肺癌常用的抗血管新生药物和靶向化疗方案可参考表 11－5。

**表 11－5 非小细胞肺癌常用的抗血管新生药物和靶向化疗方案**

| 药物 | 剂量(mg) | 用药时间 |
|---|---|---|
| 抗血管新生药物 | | |
| 血管内皮抑素 | 15 | 第 1～14 天,21 天为 1 个周期 |
| 靶向治疗药物 | | |
| 吉非替尼 | 250 | 1 次/d |
| 厄洛替尼 | 150 | 1 次/d |
| 埃克替尼 | 125 | 3 次/d |
| 克唑替尼 | 250 | 2 次/d |

5. *放射治疗*

肺癌放疗包括根治性放疗、姑息放疗、辅助放疗和预防性放疗等。

(1)NSCLC 放疗的适应证：放疗可用于身体原不能手术治疗的早期 NSCLC 患者的根治性治疗，手术患者的术前、术后辅助治疗，局部晚期病灶无法切除患者的局部治疗和晚期不可治愈患者的姑息治疗手段。

(2)SCLC 放疗的适应证：放疗化疗综合治疗是局限期 SCLC 的标准治疗。局限期患者建议初始治疗就行同步化疗放疗或先行 2 个周期诱导化疗后行同步化疗放疗可对于广泛期 SCLC 患者，加用胸部放疗。可提高肿瘤控制率，延长生存期。

6. *姑息治疗*

肺癌姑息治疗目的是缓解症状、减轻痛苦、改善生活质量。

所有肺癌患者都应全程接受姑息医学的症状筛查、评估和治疗。筛查的症状既包括疼痛、呼吸困难、乏力等常见躯体症状，也应包括睡眠障碍、焦虑抑郁等心理问题。

生活质量评价应纳入肺癌患者的整体评价体系和姑息治疗的疗效评价中。推荐采用生命质量测定量表 EORTC QLQ. C30 (V3.0) 中文版进行整体评估，还可采用生命质量测定量表 EORTC QLQ—LCl3 筛查和评估肺癌患者的常见症状。疼痛和呼吸困难是影响肺癌患者生活质量的最常见症状。

（二）专家共识解读

1. *治疗原则*

应当采取多学科综合治疗与个体化治疗相结合的原则，即根据患者的机体状况、肿瘤的病理组织学类型和分子分型，肿瘤的侵及范围和发展趋向采取多学科综合治疗的模式，有计划合理地应用手术、化疗、放疗和分子靶向治疗等手段，以达到最大程度的延长患者的生存时间、提高生存率、控制肿瘤进展和改善患者生活质量。

2. *分期治疗模式*

(1) NSCLC 的分期治疗模式

1) I 期 NSCLC 患者的综合治疗：①首选外科手术治疗，包括肺叶切除加系统性肺门和纵隔淋巴结清除术，可采用 VATS 或剖胸等术式；②对于高龄或低肺功能的部分 I A 期 NSCLC 患者可以考虑行解剖性肺段或楔形切除术加系统性肺门、纵隔淋巴结清除术或采样术；③完全切除的 IA 期、IB 期 NSCLC 肺癌患者不推荐常规应用术后辅助化疗、放射治疗及靶向药物治疗等。但具有高危险因素的 IB 期患者可以选择性地考虑进行辅助化疗；④对手术切缘阳性的 I 期肺癌推荐再次手术，任何原因无法再次手术的患者，推荐术后化疗联合放疗；⑤对于有严重的内科合并症、高龄、拒绝手术的患者可采用大分割根治性放射治疗。

2) Ⅱ期 NSCLC 患者的综合治疗：①首选外科手术治疗，解剖性肺切除加系统性肺门和纵隔淋巴结清除或采样术；②对高龄或低肺功能的患者可以考虑行解剖性肺段或楔形切除术加系统性肺门和纵隔淋巴结清除或采样术；③完全性切除的Ⅱ期 NSCLC 患者推荐术后辅助化疗；④当肿瘤侵犯壁层胸膜或胸壁时应当行整块胸壁切除。切除范围至少距病灶最近的肋骨上、下缘各 2 cm，受侵肋骨切除长度至少应当距肿瘤 5 cm；⑤手术切缘阳性的Ⅱ期肺癌推荐再次手术，任何原因无法再次手术的患者，推荐术后化疗联合放疗[18, 19]。

3) Ⅲ期 NSCLC 患者的综合治疗：局部晚期 NSCLC 是指 TNM 分期为Ⅲ期的患者。多学科综合治疗是Ⅲ期 NSCLC 的最佳选择。局部晚期 NSCLC 分为可切除和不可切除两大类。

(2) SCLC 的分期治疗模式

1) I 期 SCLC 患者：手术 + 辅助化疗（EP 化疗方案或 EC 化疗方案，4 ~ 6 个周期）[21]。术后推荐行预防性脑照射（prophylactic cranial irradiation，PCI）。

2) Ⅱ ~ Ⅲ期 SCLC 患者：化疗、放疗联合。①可选择序贯或同步化疗放疗；②序贯治疗推荐 2 个周期诱导化疗后同步化疗放疗；③达到疾病控制者，推荐行 PCI[22 - 24]。

3) Ⅳ期 SCLC 患者：化疗为主的综合治疗。一线推荐 EP 化疗方案或 EC 化疗方案、IP 化疗方案、IC 化疗方案。3 个月内疾病复发进展患者推荐进入临床试验。3 ~ 6 个月内复发者推荐拓扑替康、伊立替康、吉西他滨或紫杉醇治疗。6 个月后疾病进展可选择初始治疗方案。化疗有效患者建议行 PCI。

3. 手术治疗

(1) 手术治疗原则：解剖性肺切除术是早期肺癌的主要治疗手段，也是目前临床治愈肺癌的重要方法。肺癌手术分为完全性切除、不完全性切除和不确定性切除。应力争完全性切除，以期达到完整地切除肿瘤，减少肿瘤转移和复发，并且进行精准的病理 TNM 分期，力争分子病理分型，指导术后综合治疗。对于可手术切除的肺癌应当遵守下列外科原则：

1）全面的治疗计划和必要的影像学检查（临床分期检查，特别是精确的 N 分期）均应当在手术治疗前完成。充分评估决定手术切除的可能性并制订手术方案。

2）尽可能做到肿瘤和区域淋巴结的完全性切除，同时尽量保留有功能的正常肺组织。

3）电视辅助胸腔镜外科（video assisted thoracic surgery，VATS）是近年来已经成熟的胸部微创手术技术，在没有手术禁忌证的情况下，推荐使用 VATS 及其他微创手段。

4）根据患者身体状况，可行解剖性肺切除术（肺叶切除、支气管及血管袖状肺叶切除或全肺切除术）。如果身体状况不允许，则行亚肺叶切除，其中首选解剖性肺段切除，也可行楔形切除。

5）解剖性肺段切除术或肺楔形切除术的指征为：①患者高龄或低肺功能，或有行肺叶切除术的主要风险；②CT 提示肺内周围型病变（指位于肺实质外侧 1/3），且病变直径≤2 cm，并具备以下一个特征：病理证实为腺癌；CT 随诊 1 年以上高度可疑癌；CT 提示磨玻璃样影中实性成分≤50%；③切除肺组织切缘距离病变边缘≥2 cm 或切缘距离≥病变直径，术中快速病理为手术切缘阴性；④在决定亚肺叶切除术之前，应对肺门和纵隔淋巴结进行系统采样。目前，早期肺癌亚肺叶切除术式尚属临床研究阶段，鼓励参与临床研究，不能作为标准术式推广。

6）完全性切除手术（R0 手术）除完整切除原发病灶外，应当常规进行系统性肺门和纵隔各组淋巴结（$N_1$ 和 $N_2$ 淋巴结）切除，并标明位置送病理学检查。最少对 3 个纵隔引流区（$N_2$ 站）的淋巴结进行清扫或采样。尽量保证淋巴结整块切除。建议右胸淋巴结清除范围为：2R、3a、3p、4R、7～9组淋巴结和周围软组织；左胸淋巴结清除范围为：4L、5～9组淋巴结和周围软组织。

7）通常情况下术中应依次处理肺静脉、肺动脉，最后处理支气管，或依据术中实际情况决定处理顺序。

8）支气管袖状肺叶切除术是在术中快速病理检查保证（包括支气管、肺动脉或静脉断端）手术切缘阴性的情况下，尽可能保留更多肺组织及肺功能所行的切除范围，术后患者生活质量优于全肺切除术患者。

9）肺癌完全性切除术后6个月复发或孤立性肺转移者，在排除肺外远处转移及心肺功能等机体状况允许的情况下，可行复发侧余肺切除或肺转移病灶切除。

10）心肺功能等机体状况经评估无法接受手术的Ⅰ期和Ⅱ期的NSCLC患者，可选择根治性放射治疗、射频消融治疗和药物治疗等。

（2）手术适应证：①Ⅰ期、Ⅱ期和部分ⅢA期（$T_{1\sim2}N_2M_0$；$T_3N_{1\sim2}M_0$；$T_4N_{0\sim1}M_0$可完全性切除）NSCLC和Ⅰ期SCLC（$T_{1\sim2}N_0M_0$）；②部分Ⅳ期NSCLC，有单发对侧肺转移，单发脑或肾上腺转移者；③临床高度怀疑肺癌的肺内结节，经各种检查无法定性诊断，可手术探查。

（3）手术禁忌证：①全身状况不佳，心、肺、肝、肾等重要脏器功能不能耐受手术者；②绝大部分诊断明确的Ⅳ期、大部分ⅢB期和部分ⅢA期NSCLC。

4. 药物治疗

肺癌的药物治疗包括化疗和分子靶向治疗。化疗分为姑息化疗、辅助化疗和新辅助化疗，应当严格掌握治疗的适应证，在肿瘤内科医师主导下进行。化疗应当充分考虑患者的病情、体力状况，评估患者可能的获益和对治疗的承受能力，及时评估疗效，密切监测并有效防治不良反应。

(1)化疗：化疗的适应证为美国东部肿瘤协作组(ECOG)所制定的体力状况(PS)评分≤2分，重要脏器功能可耐受化疗，对于SCLC的化疗，PS评分可放宽到3分。鼓励患者参加临床试验。

1)晚期NSCLC患者的药物治疗：①一线药物治疗[25]，含铂两药方案是标准的一线化疗方案，在化疗基础上可联合血管内皮抑素；EGFR基因敏感突变或ALK融合基因阳性患者，可以有针对性地选择靶向药物治疗。目前可选用的治疗药物见前面的表11-2、表11-3。对一线治疗达到疾病控制(完全缓解、部分缓解和稳定)的患者，可选择维持治疗，见表11-2。目前同药维持治疗有循证医学证据支持的药物有培美曲塞(非鳞癌)和吉西他滨；有循证医学证据支持的换药维持治疗的药物有培美曲塞(非鳞癌)，对于EGFR基因敏感突变患者可以选择表皮生长因子受体酪氨酸激酶抑制药(epidermal growth factor receptor tyrosine kinase inhibitor，EGFR-TKI)进行维持治疗；②二线药物治疗。二线治疗可选择的药物包括多西紫杉醇、培美曲塞和EGFR-TKI(表11-3)[26]。EGFR基因敏感突变的患者，如果一线和维持治疗时没有应用EGFR-TKI，二线治疗时应优先应用EGFR-TKI；对于EGFR基因敏感突变阴性的患者，应优先考虑化疗；③三线药物治疗。可选择EGFR-TKI或参加临床试验。

2)不能手术切除的局部晚期NSCLC患者的药物治疗：推荐放疗、化疗联合，根据具体情况可选择同步化疗放疗或序贯化疗放疗。

3)术后辅助治疗：可完全切除肿瘤的Ⅱ～Ⅲ期NSCLC患者，推荐含铂两药方案术后辅助化疗4个周期。具有高危险因素的ⅠB期患者可以考虑选择性地进行辅助化疗。高危因素包括分化差的肺癌、神经内分泌癌(除外分化好的神经内分泌癌)、脉管受侵、楔形切除、肿瘤直径>4 cm、脏层胸膜受累和淋巴结清扫不充分等。辅助化疗一般在术后3~4周开始，患者术后体力状况需基本恢复正常。

4)新辅助化疗：对可切除的Ⅲ期NSCLC患者可选择2个周期的含铂两药方案行术前短程新辅助化疗。手术一般在化疗结束后2~4周进行。

5)SCLC患者的药物治疗：局限期SCLC患者推荐化疗、手术和放疗为主的综合治疗。一线化疗方案推荐EP方案[26]或EC方案(足叶乙苷+卡铂)。广泛期SCLC患者推荐化疗为主的综合治疗。一线化疗方案推荐EP化疗方案、EC化疗方案或IP化疗方案(顺铂+伊立替康)或IC化疗方案(卡铂+伊立替康)。3个月内肿瘤复发进展患者推荐进入临床试验。3~6个月内肿瘤复发者推荐拓扑替康、伊立替康、吉西他滨或紫杉醇治疗[27]。6个月后肿瘤进展者可选择初始治疗方案。常用的SCLC化疗方案见表11-4。

(2)分子靶向治疗：20世纪对肿瘤进行分子生物学检测研究取得了重大成果，进入21世纪后，许多研究已被采用，作为对肿瘤进行靶向的控制，靶向制剂主要针对肺癌细胞信号转导的ras、蛋白激酶C、类花生四烯酸类物质合成的蛋白、细胞凋亡蛋白、免疫逃逸的细胞表面抗原以及基因替代等[28,29]。

5. 放射治疗

肺癌放疗包括根治性放疗、姑息放疗、辅助放疗和预防性放疗等。

(1)放疗的原则：

1)根治性放疗适用于Karnofsky功能状态评分标准评分t>70分的患者，包括因医源性或(和)个人因素不能手术的早期NSCLC、不可切除的局部晚期NSCLC和局限期SCLC。

2)姑息性放疗适用于对晚期肺癌原发灶和转移灶的减症治疗。对于NSCLC单发脑转移灶手术切除患者可以进行术后全脑放疗，广泛期 SCLC 的胸部放疗。

3)辅助放疗适应于术前放疗、术后放疗手术切缘阳性(R1 和 R2)的患者；外科探查不明的患者或肿瘤与手术切缘近的患者；对于术后 pN2 期阳性的患者，鼓励参加术后放疗的临床研究。

4)术后放疗设计应当参考患者手术病理报告和手术记录。

5)预防性放疗适用于全身治疗有效的 SCLC 患者[30]。

6)同步放化疗适用范围：不能手术的ⅢA 期及ⅢB 期患者，建议同步放化疗方案为 EP 化疗方案(足叶乙苷 + 顺铂)、NP 化疗方案(长春瑞滨 + 顺铂)和含紫杉醇类方案。如果患者不能耐受，可以行序贯化疗放疗。

7)接受放化疗的患者，潜在毒性作用及不良反应会增大，治疗前应当告知患者。放疗设计和实施时，应当注意对肺、心脏、食管和脊髓的保护。治疗过程中应当尽可能避免因毒性作用及不良反应处理不当导致的放疗非计划性中断。

8)采用三维适形放疗技术、调强放疗技术或图像导放疗等先进的放疗技术，建议在具有优良的放疗物理技术条件下，开展立体放射治疗(stereotacticy body radiation therapy，SBRT)。

9)放疗靶区勾画时，推荐增强 CT 定位或 PET - CT 定位。可以参考 PET - CT 的肿瘤生物影像，增强 CT 定位影像中勾画肿瘤放疗靶区。

10)接受放疗或放化疗的患者，治疗休息期间应当予以充分的监测和支持治疗。

(2)NSCLC 放疗的适应证：放疗可用于因身体原因不能手术治疗的早期 NSCLC 患者的根治性治疗、手术患者的术前及术后辅助治疗、局部晚期病灶无法切除的患者的局部治疗和晚期不可治愈患者的姑息治疗手段。I 期 NSCLC 患者因医学条件不适合手术或拒绝手术时，大分割放射治疗是有效的根治性治疗手段，推荐使用 SBRT，分割原则应是放射大剂量、少分次，短疗分割方案可根据病灶部位、距离胸壁的距离等因素综合考虑，通常给予放射总剂量≥100 Gy。制订 SBRT 治疗计划时，应充分考虑、谨慎评估危及周围器官组织的损伤，如食管、气管、心脏、胸壁及臂丛神经等对放疗的耐受。

对于接受手术治疗的 NSCLC 患者，如果术后手术切缘阴性而纵隔淋巴结阳性(pN2 期)，除了正规接受术后辅助化疗外，提倡加用术后放疗，建议用先化疗后序贯放疗的顺序。对于手术切缘阳性的 pN2 期肿瘤，如果患者身体许可，建议采用术后同步化疗。对手术切缘阳性的患者，放疗应当尽早开始。对于因身体原因不能接受手术的Ⅱ～Ⅲ期 NSCLC 患者，如果身体条件许可，应当给予适的放疗结合同步化疗。对于有临床治愈希望的患者，在接受放疗或同步放化疗时，通过更为适形的放疗计划和更为积极的支持治疗，尽量减少治疗时间的中断或治疗剂量的减低。

对于有广泛转移的Ⅳ期 NSCLC 患者，部分患者以接受原发灶和转移灶的放射治疗以达到姑息治疗减少的目的。当患者全身治疗获益明显时，可以考虑采用 SBRT 技术治疗残存的原发灶和(或)寡转移灶，争取获得潜在根治效果。

(3)SCLC 放疗的适应证：放疗化疗综合治疗是局限期 SCLC 的标准治疗。局限期患者建议初始治疗就行同步化疗放疗或先行 2 个周期诱导化疗后行同步化疗放疗。如果患者不能耐受，也可行序贯化疗放疗。如果病情允许，局限期 SCLC 的放射治疗应当尽早开始，可以考虑与第 1 或第 2 个周期化疗同步进行。如果病灶巨大，放射治疗导致肺损伤风险过大的话，也可以考虑在第 3 个周期化疗时同步放疗。对于广泛期 SCLC 患者，远处转移灶经化疗控制后加用胸部放疗也可以提高肿瘤控制率，延长生存期。

(4)预防性脑照射：局限期 SCLC 患者，在胸内病灶经治疗达到完全缓解后推荐行预防性脑照射，达到部分缓解的患者也推荐行预防性脑照射。广泛期 SCLC 在化疗有效的情况下，行预防性脑照射亦可降低 SCLC 脑转移发生的风险。预防性脑照射推荐时间为所有化疗放疗结束后 3 周左右进行，在进行预防性脑照射之前应行增强脑磁共振检查，以排除脑转移，建议全脑放疗剂量为 25 Gy，2 周内分 10 次完成。SCLC 全脑预防照射的决定应当是医患双方充分讨论，根据每例患者的情况权衡利弊后确定。

(5)晚期肺癌患者的姑息放疗：晚期肺癌患者姑息放疗的主要目的是为了解决因原发灶或转移灶导致的局部压迫症状、骨转移导致的疼痛以及脑转移导致的神经症状等。对于此类患者可以考虑采用低分割照射技术，使患者更方便得到治疗，同时可以更迅速地缓解症状。

(6)治疗效果：放射治疗的疗效评价按照 WHO 实体瘤疗效评价标准(response evaluation criteria in solid tumors, RECIST)进行。

(7)防护：采用常规的放疗技术，应当注意对肺、心脏、食管和脊髓的保护，以避免对身体重要器官的严重放射性损伤。急性放射性肺损伤参照国际肿瘤放射治疗协作组急性放射损伤分级标准。

6. 姑息治疗

姑息治疗的目的是缓解症状、减轻痛苦、改善生活质量。所有肺癌患者都应全程接受姑息医学的症状筛查、评估和治疗。筛查的症状既包括疼痛、呼吸困难、乏力等常见躯体症状，也应包括睡眠障碍、焦虑抑郁等心理问题。

生活质量评价应纳入肺癌患者的整体评价体系和姑息治疗的疗效评价中。推荐采用生命质量测定量表 EORTC QLQ. C30 (V3.0)中文版进行整体评估，还可采用生命质量测定量表 EORTC QLQ—LCl3 筛查和评估肺癌患者的常见症状。疼痛和呼吸困难是影响肺癌患者生活质量的最常见症状。

(1)疼痛

1)评估：患者的主诉是疼痛评估的金标准，镇痛治疗前必须评估患者的疼痛强度。首选数字疼痛分级法，儿童或有认知障碍的老年人可用脸谱法。疼痛强度分为3类，即轻度、中度和重度疼痛；不仅要记录患者评估当时的疼痛强度，还要了解过去24小时以内的最重、最轻和平均疼痛强度，了解静息和活动状态下的疼痛强度变化。应对疼痛进行全面评估，评估内容包括疼痛的病因、特点、性质、加重或缓解因素，疼痛对患者日常生活的影响，镇痛治疗的疗效和不良反应等。推荐采用简明疼痛量表进行评估。评估时还要明确患者是否存在肿瘤急症所致的疼痛，以便立即进行有关治疗。常见的肿瘤急症包括病理性骨折或承重骨的先兆骨折；脑实质、硬脑膜或软脑膜转移癌；与感染相关的疼痛；消化道梗阻或穿孔等。

2)治疗：目标是实现镇痛效果和不良反应间的最佳平衡。镇痛药物可缓解80%以上患者的癌痛，少数患者可能需要非药物镇痛手段，包括外科手术、放疗止痛或神经阻断，故应动态评估镇痛效果，积极开展学科间的协作。

疼痛治疗的基本原则：WHO认定的三阶梯止痛原则仍是目前癌痛治疗的最基本原则，其主要内容包括下述5个方面：①首选口服给药：应尽量选择无创、简便、安全的给药途径；口服是首选给药途径，可酌情考虑透皮吸收、皮下注射或静脉输注等途径给药；②按阶梯给药：根据疼痛程度按阶梯选择止痛药物。轻度疼痛选择对乙酰氨基酚或非甾体类抗炎镇痛药，中度疼痛选择弱阿片类药物，如可待因、曲马多；重度疼痛选择强阿片类药物，如吗啡、羟考酮、芬太尼等。低剂量强阿片类药物也可用于治疗中度疼痛；③按时给药：适于慢性持续性癌痛，按时给药后患者出现暴发性疼痛时，还应及时给予镇痛治疗，建议选择起效快的即释型药物；④个体化治疗：制订止痛方案前应全面评估患者的一般情况，如基础疾病、心肝肾功能、伴随症状和合并用药等，选择适宜的药物和剂量；⑤注意细节：镇痛治疗时的细节是指可能影响镇痛效果的所有因素。要重视疼痛评估获得的信息，要关注患者的心理、精神、经济状况、家庭及社会支持等因素。

阿片类药物是癌痛治疗的核心药物：阿片治疗前应判断患者是否存在阿片耐受。对阿片耐受的判断参照美国食品药品监督管理局标准，即患者目前至少每天口服吗啡 60 mg、氢吗啡酮8 mg、羟考酮 30 mg、羟吗啡酮 25 mg、芬太尼透皮贴剂 25ug/h 或其他等量的阿片类药物，连续服用时间至少为 1 周；不符合此标准视为阿片未耐受。在阿片类药物的选择上应注意：不用哌替啶控制癌痛；尽量选择纯受体激动药；肾功能不全的患者避免应用吗啡镇痛。阿片镇痛治疗分为短效滴定阶段和长效维持阶段。短效滴定是阿片治疗的初始阶段，目的是尽快确定满意镇痛所需的阿片剂量。推荐按时给予短效阿片，初始剂量视患者有无耐受而定。此阶段还应按需给药缓解暴发性疼痛，单次给药剂量按每天阿片总量的 10% ~20% 计算，阿片未耐受者可按起始剂量给予。经阿片滴定实现疼痛缓解后，可将短效阿片转换为控缓释剂型，延长给药间隔，简化治疗。要积极防治阿片的不良反应，所有阿片使用者均需防治便秘，使用缓泻剂成分中至少包括刺激胃肠蠕动的成分，如番泻叶、比沙可啶等；镇痛治疗全程动态观察恶心呕吐、眩晕、瞻妄和呼吸抑制等不良反应，一旦出现则积极干预。

神经病理性疼痛的治疗：镇痛药物仅能缓解部分神经病理性疼痛。推荐采用强阿片类药物联合辅助药物治疗，可能有效的辅助药物包括：①加巴喷丁：100 ~ 300 mg 口服，1 次/d，逐步增量至 300 ~ 600 mg，3 次/d，最大剂量为 3 600 mg/d；②普瑞巴林：75 mg 口服，2 次/d，可增量至 150 mg，2 次/d，最大剂量为 600 mg/d；③三环抗抑郁药：如阿米替林，10 ~ 25 mg 口服，每晚 1 次，常用剂量为 25 mg，2 次/d，可逐步增量至最佳治疗剂量，最大剂量为 150 mg/d；④美沙酮、氯胺酮对部分神经病理性疼痛有效。

3)患者及其亲属的宣教：应告诉患者及亲属：镇痛治疗是肿瘤整体治疗的重要内容，忍痛对患者百害无益。吗啡及其同类药物是癌痛治疗的常用药物，罕见成瘾；要在医务人员指导下进行镇痛治疗，患者不能自行调整治疗方案和药物剂量；要密切观察疗效和药物的不良反应，随时与医务人员沟通，定期复诊。

(2)呼吸困难：是晚期肿瘤患者最常见的症状之一。晚期肿瘤患者中70%可有呼吸困难，肺癌患者死亡前90%有呼吸困难。呼吸困难是主观的呼吸不适感，患者的主诉是诊断的金标准。呼吸困难临床表现为呼吸频率、节律和呼吸幅度的改变，严重者还有濒死感，恐惧和焦虑均会加重呼吸困难。应充分认识到肺癌患者呼吸困难的复杂性，尽可能去除可逆病因。

1)可有针对性地给予抗肿瘤、抗感染治疗；慢性阻塞性肺部疾病可给予支气管扩张药、糖皮质激素；上腔静脉和支气管阻塞者应用糖皮质激素、放疗或置入支架等；胸腔积液时给予胸腔穿刺引流术等。

2)非药物治疗包括吸氧、呼吸锻炼、姿势和体位训练、心理疗法等，宜在症状出现的早期就予以实施。阿片类药物是治疗癌症患者呼吸困难的最常用药物，及早给予阿片类药物，能减少患者的生理和心理负担，延长生存期。

3)吗啡是治疗呼吸困难的首选药物，使用方法与镇痛治疗一致。建议使用吗啡时从小剂量起始，按时给药，缓慢增量，严密观察和防治不良反应，老年患者的增量更应谨慎。镇静药是阿片以外的有效药物，有助于缓解急性或重度呼吸困难。

## 八、小结

原发性肺癌是我国最常见的恶性肿瘤之一，发病率逐年上升，对于拟诊肺癌患者，应当完善相关检测，明确诊断并制订个体化治疗方案，对于新发肺癌患者应当建立完整病案和相关资料档案，诊治后定期随访和进行相应检查。本章旨在加深临床医生对诊疗规范的认识及理解，为临床医生正确诊断及治疗原发性肺癌提供帮助。

## 参考文献

[1] Rebecca S, Jiemin M, Zhaohui Z, et al. Cancer statistics, 2014. [J]. Ca A Cancer Journal for Clinicians, 2014, 64(1): 9 - 29.

[2] Alberg A J, Brock M V, Ford J G, et al. Epidemiology of lung cancer: Diagnosis and management of lung cancer, 3rd ed: American College of Chest Physicians evidence-based clinical practice guidelines. [J]. Chest, 2013, 143(5Suppl): e1S - 29S.

[3] Simoff, M J, Brian Lally M, Slade M G, et al. Symptom Management in Patients With Lung Cancer [J]. Chest, 2013, 143 (5Suppl): e455S - e497S.

[4] Janerich D T, Thompson W D, Varela L R, et al. Lung cancer and exposure to tobacco smoke in the household. [J]. New England Journal of Medicine, 1990, 22(10): 632 - 636.

[5] Ettinger D S. Ten years of progress in non - small cell lung cancer. [J]. Journal of the National Comprehensive Cancer Network Jnccn, 2012, 10 (3): 806 - 810.

[6] 蔡柏蔷. 协和呼吸病学(第二版)[M]. 中国协和医科大学出版社, 2011: 1207 - 1209.

[7] Husain A N, Colby T V, Ordó? Ez N G, et al. Guidelines for pathologic diagnosis of malignant mesothelioma: 2012 update of the consensus statement from the International Mesothelioma Interest Group. [J]. Archives of Pathology & Laboratory Medicine, 2013, 133(5): 1317 - 1331.

[8] William C. Black MD. Computed tomography screening for lung cancer: review of screening principles and update on current status. [J]. Cancer,

2007, 110(11): 2370 - 2384.

[9] Aberle D R, Berg C D, Black W C, et al. The National Lung Screening Trial: overview and study design. [J]. Radiology, 2011, 258(1): 243 - 253.

[10] Aberle D R, Adams A M, Berg C D, et al. Baseline Characteristics of Participants in the Randomized National Lung Screening Trial[J]. Journal of the National Cancer Institute, 2010, 102(23): 1771 - 1779.

[11] Rivera M P, Mehta A C, Wahidi M M. Establishing the Diagnosis of Lung Cancer Diagnosis and Management of Lung Cancer, 3rd ed: American College of Chest Physicians Evidence-Based Clinical Practice Guidelines [J]. Chest, 2013, 143(5 Suppl): e142S - 65S.

[12] Eberhard DA, Johnson B E, Amler L C, et al. Mutations in the epidermal growth factor receptor and in KRAS are predictive and prognostic indicators in patients with non - small - cell lung cancer treated with chemotherapy alone and in combination with erlotinib. [J]. Journal of Clinical Oncology, 2005, 23(25): 5900 - 5909.

[13] Federico C, Claudia L, Claudio L, et al. EGFR and HER2 gene copy number and response to first - line chemotherapy in patients with advanced non - small cell lung cancer (NSCLC). [J]. Journal of Thoracic Oncology, 2007, 2(5): 423 - 429.

[14] Kwak E L, Yung - Jue B, D Ross C, et al. Anaplastic Lymphoma Kinase Inhibition in Non - Small - Cell Lung Cancer[J]. New England Journal of Medicine, 2010, 363(18): 1693 - 1703.

[15] Travis W D, Elisabeth B, Masayuki N, et al. Diagnosis of lung adenocarcinoma in resected specimens: implications of the 2011 International Association for the Study of Lung Cancer/American Thoracic Society/European Respiratory Society classification. [J]. Archives of Pathology & Laboratory Medicine, 2013, 137(5): 685 - 705.

[16] Ramin E, Cornelius D, Roxana M, et al. Recommended changes for T and N descriptors proposed by the International Association for the Study of Lung Cancer - Lung Cancer Staging Project: a validation study from a

single - centre experience. [J]. Hydrological Sciences Journal, 2009, 36 (6): 1037 - 1044.

[17] Abraham J. Reduced lung - cancer mortality with low - dose computed tomographic screening. [J]. New England Journal of Medicine, 2011, 365 (5): 441 - 442.

[18] Howington J A, Blum M G, Chang A C, et al. Treatment of stage I and IInon - small cell lung cancer: Diagnosis and management of lung cancer, 3rd ed: American College of Chest Physicians evidence—based clinical practice guidelines. [J]. Chest, 2013, 143(5 Suppl): e314S - 40S.

[19] Scott W J, John H, Steven F, et al. Treatment of non - small cell lung cancer stage I and stage II: ACCP evidence—based clinical practice guidelines (2nd edition). [J]. Chest, 2007, 132 (3 Suppl): 234S - 242S.

[20] Johan V, Daniel B, Wilfried E, et al. Randomized Controlled Trial of Resection Versus Radiotherapy after Induction Chemotherapy in Stage IIIA - N2 Non - small Cell Lung Cancer[J]. Journal of the National Cancer Institute, 2007, 2(8): 684 - 685.

[21] Schneider B J, Ashish S, Downey R J. Surgery for early - stage small cell lung cancer. [J]. Journal of the National ComprehensiveCancer Network Jnccn, 2011, 9(10): 1132 - 1139.

[22] Miklos S, Athanassios A, Murren J R. Progress in the therapy of small cell lung cancer[J]. Critical Reviews in Oncology/hematology, 2004, 49(2): 119 - 133.

[23] Pignon J P, Arriagada R , , Ihde D C, et al. A meta - analysis of thoracic radiotherapy for small - cell lung cancer. [J]. New England Journal of Medicine, 1992, 327(23): 1618 - 1624.

[24] Hiroshi S, Yoshiki T, Yukito I, et al. Phase II study of etoposide and cisplatin with concurrent twice - daily thoracic radiotherapy followed by irinotecan and cisplatin in patients with limited - disease small - cell lung cancer: West Japan Thoracic Oncology Group 9902. [J]. Journal of Clinical Oncology, 2006, 24(33): 5247 - 5252.

[25] Rodrigo A, Bengt B, Ariane D, et al. Cisplatin—based adjuvant chemotherapy in patients with completely resected non - small - cell lung cancer[J]. New England Journal of Medicine, 2004, 350(4): 351 -360.

[26] Johnson B E, Nne P A. Basic treatment considerations using chemotherapy for patients with small cell lung cancer. [J]. Hematology/oncology Clinics of North America, 2004, 18(18): 309 -322.

[27] Jackman D M, Johnson B E. Small-cell lung cancer. [J]. Lancet, 2005, 366(9494): 611 -618(8).

[28] Paik P K, Varghese A M, Sima C S, et al. Response to Erlotinib in Patients with EGFR Mutant Advanced Non - SmallCell Lung Cancers with a Squamous or Squamous-like Component [J]. Molecular Cancer Therapeutics, 2012, 11(11): 2535 -2540.

[29] Wong D, Leung E K, Tam I, et al. The EML4 - ALK fusion gene is involved in various histologic types of lung cancers from nonsmokers with wild-type EGFR and KRAS[J]. Cancer, 2009, 115(8): 1723 - 1733.

[30] Kalkanis S N, Kondziolka D, Gaspar L E, et al. RE et al (2009) The role of whole brain radiation therapy in the management of newly diagnosed brain metastases: a systematic review and evidence-based clinical practice guideline[J]. 2009, 96(1): 57 -57.

# 第十二章　流行性感冒和普通感冒诊治指南与专家共识解读

## 流行性感冒指南解读

流行性感冒(influenza，简称流感)是由流感病毒引起的急性呼吸道传染病，是人类面临的主要公共健康问题之一。其流行病学特点为突然暴发，迅速扩散，造成不同程度的流行，具有季节性，发病率高但病死率低(除人禽流感外，病死率一般只有0.003%~0.03%)。为进一步增进临床医生对流行性感冒的正确认识，避免因治疗不当给患者带来的危害，进一步提高我国流行性感冒的临床诊治水平，原卫生部《流行性感冒诊断与治疗指南》编撰专家组编写了《流行性感冒诊断与治疗指南[1]"》(以下简称指南)，为更好帮助临床医生对指南的理解，特对指南进行解读。

### 第一节　指南要点

#### 一、定义及流行病学

流行性感冒是由流感病毒引起的急性呼吸道传染病，在过去的300年中，全球至少有6次流感大流行，包括20世纪的4次大流行，其中3次均起源于我国。

## 二、病原学

流感病毒属于正黏病毒科(orthomyxoviridae)为单股、负链、分节段RNA病毒，常为球形囊膜病毒，直径80～120 nm，丝状体常见于新分离到的病毒，长度可达数微米。根据核蛋白(nucleocapside protein，NP)和基质蛋白(matrix protein，MP)分为甲型、乙型、丙型三个类型。

## 三、发病机制

带有流感病毒颗粒的飞沫吸入呼吸道后，病毒的神经氨酸酶破坏神经氨酸，使黏蛋白水解，糖蛋白受体暴露。流感病毒通过细胞内吞作用进入细胞，在病毒包膜上含有M2多肽的离子通道在胞内体中被酸性pH激活，使核衣壳蛋白释放到胞浆。核衣壳蛋白被转运到宿主细胞核，病毒基因组在细胞核内进行转录和复制，病毒核蛋白在胞浆合成后，进入胞核和病毒RNA结合形成核壳体，并输出到细胞质，病毒膜蛋白经完整加工修饰后嵌入细胞膜内。

## 四、病理变化

流感的病理变化主要表现为呼吸道纤毛上皮细胞呈簇状脱落，上皮细胞的化生、固有层黏膜细胞的充血、水肿伴单核细胞浸润等病理变化。

## 五、临床表现

流感的临床症状和体征主要有：突然起病，高热，体温可达39℃～40℃，可有畏寒、寒战、多伴头痛，全身肌肉、关节酸痛，极度乏力，食欲减退等全身症状。常有咽喉痛、干咳，可有鼻塞、流涕及胸骨后不适等。

## 六、实验室及辅助检查

（1）影像学表现：采用 X 线检查肺部，多数患者无肺内受累征象。

（2）一般实验室检查：包括外周血血常规和静脉血血生化检查等；病原学相关检查主要包括病毒分离、病毒抗原、核酸和抗体检测。

## 七、诊断

（1）在流感流行时期，患者出现特殊情况和症状需要考虑是否为流感。

（2）有些病例须安排病原学检查以求明确诊断。

（3）流感须与普通感冒、其他类型上呼吸道感染、下呼吸道感染以及伴有肺部阴影的非感染性疾病相鉴别，如结缔组织病、肺栓塞、肺部肿瘤等相鉴别。

## 八、治疗

（1）流感的基本治疗包括根据病情严重程度评估确定治疗方案；尽早开始抗流感病毒药物治疗；避免盲目或不恰当使用抗菌药物；合理使用对症治疗药物。

（2）抗流感病毒药物治疗。

（3）重症病例的治疗原则：积极治疗原发病，防治并发症，并进行有效的器官功能支持治疗。

（4）中医药治疗。

## 九、预防

（1）加强个人卫生知识宣传教育。

（2）机构内暴发流感的防控措施应到位。

(3)接种流感疫苗。

(4)抗病毒药物预防性服用或消毒应用。

(5)中医药预防流感。

## 第二节 指南解读

### 一、定义及流行病学

(一)指南要点

流行性感冒是由流感病毒引起的急性呼吸道传染病，在过去300年中，全球至少有6次流感大流行，包括20世纪的4次大流行，其中3次均起源于我国。

(二)指南解读

流行性感冒是人类面临的主要公共健康问题之一。流感的流行病学最显著特点为突然暴发、迅速扩散，造成不同程度的流行，具有季节性，发病率高但病死率低(除人感染高致病性禽流感)。

流感具有一定的季节性，我国北方地区流行高峰一般发生在冬春季，而南方地区全年流行，高峰多发生在夏季和冬季。一般流行3~4周后会自然停止，发病率高但病死率低。国家流感中心网站 www. cnic. org. cn 提供每周更新的我国流感流行病学和病原学监测信息。

1. 概况

流感分为散发、暴发、流行和大流行。在非流行期间发病率较低，病例呈散在分布，病例在发病时间及地点上没有明显的联系，这种情况叫散发。一个集体或一个小地区在短时间内突然发生很多病例叫暴发。较大地区的流感发病率明显超过一般的发病水平，可称为流行。大流行有时也称世界性大流行，传播迅速，流行广泛波及全世界，发病率高，并有一定的死亡[2]。甲型流感病毒常以流行形式出现，能引起世界性流感大流行。乙型流感病毒常常引起局部暴发。不引起世界性流感大流行。丙型流感病毒主要以散在形式出现，主要侵袭婴幼儿，一般不引起流行。

2. 传染源

流感患者和隐性感染者是流感的主要传染源，从潜伏期末到发病的急性期都有传染性，成人和年龄较大的儿童患季节性流感（无并发症）期间，病毒在呼吸道分泌物中一般持续排毒 3～6 天，住院的成人患者可以在发病后持续 1 周或更长的时间散播有感染性的病毒。婴幼儿流感以及人 H5N1 禽流感病例中，长期排毒很常见（1～3 周），包括艾滋病在内的免疫缺陷患者也会出现病毒排毒周期延长。

3. 传播途径

流感主要通过空气飞沫传播，也可通过口腔、鼻腔、眼睛等处黏膜直接或间接接触传播，接触患者的呼吸道分泌物、体液和污染病毒的物品也可能引起感染。通过气溶胶经呼吸道传播有待进一步确认。

4. 易感人群

人群普遍易感。流感病毒常常发生变异，例如甲型流感病毒在人群免疫压力下，每隔 2～3 年就会有流行病学上重要的抗原变异株出现，感染率最高的通常是青少年。

5. 重症病例的高危人群

人群出现流感样症状后，特定人群较易发展为重症病例，应给予高度重视。尽早进行流感病毒相关检测及其他必要检查，包括妊娠期妇女、伴有以下疾病或状况者，如慢性呼吸系统疾病、心血管系统疾病（高血压除外）、肾病、肝病、血液系统疾病、神经系统及神经肌肉疾病、代谢及内分泌系统疾病、免疫功能抑制（包括应用免疫抑制药或 HIV 感染等致免疫功能低下）及集体生活于养老院或其他慢性病疗养机构的被看护人员，19 岁以下长期服用阿司匹林者、肥胖者体重指数(BMI*)>30、年龄<5岁的儿童(年龄<2岁更易发生严重并发症)、年龄≥65岁的老年人。

## 二、病原学

(一)指南要点

流感病毒属于正黏病毒科(orthomyxoviridae)为单股、负链、分节段RNA病毒，常为球形囊膜病毒，直径80~120 nm，丝状体常见于新分离到的病毒，长度可达数微米。根据核蛋白(nucleocapside protein NP)和基质蛋白(matrix protein，MP)分为甲型、乙型、丙型三个类型。

(二)指南解读

甲型、乙型流感病毒都带有8个不同RNA节段，丙型流感病毒只有7个RNA节段，少一个编码神经氨酸酶蛋白的节段[3]。甲型、乙型毒株基因组分别编码至少10种和11种蛋白，由于基因组是分节段的，故易产生同型不同株间基因重配，同时流感病毒RNA在复制过程中不具有校正功能，其发生突变的频率要高于其他病毒[4]，甲型流感病毒根据其表面血凝素(hemagglutinin，HA)和神经氨酸酶(neuraminidase，NA)蛋白结构及其基因特性又可分成许多亚型，至今甲型流感病毒已发现的血凝素有16个亚型(H1~H16)神经氨酸酶有9个亚型(N1~N9)[5]。甲型流感病毒的命名规则：类型、分离宿主(如果宿主是人则可以省略)分离地点、分离序列号和分离年份(血凝素和神经氨酸酶亚型)[如A/Brisbane/10/2006(H3N2)]。乙型和丙型流感病毒命名法和甲型流感病毒相同，但无亚型划分。甲型流感病毒在动物中广泛存在，目前已知所有亚型包括16种血凝素亚型和9种神经氨酸酶亚型的甲型流感病毒都可以在鸟类特别是在水禽中存在。甲型流

* BMI = 体重(kg) ÷ 身高(m)$^2$

感病毒还可以感染其他动物，如猪、马、海豹以及鲸鱼和水貂等。目前为止，乙型流感病毒除感染人之外还没有发现其他的自然宿主。丙型流感病毒除感染人之外还可以感染猪。流感病毒很容易被紫外线和加热灭活，通常56℃ 30分钟可被灭活，流感病毒在pH5或pH9的条件下病毒感染性很快被破坏，流感病毒是包膜病毒，对于所有能影响膜的试剂都敏感，包括离子和非离子清洁剂、氯化剂和有机溶剂。

## 三、发病机制

### （一）指南要点

带有流感病毒颗粒的飞沫吸入呼吸道后，病毒的神经氨酸酶破坏神经氨酸使黏蛋白水解，糖蛋白受体暴露。流感病毒通过细胞内吞作用进入细胞，在病毒包膜上含有M2多肽的离子通道在胞内体中被酸性pH激活，使核衣壳蛋白释放到胞浆。核衣壳蛋白被转运到宿主细胞核，病毒基因组在细胞核内进行转录和复制，病毒核蛋白在胞浆合成后，进入胞核和病毒RNA结合形成核壳体，并输出到细胞质，病毒膜蛋白经完整加工修饰后嵌入细胞膜内。

### （二）指南解读

甲型、乙型流感病毒通过HA结合上皮细胞含有唾液酸受体的细胞表面启动感染。嗜人类流感病毒的2、6受体存在于上、下呼吸道。主要是在支气管上皮组织和肺泡Ⅰ型细胞，而嗜禽流感病毒的2、3受体存在于远端细支气管、肺泡Ⅱ型细胞和肺泡巨噬细胞，丙型流感的受体为9-0-乙酰基-乙酰神经氨酸。流感病毒通过细胞内吞作用进入细胞，在病毒包膜上含有M2多肽的离子通道在胞内体中被酸性pH激活，使核衣壳蛋白释放到胞浆（脱壳）。核衣壳蛋白被转运到宿主细胞核，病毒基因组在细胞核内进行转录和复制，病毒核蛋白在胞浆合成后进入胞核和病毒

RNA 结合形成核壳体，并输出到细胞质。病毒膜蛋白经完整加工修饰后，嵌入细胞膜内。

核壳体与嵌有病毒特异性膜蛋白的细胞膜紧密结合，以出芽方式释放子代病毒颗粒(芽生)。NA 清除病毒与细胞膜之间以及呼吸道黏液中的唾液酸，以便于病毒颗粒能到达其他的上皮细胞。最后，宿主的蛋白酶将 HA 水解为 HA1 和 HA2，使病毒颗粒获得感染性，流感病毒成功感染少数细胞后，复制出大量新的子代病毒颗粒，这些病毒颗粒通过呼吸道黏膜扩散并感染其他细胞。季节性流感病例中只有极少数有病毒血症或肺外组织感染的情况，在人 H5N1 禽流感感染病例中下呼吸道的病毒载量要比上呼吸道高，咽喉部的比鼻腔的高，有时会出现病毒血症、胃肠感染、肺外传播，偶有中枢神经系统感染，可在心、肝、脾、肾、肾上腺、肌肉、脑膜中检出病毒，也可从有中枢神经系统症状患者的脑脊液中检出病毒。

流感病毒感染后支气管的炎症反应和肺功能的异常可持续数周至数月，肺功能研究也可发现有限制性和阻塞性换气功能障碍，伴有肺泡气体交换异常。一氧化碳弥散能力的降低、气道高反应性。流感临床症状可能与促炎症细胞因子、趋化因子有关[6]。流感病毒体外感染人呼吸道上皮细胞，可导致 IL－6、IL－8、IL－11、TNF－α、RANTES 和其他介质的产生。临床人体感染试验中，鼻腔灌洗液中的一系列细胞因子都会升高，包括 IFN－α、IFN－γ、IL－6、TNF－α、IL－8、IL－1β、IL－10、MCP－10 和 MIP－1/MIP－1β，血液中的 IL－6 和 TNF－α 也会升高。人 H5N1 禽流感死亡病例中 MCP－1、IP－10 及 MIG 等细胞因子往往过度表达，这可能是造成人禽流感患者重症肺炎和多器官损伤的部分原因。

## 四、病理变化

（一）指南要点

病理变化主要表现为呼吸道纤毛上皮细胞呈簇状脱落，上皮细胞的化生、固有层黏膜细胞的充血、水肿伴单核细胞浸润等病理变化。

（二）指南解读

致命的流感病毒性肺炎病例中，病理改变以出血、严重气管、支气管炎症和肺炎为主，其特点是支气管和细支气管细胞广泛坏死，伴随有纤毛上皮细胞脱落、纤维蛋白渗出、炎细胞浸润、透明膜形成、肺泡和支气管上皮细胞充血、间质性水肿、单核细胞浸润的病理改变。后期改变还包括弥漫性肺泡损害、淋巴性肺泡炎、化生性的上皮细胞再生，甚至是组织广泛的纤维化，严重者会因为继发的细菌感染引起肺炎，多为弥漫性肺炎，也有局限性肺炎。流感病例外周血常规检查一般白细胞总数不高或偏低，淋巴细胞相对升高，重症患者多有白细胞总数及淋巴细胞下降；一般重症患者胸部 X 线检查可显示单侧或双侧肺炎，少数可伴有胸腔积液等。肺炎的程度与细胞介导的免疫反应有关，但免疫病理反应对疾病影响程度仍未清楚。流感死亡病例中常伴随其他器官病变，尸体解剖发现 1/3 以上病例出现脑组织弥漫性充血、水肿以及心肌细胞肿胀、间质出血、淋巴细胞浸润、坏死等炎症反应。

## 五、临床表现

（一）指南要点

流感的临床症状和体征主要有：突然起病，高热，体温可达39℃ ~40℃，可有畏寒、寒战、多伴头痛，全身肌肉关节酸痛，极度乏力，食欲减退等全身症状。常有咽喉痛、干咳，可有鼻塞、流涕及胸骨后不适等[7]。

(二)指南解读

流感的潜伏期一般为1～7天，多数为2～4天。

1. 临床表现

(1)流感症状及体征：①单纯型流感，最常见，突然起病、高热，体温可达39℃～40℃，可有畏寒、寒战、多伴头痛、全身肌肉关节酸痛、极度乏力、食欲减退等全身症状，常有咽喉痛、干咳，可有鼻塞、流涕、胸骨后不适等。颜面潮红、眼结膜外眦轻度充血。如无并发症呈自限性过程，多于发病3～4天后体温逐渐消退，全身症状好转，但咳嗽、体力恢复常需1～2周。轻症者，如普通感冒，症状轻，2～3天可恢复；②中毒型流感，极少见，表现为高热、休克及弥漫性血管内凝血等严重症状，病死率高；③胃肠型流感，除发热外，以呕吐、腹泻为显著特点，儿童多于成人，2～3天即可恢复。

(2)特殊人群患流感的临床表现：①儿童，在流感流行季节，有超过40%的学龄前儿童及30%的学龄儿童罹患流感，一般健康儿童感染流感病毒可能表现为轻型流感，主要症状为发热、咳嗽、流涕、鼻塞及咽痛、头痛，少部分出现肌痛、呕吐、腹泻。婴幼儿流感的临床症状往往不典型，可出现高热惊厥，新生儿流感少见，但易合并肺炎，常有败血症表现，如嗜睡、拒奶、呼吸暂停等，在小儿流感病毒引起的喉炎、气管炎、支气管炎、毛细支气管炎、肺炎及胃肠道症状较成人常见；②老年人，65岁以上流感患者为老年人流感，因老年人常常存有呼吸系统、心血管系统等原发病。因此，老年人感染流感病毒后病情多较重，病情进展快，发生肺炎率高于青壮年人，其他系统损伤主要包括流感病毒性心肌炎导致的心电图异常、心功能衰竭、急性心肌梗死，也可并发脑炎以及血糖控制不佳等；③妊娠妇女，中晚期妊娠妇女感染流感病毒后除发热、咳嗽等表现外，易发生肺炎，迅速出现呼吸困难、低氧血症甚至急性呼吸窘迫综合征，可导致流产、早产、胎儿窘迫及胎死宫内，可诱发原有基础疾病的加重，病情严重者可以导致死亡，发病2天内未行抗病毒治疗者病死率明显增加；③免疫缺陷人群，免疫缺陷人群如器官移植人群、艾滋病患者、长期使用免疫抑制药者，感染流感病毒后发生重症流感的危险性明显增加，由于易出现流感病毒性肺炎，发病后可迅速出现发热、咳嗽、呼吸困难及发绀，病死率高。

(3)重症流感病例的临床表现[8]主要有以下几个方面

1)流感病毒性肺炎：季节性甲型流感H1N1、H2N2和H3N2等所致的病毒性肺炎主要发生于婴幼儿、老年人、慢性心肺疾病及免疫功能低下者。2009年甲型H1N1流感还可在青壮年、肥胖人群、有慢性基础疾病者和妊娠妇女等人群中引起严重的病毒性肺炎，部分发生难治性低氧血症[9]。人禽流感引起的肺炎常可发展成急性肺损伤(acute lung injury，ALI)或ARDS，病死率高[10]。

2)肺外表现：①心脏损害，心脏损伤不常见，主要有心肌炎、心包炎、可见肌酸激酶(creatine kinase，CK)升高，心电图异常，而肌钙蛋白异常少见，多可恢复。重症病例可出现心力衰竭；②神经系统损伤，包括脑脊髓炎、横断性脊髓炎、无菌性脑膜炎、局灶性神经功能紊乱、急性感染性脱髓鞘性多发性神经根神经病格林-巴利综合征(Guillain - Barre syndrome)；③肌炎和横纹肌溶解综合征，在流感中罕见，主要症状有肌无力、肾衰竭、CK升高，危重症患者可发展为多器官功能衰竭和弥漫性血管内凝血等，甚至死亡。

3)并发症：①继发细菌性肺炎：发生率为5%～15%，流感起病后2～4天病情进一步加重，或在流感恢复期后病情反而加重，出现高热、剧烈咳嗽、脓性痰、呼吸困难、肺部湿性啰音及肺实变体征。外周血白细胞总数和中性粒细胞显著增多，以肺炎链球菌、金黄色葡萄球菌，尤其是耐甲氧西林金黄色葡萄球菌

(methicillin - resistant staphylococcus aureus, MRSA), 肺炎链球菌或流感嗜血杆菌等为主; ②其他病原菌感染所致肺炎, 包括衣原体、支原体、嗜肺军团菌、真菌(曲霉菌)等, 对流感患者的肺炎经常规抗感染治疗无效时, 应考虑到真菌感染的可能; ③其他病毒性肺炎, 常见的有鼻病毒、冠状病毒、呼吸道合胞病毒、副流感病毒等, 在慢性阻塞性肺部疾病(COPD)患者中发生率高, 并可使病情加重, 临床上难以和流感病毒引起的肺炎相区别, 相关病原学和血清学检测有助于鉴别诊断; ④Reye 综合征, 偶见于14岁以下的儿童, 尤其是使用阿司匹林等水杨酸类解热镇痛药物者。

## 六、实验室及辅助检查

(一)指南要点

(1)影像学表现: 多数流感患者无肺内受累的 X 线征像。

(2)一般实验室检查: 包括外周血常规和血生化等。病原学相关检查主要包括病毒分离、病毒抗原、核酸和抗体检测。

(二)指南解读

(1)影像学表现: 多数患者无肺内受累的 X 线征像, 发生肺炎者影像学检查可见肺内斑片状、多叶段渗出性病灶; 进展迅速者可发展为双肺弥漫的渗出性病变或实变, 个别病例可见胸腔积液。

(2)实验室检查

1)一般实验室检查: ①外周血常规: 白细胞总数一般不高或降低; ②血生化检测: 部分病例出现低钾血症, 少数病例肌酸激酶、天门冬氨酸氨基转移酶、丙氨酸氨基转移酶、乳酸脱氢酶、肌酐等升高。

2)病原学相关检查: 主要包括病毒分离、病毒抗原、核酸和抗体检测。病毒分离为实验室检测的金标准, 病毒的抗原和核酸检测可以用于早期诊断；抗体检测可以用于回顾性调查，但对病例的早期诊断意义不大，有关检测方法可从国家流感中心网站 www. cnic. org. cn 下载相关技术指南，已获国家批准的检测试剂，产品说明书可从国家食品药品监督管理局网站 www. sfda. gov. cn 查询下载。

3）病毒核酸检测：以 RT－PCR（最好采用 real－time RT－PCR）法检测呼吸道标本（咽拭子、鼻拭子、鼻咽部或气管抽取物、痰）中的流感病毒核酸。病毒核酸检测的特异性和敏感性最好，且能快速区分病毒类型和亚型，一般能在4～6 小时内获得结果。

4）病毒分离培养：从呼吸道标本中分离培养出流感病毒，在流感流行季节，流感样病例快速抗原诊断和免疫荧光法检测阴性的患者建议也作病毒分离培养。

5）病毒抗原检测[11]（快速诊断试剂检测）：快速抗原检测方法可采用免疫荧光的方法，检测呼吸道标本（咽拭子、鼻拭子、鼻咽部或气管抽取物中的黏膜上皮细胞），使用单克隆抗体来区分甲型、乙型流感，一般可在数小时以内获得结果。其他还有胶体金试验，一般能在 10～30 分钟获得结果。对快速检测结果的解释应结合患者的流行病史和临床症状综合考虑：在非流行期，阳性筛查结果有可能是假阳性；在流行期，阴性的筛选检测结果可能是假阴性，这两种情况均应考虑使用 RT－PCR 或病毒分离培养作进一步确认。

6）血清学诊断：检测流感病毒特异性 IgM 和 IgG 抗体水平。动态检测的 IgG 抗体水平在恢复期比急性期有 4 倍或 4 倍以上的升高，这种检测对回顾性诊断有意义。

## 七、诊断

（一）指南要点

（1）在流感流行时期，出现特殊情况的患者需要考虑是否为流感。

（2）有些病例须安排病原学检查以求明确诊断。

（3）流感须与普通感冒、其他类型上呼吸道感染、下呼吸道感染以及伴有肺部阴影的非感染性疾病相鉴别，如结缔组织病、肺栓塞、肺部肿瘤等相鉴别。

（二）指南解读

1. 需要考虑流感的临床情况

（1）在流感流行时期出现下列情况之一者，需要考虑是否为流感：①发热伴咳嗽和（或）咽痛等急性呼吸道症状；②发热伴原有慢性肺部疾病急性加重；③婴幼儿和儿童发热，未伴其他症状和体征；④老年人（年龄 >65 岁）新发生呼吸道症状，或出现原有呼吸道症状加重，伴或未伴发热；⑤重病患者出现发热或低体温。

（2）在任何时期出现发热伴咳嗽和（或）咽痛等急性呼吸道症状，并且可以追踪到与流感相关的流行病学史，如患者发病前 7 天内曾到过有流感暴发的单位或社区，与流感可疑病例共同生活或有密切接触史，有从流感流行的国家或地区旅行归来等。

2. 需要安排病原学检查的病例

若有条件，对出现流感临床情况的病例，可安排病原学检查以求明确诊断。

对于明确诊断与否会对临床处理产生影响的病例，宜积极安排病原学检查，这些病例一般包括需决定是否应及时启动抗病毒治疗的高危病例；是否确诊对安排其他诊断检查有影响的病例；需决策是否应用抗生素治疗的病例；等待诊断结果来安排相应感染控制措施的病例；进行流行病学采样调查的病例等。

3. 确诊流感的标准

患者具有临床表现，且具有以下 1 种或 1 种以上的病原学检测结果呈阳性者可以确诊为流感[12]：①流感病毒核酸检测阳性(可采用 real－time RT－PCR 和 RT－PCR 方法)；②流感病毒快速抗原检测阳性(可采用免疫荧光法和胶体金法)，需结合流行病学史作综合判断；③流感病毒分离培养阳性；④急性期和恢复期双份血清的流感病毒特异性 IgG 抗体水平呈 4 倍或 4 倍以上升高。

4. 重症流感判断标准

流感病例出现下列 1 项或 1 项以上情况者为重症流感病例[13]：①神志改变、反应迟钝、嗜睡、躁动、惊厥等；②呼吸困难和(或)呼吸频率加快，成人及 5 岁以上儿童呼吸频率 >30 次/min，1～5 岁 >40 次/min，2～12 个月龄 >50 次/min，新生儿～2 个月龄 >60 次/min；③严重呕吐、腹泻、出现脱水表现；④少尿：成人尿量 <400 mL/24 h；小儿尿量 <0.8 mL/(kg·h)，或每日尿量婴幼儿 <200 mL/$m^2$，学龄前小儿 <300 mL/$m^2$，学龄儿童 <400 mL/$m^2$，14 岁以上儿童 <17 mL/h，或出现急性肾衰竭者；⑤动脉血压 <90/60 mmHg；⑥动脉血氧分压($PaO_2$) <60 mmHg (1 mmHg =0.133 kPa)或氧合指数($PaO_2/FiO_2$) <300；⑦胸片显示双侧或多肺叶浸润影，或入院 48 小时内肺部浸润影扩大≥50%；⑧肌酸激酶(CK)、肌酸激酶同工酶(CK－MB)等酶水平迅速增高；⑨原有基础疾病明显加重，出现脏器功能不全或衰竭。

5. 鉴别诊断

(1)普通感冒：流感的临床症状无特殊性，易与普通感冒相混淆。通常，流感的全身症状比普通感冒重，追踪流行病学史有助于鉴别，普通感冒的流感病原学检测阴性，或可找到相应的感染病原证据[14]。表 12－1 列出了流感与普通感冒的主要鉴别要点。

**表 12－1 流感与普通感冒的主要鉴别要点**

| 因素 | 流感 | 普通感冒 |
| --- | --- | --- |
| 致病原 | 流感病毒 | 鼻病毒或冠状病毒 |
| 流感病原学检测 | 阳性 | 阴性 |
| 传染性 | 强 | 弱 |
| 发病季节性 | 有明显季节性 | 季节性不明显 |
| 发热程度 | 多高热（39℃～40℃），可有寒战 | 不发热或轻度、中度发热，无寒战 |
| 发热持续时间 | 3～5天 | 1～2天 |
| 全身症状 | 全身症状重，头痛、全身酸痛、乏力 | 全身症状轻或无 |
| 病程 | 5～10天 | 5～7天 |
| 并发症 | 可合并中耳炎、肺炎、心肌炎、脑膜炎或脑炎 | 并发症少见 |

（2）其他类型上呼吸道感染：包括与急性咽炎、扁桃体炎、鼻炎和鼻窦炎相鉴别。上呼吸道感染的症状主要限于相应部位，取局部分泌物做流感病原学检查呈阴性。

（3）下呼吸道感染：流感有咳嗽症状或合并气管、支气管炎时需与急性气管炎、支气管炎相鉴别；合并肺炎时需要与其他肺炎，包括细菌性肺炎、衣原体肺炎、支原体肺炎、病毒性肺炎、真菌性肺炎、肺结核等相鉴别[15]。根据临床特征可作出初步判断，通过病原学检查可确诊。

（4）其他非感染性疾病与流感相鉴别，特别是还应与伴有发热，伴有肺部阴影的非感染性疾病相鉴别，如结缔组织病、肺栓塞、肺部肿瘤等。

## 八、治疗

（一）指南要点

（1）流感的基本治疗包括根据病情严重程度评估确定治疗场所和隔离；尽早开始抗流感病毒药物治疗；避免盲目或不恰当使用抗菌药物；合理使用对症治疗药物。

（2）抗流感病毒药物治疗。

（3）重症病例的治疗原则是积极治疗原发病、防治并发症、并进行有效的器官功能支持。

（4）中医药治疗。

（二）指南解读

1. 基本治疗

（1）根据病情严重程度评估确定治疗场所和隔离治疗。

1）住院治疗标准（满足下列 1 条标准或 1 条以上）：①妊娠中晚期妇女；②基础疾病明显加重，如慢性阻塞性肺疾病、糖尿病、慢性心功能不全、慢性肾功能不全、肝硬化等；③符合重症流感诊断标准；④伴有器官功能障碍。

2）非住院患者居家隔离，保持房间通风，充分休息，多饮水，饮食应当食用易于消化和富有营养的食品，密切观察病情变化，尤其是老年人和儿童患者。

（2）在发病 36 小时或 48 小时内尽早开始抗流感病毒药物治疗[16]，虽然有资料表明发病 48 小时后使用神经氨酸酶抑制药亦可以有效，但是大多数研究证明早期治疗疗效更为肯定。

（3）避免盲目或不恰当使用抗菌药物[17]。抗生素的应用仅在流感继发细菌性肺炎，中耳炎和鼻窦炎等时才有使用指征，从 1918 年西班牙发生流感直至 2009 年世界许多国家甲型 H1N1 流感的研究都表明，流感继发细菌性肺炎最常见病原菌为肺炎链球菌、金黄色葡萄球菌、流感嗜血杆菌等，类似社区获得性肺炎，可以选择阿莫西林、阿莫西林/克拉维酸、二代或三代头孢菌素（头孢曲松、头孢噻肟）或喹诺酮类，如果所在地区甲氧西林耐药金黄色葡萄球菌（MRSA）分离率高，特别是存在社区相关性甲氧西林耐药金黄色葡萄球菌（CA－MRSA）感染时，应当使用糖肽类药或利奈唑胺，倘若病情不重，根据药敏试验亦可以选择价格低廉的复方磺胺甲基异噁唑（SMZ）或克林霉素，在2009年发生的甲型H1N1流感，原发性病毒性肺炎较继发细菌性肺炎更常见，应注意两者的鉴别。一般来说，中期、后期（≥5天）出现的肺炎，影像学上呈现肺叶、肺段分布的局限性或融合性肺部浸润影或实变影，而非弥漫性间质性病变，临床上患者又持续发热、咳黄脓痰，提示为细菌性肺炎，需要使用抗生素，药物选择已如前述。重症流感患者住院期间（包括应用机械通气期间）发生肺炎[18]，则按医院获得性肺炎（含呼吸机相关肺炎）恰当、合理选用抗生素。

（4）合理使用对症治疗药物：流感与普通感冒不同，目前已有特异性抗流感病毒药物。流感患者只要早期应用抗病毒药物，大多不再需要对症治疗（解热镇痛、缓解鼻黏膜充血、抗过敏、止咳等药物），如果使用，应提高针对性，不一定都用复方制剂。儿童忌用阿司匹林或含阿司匹林的药物，以及忌用其他水杨酸制剂，因为此类药物与流感患者的肝脏和神经系统并发症如（Reye综合征）相关，偶可致死。

2. 抗流感病毒药物治疗

（1）抗流感病毒药物应用指征[19]

1）推荐使用：①凡实验室病原学确认或高度怀疑流感，且有发生并发症高危因素的成人和儿童患者，不论基础疾病、流感疫苗免疫状态以及流感病情严重程度，都应当在发病48小时内给予治疗；②实验室确认或高度怀疑流感以及需要住院的成人和儿童患者，不论基础疾病、流感疫苗免疫状态，如果发病48小时后患者留取的标本流感病毒检测阳性，亦推荐应用抗病毒药物治疗。

2）考虑使用：①临床怀疑流感存在并发症高危因素、发病后48小时病情没有改善和48小时后患者留取的标本流感病毒检测阳性的成人和儿童门诊患者；②临床高度怀疑或实验室确认流感、没有并发症危险因素、发病少于48小时就诊，但希望缩短病程并进而减低可能出现并发症的危险性，或者与流感高危并发症患者有密切接触史的门诊患者，可以考虑使用抗病毒药物治疗，其中症状显著且症状持续超过48小时的患者也可以从抗病毒治疗中获益，但其安全性和疗效尚无前瞻性研究评价。

（2）抗流感病毒药物

1）神经氨酸酶抑制药：作用机制是阻止病毒由被感染细胞释放和入侵邻近细胞，减少病毒在体内的复制，对甲型、乙型流感病毒均具活性。在我国上市的有两个抗流感药物品种，即奥司他韦（oseltamivir）和扎那米韦（zanamivir），最近在日本等部分国家被批准静脉使用的帕那米韦（peramivir）和那尼纳米韦（laninamivir）目前在我国还没有上市。大量临床研究显示，神经氨酸酶抑制药治疗能有效缓解流感患者的症状，缩短病程和住院时间，减少并发症，节省医疗费用，并有可能降低某些人群的病死率，特别是在发病48小时内早期使用。奥司他韦为口服剂型，批准用于大于1岁儿童和成人，小于1岁儿童其安全性和有效性缺少足够资料。奥司他韦的不良反应包括胃肠道症状、咳嗽和支气管炎症样反应，头晕和疲劳以及神经系统症状（头痛、失眠、眩晕），曾报道有抽搐和神经精神障碍，主要见于儿童和青少年，但不能确定与药物的因果关系，此外，偶有皮疹、过敏反应和肝胆系统异常。扎那米韦为粉雾吸入剂型，用于大于5岁（英国）或7岁（美国）儿童和成人，对照研究证明它与奥司他韦疗效没有差别，偶可引起支气管痉挛和过敏反应，对有哮喘等基础疾病的患者吸入用时要慎重，其他不良反应较少。

2）M2 离子通道阻滞剂：阻断流感病毒 M2 蛋白的离子通道，从而抑制病毒复制，但仅对甲型流感病毒有抑制作用，包括金刚烷胺（amantadine）和金刚乙胺（rimantadine）两个品种，神经系统不良反应有神经症、焦虑、注意力不集中和轻度头痛等，多见于金刚烷胺。胃肠道反应有恶心、呕吐，大多比较轻微，停药后可迅速消失。

3）儿童用药剂量与成人不同，疗程相同。在紧急情况下，对于大于 3 个月婴儿可以使用奥司他韦，即使时间超过 48 小时也应进行抗病毒治疗。

（3）关于耐药、临床用药选择和用法：抗流感病毒药物治疗是流感治疗最基本和最重要的环节，但流感病毒很容易产生耐药毒株，备受关注。甲型流感病毒对 M2 离子通道阻滞剂早有耐药，目前我国和全球的监测资料均表明几乎 100% 的季节性甲型流感病毒（H1N1、H3N2）和 2009 年甲型 H1N1 流感病毒对烷胺类药物耐药，曾有报道超过 80% 的季节性甲型流感病毒（H1N1）对奥司他韦耐药[20]，但对扎那米韦仍然敏感。季节性甲型流感病毒（H3N2）、2009 年甲型 H1N1 流感病毒对奥司他韦和扎那米韦仍然敏感，H5N1 禽流感病毒对这两类药物的耐药比例较低。但是流感病毒容易产生变异而导致对抗病毒药物产生耐药，季节性甲型流感病毒 H1N1 对奥司他韦和金刚烷胺双重耐药的比例在近几年有所上升，耐药株可经人与人之间传播，因此，医生在临床用药应尽量参考当地流行的病毒类型和亚型以及耐药监测资料，由于病毒亚型鉴定和耐药监测尚不普及，耐药对临床疗效的影响缺少评估，因此在耐药数据不清楚的情况下，甲型流感病毒可选用扎那米韦、奥司他韦、金刚乙胺和金刚烷胺，乙型流感病毒可选用奥司他韦或扎那米韦。

我国耐药监测资料可参见国家流感中心网站

(www. cnic. org. cn)的监测信息周报，抗流感病毒药物推荐剂量和用法见表12-2。有人主张在重症患者奥司他韦治疗剂量加倍，疗程延长至10天，如有可能，可考虑静脉注射扎那米韦，临床用药应及时从国家食品药品监督管理局网站获得最新的抗流感病毒药物信息。

**表12-2　成人和儿童抗流感病毒药物治疗、预防用剂量和用法推荐**

| 药物 | 年龄组 | 治疗 | 预防 |
|---|---|---|---|
| 神经氨酸酶抑制药 | | | |
| 奥司他韦 | 成人 | 75 mg，2次/d，疗程5天 | 75 mg，1次/d，疗程见预防章节 |
| | 儿童体重≥1岁，体重 | | |
| | ≤15 kg | 60 mg/d，2次/d | 30 mg/d，1次/d |
| | 15~23 kg | 90 mg/d，2次/d | 45 mg/d，1次/d |
| | 24~40 kg | 120 mg/d，2次/d | 60 mg/d，1次/d |
| | >40 kg | 150 mg/d，2次/d | 75 mg/d，1次/d |
| | 6~11个月 | 50 mg/d，2次/d | 25 mg/d，1次/d |
| | 3~5个月 | 40 mg/d，2次/d | 20 mg/d，1次/d |
| | <3个月 | 24 mg/d，2次/d | 无推荐剂量 |
| 扎那米韦 | 成人 | 10 mg(5 mg/粒)吸入，2次/d | 10 mg(5 mg/粒)吸入，1次/d |
| | 儿童 | 10 mg(5 mg/粒)吸入，2次/d(>7岁) | 10 mg(5 mg/粒)吸入，1次/d(>5岁) |
| M2离子通道阻滞剂 | | | |

续表 12－2

| 药物 | 年龄组 | 治疗 | 预防 |
|---|---|---|---|
| 金刚乙胺 | 成人 | 200 mg/d，1 次或分 2 次 | 同治疗量 |
| | 儿童 | | |
| | 1～9 岁 | 5 mg/kg/d(6.6 mg/kg/d)[a]，1 次或分 2 次，不超过 150 mg/d | 5 mg/kg/d (6.6 mg/kg/d)[a]，1 次，不超过 150 mg/d |
| | ≥10 岁 | 200 mg/d，1 次或分 2 次 | 同治疗量 |
| 金刚烷胺 | 成人 | 200 mg/d，1 次或分 2 次 | 同治疗量 |
| | 儿童 | | |
| | 1～9 岁 | 5～8 mg/kg/d，1 次或分 2 次(不超过 150 mg/d)，用至症状消失后 24～48 h | 5～8 mg/kg/d，1 次或分 2 次(不超过 150 mg/d) |
| | ≥10 岁 | 200 mg/d，1 次或分 2 次 | 同治疗量 |

注：[a]括号内为指南中推荐剂量

3. 重症病例的治疗

治疗原则：积极治疗原发病、防治并发症，并进行有效的器官功能支持。

(1)呼吸支持：重症肺炎是流行性感冒最常见严重并发症，可以导致死亡，大约有 30% 的死亡病例中可见继发性细菌性感染，常见的死亡原因有：呼吸衰竭、难治性休克和多器官功能衰竭。

1）氧疗 低氧血症的患者，应及时提供氧疗，保证 $SpO_2$ > 90%（如能维持在93%以上更为安全）。在一些特殊情况下，比如孕妇，$SpO_2$维持在92～95%以上。在高原地区的人群，诊断低氧的标准不同，$SpO_2$的水平应相应调整。

动态观察患者的情况，若氧疗后患者氧合未得到预期改善，呼吸困难加重或肺部病变进展迅速，应及时评估并决定是否实施机械通气，包括无创通气或有创通气。

2）机械通气 重症流感病情进展迅速，从患者出现首发症状到住院的时间为2～7天，10%～30%住院患者在住院当天或者住院1～2天内即转到重症监护室治疗，在这些重症患者中，肺部是最常受累的脏器之一，表现为迅速发展的重症肺炎，出现急性肺损伤或者进展为急性呼吸窘迫综合征（acute respiratory distress syndrome，ARDS），对需要行机械通气的重症流感患者，可参照ARDS患者通气的相关指南建议进行[21]。

3）无创正压通气：严重的呼吸衰竭，特别是急性肺损伤与ARDS患者中是否首选无创正压通气（non invasive ventilation，NIV），目前尚缺乏循证医学的证据，在COPD急性加重期，急性心源性肺水肿和免疫抑制的患者，NIV早期应用可以减少气管插管和改善患者预后。

对于NIV在2009年甲型H1N1流感呼吸衰竭病例中的应用，国内已有多个医疗机构进行了初步探讨，取得了良好的效果和初步的认可，建议在早期重症患者中，若应用面罩吸氧（流量>5 L/min），$SpO_2$≤93%或动脉血氧分压≤65 mmHg，氧合指数（动脉血氧分压/吸入氧浓度）<300 mmHg，呼吸频率>30次/min或自觉有呼吸窘迫，建议早期选择无创通气支持。慢性阻塞性肺病急性加重期、急性心源性肺水肿和免疫抑制的患者，若被诊断为流感和出现呼吸衰竭，应尽早试行无创正压通气，无创通气的过程建议选择全面罩，在进行无创通气时，应严密监测，一旦发现患者不能从无创通气中获益，并且可能因为延迟有创通气而带来不良后果时，应尽早改用有创通气，通常建议若经过2～4小时的规范无创通气后患者病情仍恶化，如吸氧浓度达≥60%，而动脉血氧分压仍然不能改善，氧合指数≤200 mmHg或进行性下降，呼吸窘迫不能缓解，应及时改用有创通气。

4)有创机械通气：①有呼吸窘迫、低氧血症、常规氧疗和无创通气失败等具体指征均是有创机械通气的适应证；②有创机械通气的设定：重症流感患者引起的急性肺损伤与ARDS可按照ARDS相关指南进行机械通气，通常应采用肺保护性通气策略：

Ⅰ 使用容量或压力控制模式，用小潮气量进行通气，潮气量≤6 mL/kg(实际体重)。

Ⅱ 初始治疗适当使用较高浓度的吸入氧，尽快缓解患者的缺氧状态，根据脉搏与氧饱和度情况逐步降低氧浓度。

Ⅲ 呼气末正压通气 常设置的范围5～12 $cmH_2O$，一般≤15 $cmH_2O$，个别严重氧合障碍的患者可以>20 $cmH_2O$，也可以根据P－V曲线和血流动力学情况进行调节或根据ARDS协作网提供的吸入氧浓度与呼气末正压通气的匹配表进行。

Ⅳ 控制平台压≤30 $cmH_2O$。

Ⅴ 对于难治性低氧患者，可考虑肺复张和俯卧位通气。

**有创机械通气过程应注意的问题**

Ⅰ 密切监测通气过程中的生命体征与参数变化，防止出现气压伤或气胸。

Ⅱ 充分镇静，以利于减少呼吸机相关性肺损伤。

Ⅲ 初始治疗从较高浓度氧开始，视病情逐渐降低吸氧分数。

Ⅳ 减少不必要的气道吸引，以免影响呼气末正压通气水平。

Ⅴ 防止呼吸机相关性肺炎的发生。

Ⅵ 需高度重视液体管理。目前有ARDS的治疗证据提示如无伴有循环动力学的不稳定，采用适当的保守液体管理有利于患者病情的控制，同时，对重症的流感患者，也应注意避免低容量的发生，保证血流动力学稳定。

5）体外膜肺（extracorporeal membrane oxygenation，ECMO）[22] ECMO 在成人 ARDS 的应用争议较大，因流感病毒肺炎引起的重症 ARDS 当有创机械通气支持不能改善氧合指数的情况下，ECMO 可作为挽救和维持生命的呼吸支持措施，尤其在急性呼吸衰竭的因素能得到纠正的病例中，ECMO 替代治疗的应用价值更大。在 2009 新甲型 H1N1 流感病毒流行期间，国内外都有使用 ECMO 成功救治严重氧合功能障碍的危重患者的报道。

（2）循环支持：难治性休克属于流感患者最常见的死因之一，流感患者的休克多见于感染性休克，但也可见于心源性休克，流感病毒对心脏的直接损害比较少见，但有报道流感病毒导致心肌炎和心包炎。同时，流感病毒启动促炎因子释放，间接对心脏造成损害，使原有的心脏基础疾病加重，在重症流感病例，直接和间接的因素均可导致心源性休克。

**感染性休克治疗**[23]

1）重视早期液体复苏：一旦临床诊断感染或感染性休克，应尽快积极液体复苏，6 小时内达到复苏目标：①中心静脉压 8 ~ 12 mmHg，②平均动脉压 >65 mmHg，③尿量 >0.5 mL/（kg · h），④中心静脉血氧饱和度或静脉血氧饱和度 >70%，若液体复苏后中心静脉压达 8 ~ 12 mmHg，而静脉血氧饱和度或中心静脉血氧饱和度仍未达到 70%，需输注浓缩红细胞使血细胞比容达到 30% 以上，或输注多巴酚丁胺以达到复苏目标。

2）血管活性药物、正性肌力药物 去甲肾上腺素及多巴胺均可作为感染性休克治疗首选的血管活性药物，小剂量多巴胺未被证明具有肾脏保护及改善内脏灌注的作用，多巴酚丁胺一般用于感染性休克治疗中经过充分液体复苏后心脏功能仍未见改善的患者。

3)对于依赖血管活性药物的感染性休克患者，可应用小剂量糖皮质激素。

4)ARDS 并休克时，一是要积极地抗休克治疗；二是要高度重视液体管理，在保证循环动力学稳定情况下，适当负平衡对患者有利。

(2)心源性休克治疗：遵循 ABC 原则[24]补充血容量，血管活性药物应用，正性肌力药物应用，机械性辅助循环支持，如主动脉内球囊反搏。

(3)肾脏支持：流感重症患者中，肾脏也是常受累的器官，表现为急性肾衰竭，多为肾前性和肾性因素引起，急性肾衰竭让患者的死亡率增加 10% ~60%。合并急性肾衰竭的 ARDS 患者可采用持续的静脉 - 静脉血液滤过或间断血液透析治疗，肾脏替代治疗有助于对合并急性肾功能不全的 ARDS 患者的液体管理，对血流动力学不稳定患者，持续肾脏替代治疗可能更有利。

(4)糖皮质激素治疗：糖皮质激素治疗重症流感患者，目前尚无循证医学依据，对感染性休克需要血管加压药治疗的患者可以考虑使用小剂量糖皮质激素[25]，在流感病毒感染的患者，全身大剂量的糖皮质激素会带来严重的不良反应，如继发感染和增加病毒的复制等。因此，仅在动力学不稳定时使用，一般的剂量为氢化考的松 200 ~300 mg/d，甲基泼尼松龙 80 ~120 mg/d。儿童剂量：氢化可的松 5 ~10 mg/(kg · d)静脉滴注，甲基泼尼松龙 1 ~2 mg/(kg · d)静脉滴注。

(5)其他支持治疗：流感病毒除了累及肺、心和肾，还可能累及全身其他脏器系统，如脑膜和神经肌肉等，此外，炎症反应可导致多器官功能障碍综合征，也是患者死亡的主要原因，出现其他脏器功能损害时，给予相应支持治疗。在重症流感病例，要重视营养支持，注意预防和治疗胃肠功能衰竭，纠正内环境紊乱，尤其是电解质的紊乱及代谢性酸中毒。

4. 中医药治疗

(1)轻症

1)风热犯卫：主症：发病初期，发热或未发热，咽红不适，轻咳少痰，微汗。舌脉：舌质红、苔薄或薄腻、脉浮数。治法：疏风清热，基本方药：银花、连翘、桑叶、菊花、炒杏仁、浙贝母、荆芥、牛蒡子、芦根、薄荷(后下)、生甘草。煎服法：水煎服。每剂水煎400 mL，每次口服200 mL，1 日 2 次，必要时可日服 2 剂 200 mL，6 小时 1 次口服。加减：苔厚腻加藿香、佩兰，腹泻加黄连、木香。常用中成药：疏风解毒胶囊、银翘解毒类、双黄连类口服制剂等。

2)风寒束表：主症，发病初期，恶寒，发热或未发热，身痛头痛，鼻流清涕，无汗。舌脉：舌质淡红、苔薄而润。治法：辛温解表。基本方药：炙麻黄、炒杏仁、桂枝、葛根、炙甘草、羌活、苏叶。煎服法：水煎服，每剂水煎400 mL 每次口服200 mL，1 日 2 次，必要时可日服 2 剂 200 mL，6 小时 1 次口服。常用中成药：九味羌活颗粒、散寒解热口服液。

3)热毒袭肺：主症，高热，咳嗽，痰黏咯痰不爽，口渴喜饮，咽痛，目赤。舌脉：舌质红苔黄或腻，脉滑数。治法：清肺解毒。基本方药：炙麻黄、杏仁、生石膏、先煎、知母、芦根、牛蒡子、浙贝母、金银花、青蒿、薄荷、瓜蒌、生甘草。煎服法：水煎服，每剂水煎400 mL，每次口服 200 mL ，1 日 2 次，必要时可日服 2 剂，200 mL6 小时 1 次口服。加减：便秘加生大黄。常用中成药：连花清瘟胶囊、莲花清热泡腾片、小儿豉翘清热颗粒等。注意：以上方药、用量供参考使用。儿童用量酌减，有并发症、慢性基础病史的患者，随证施治。

(2)危重症

1)热毒壅肺：主症，高热、咳嗽咯痰、气短喘促或心悸、躁扰不安、口唇紫暗，舌暗红，苔黄腻或灰腻，脉滑数。治法：清热泻肺、解毒散瘀。基本方药：炙麻黄、生石膏、炒杏仁、知母、全瓜蒌、黄芩、浙贝母、生大黄、桑白皮、丹参、马鞭草。煎服法：水煎 400 mL，每次 200 mL 口服，每日 4 次，病情重不能口服者可进行结肠滴注，用量和次数同上。加减：持续高热神昏谵语者加服安宫牛黄丸，抽搐者加羚羊角、僵蚕、广地龙等，腹胀便结者加枳实、元明粉。

2）正虚邪陷：主症，呼吸急促或微弱或辅助通气，神志淡漠甚至昏蒙，面色苍白或潮红，冷汗自出或皮肤干燥，四肢不温或逆冷，口燥咽干，舌暗淡苔白，或舌红绛少津，脉微细数，或脉微弱。治法：扶正固脱。基本方药：偏于气虚阳脱者选用人参、制附子、干姜、炙甘草、山萸肉等，偏于气虚阴脱者可选用红人参、麦冬、五味子、山萸肉、生地黄、炙甘草等。煎服法：水煎 400 mL，每次 200 mL 口服，每日 4 次，病情重不能口服者可进行结肠滴注，用量和次数同上。加减：若仍有高热者加用安宫牛黄丸。

## 九、预防

（一）指南要点

（1）加强个人卫生知识宣传教育。

（2）机构内暴发流行的防控。

（3）接种流感疫苗。

（4）抗病毒药物预防。

（5）中医药预防。

（二）指南解读

季节性流感在人与人间传播能力很强，与有限的有效治疗措施相比积极防控更为重要。

（1）加强个人卫生知识宣传教育，保持室内空气流通：流行高峰期避免去人群聚集场所，咳嗽、打喷嚏时应使用纸巾等，避免飞沫传播，经常彻底洗手，避免脏手接触口、眼、鼻，流行期间如出现流感样症状及时就医，并减少接触他人，尽量居家休息。

(2)机构内暴发流行的防控，当流感已在社区流行时，同一机构内如在72小时内有两人或两人以上出现流感样症状就应警惕，积极进行病原学检测，一旦确诊应要求患者入院治疗或居家休养，搞好个人卫生，尽量避免、减少与他人接触，当确认为机构内暴发后，应按《传染病防治法》及《突发公共卫生应急条例》的有关规定来执行，医院内感染暴发时，有关隔离防护等措施应参照相关技术指南的规定来执行[26]。

(3)接种流感疫苗：接种流感疫苗是其他方法不可替代的最有效预防流感及其并发症的手段，疫苗需每年接种方能获有效保护，疫苗毒株的更换由根据全球监测结果来决定，我国有关疫苗接种的技术指导意见参见中国疾病预防控制中心网站信息。

1)优先接种人群：患流感后发生并发症风险较高的人群，包括6～59月龄婴幼儿，≥60岁老人，患慢性呼吸道病、心血管病、肾病、肝病、血液病、代谢性等疾病的成人和儿童，患有免疫抑制疾病或免疫功能低下的成人和儿童，生活不能自理者和因神经系统疾患等自主排痰困难有上呼吸道分泌物等误吸风险者，长期居住疗养院等慢性疾病护理机构者，妊娠期妇女及计划在流感季节怀孕的妇女，18岁以下青少年长期接受阿司匹林治疗者.

有较大机会将流感病毒传播给高危人群的人员，包括：医疗卫生保健工作人员，敬老院、疗养院等慢性疾病护理机构工作人员，患流感后并发症风险较高人群的家庭成员和看护人员。

2)禁忌者：包括对卵蛋白或任何疫苗过敏者，中度、重度急性发热者，曾患格林巴利综合征者，医生认为其他不能接种流感疫苗者。

3)接种方法和时机：从未接种过流感疫苗或前一年仅接种1

剂的6月龄至9岁儿童应接种2剂，间隔4周，以后每年在流感高发季节前接种1剂，其他人群每年1剂。接种途径为肌内或深度皮下注射，建议婴幼儿选择大腿外侧肌内注射。我国大多数地区应在每年10月前开始接种。

(4)抗病毒药物预防：药物预防不能代替疫苗接种，只能作为没有接种疫苗或接种疫苗后尚未获得免疫能力的高合并症风险人群的紧急临时预防措施，应选择对流行毒株敏感的抗病毒药物作为预防药物，疗程应由医师决定，一般1～2周，对于那些虽已接种疫苗但因各种原因导致免疫抑制，预计难于获得有效免疫效果者，是否要追加抗病毒药物预防及投药时机、疗程、剂量等也应由医师来作出判断。

(5)中医药预防：与流感患者有明确接触者、儿童、青壮年、身体强壮者可用下方：金银花6克、大青叶6克、薄荷3克、生甘草3克，水煎服，每日1剂，连服5天。老年体弱者可用下方：党参6克、苏叶6克、荆芥6克，水煎服，每日1剂，连服5天。

## 参考文献

[1] 卫生部流行性感冒诊断与治疗指南编撰专家组．流行性感冒诊断与治疗指南(2011年版)．中华结核和呼吸杂志，2011，34(10)：725－734.

[2] Simonsen L，Clarke MJ，Schonberger L B，et al. Pandemic versus epidemic influenza mortality：a pattern of changing age distribution. J Infect Dis，1998，178：53－60.

[3] Douglas D，Richman JR，Whitley G F. Clinical virology. Washington：ASM Press，2009：943－975.

[4] 陈敬贤．诊断病毒学．北京：人民卫生出版社，2008：13，115.

[5] David MK，Peter MH. Fields virology. 5th e d. Philadelphia（USA）：Lippincott Williams and Wilkins，2007：1718.

[6] Hayden FG，Fritz RS，Lobo MC，et al. Local and systemic cytokine

responses during experimental human influenza A virus infection. J Clin Investig, 1998, 101: 643 -649.

[7] Tang JW, Tambyah PA , Lai FY, et al. Differing symptom patterns in early pandemic vs. seasonal influenza infections. Arch Intern Med, 2010, 170: 861 -867.

[8] Rothberg MB, Haessler SD, Brown RB. Complications of viral influenza. Am J Med, 2008. 121: 258 -264.

[9] Perez - Padilla R, de la Rosa - Zamboni D, Ponce de Leon S, et al. Pneumonia and respiratory failure from swine - origin influenza A (H1N1) in Mexico. N Engl J Med, 2009, 361: 680 -689.

[10] Yuen KY, Char PK, Peiris M, et al. Clinical features and rapid viral diagnosis of human dis ease associated with avian influenza A H5N1 virus. Lancet, 1998, 351: 467 -471.

[11] Harper SA , Bradley JS, Englund JA , et al. Seasonal influenza in adults and children - diag nosis, treatment, chemoprophylaxis, and institutional outbreak management: clinical practice guidelines of the Infectious Diseases Society of America. Clin Infect Dis, 2009, 48: 1003 -1032.

[12] Uyeki TM. Human infection with highly pathogenic avian influenza A (H5N1) virus: review of clinical issues. Clin Infec Dis, 2009, 49: 279 -290.

[13] Riquelme R, Torres A, Rioseco ML, et aL. Influenza pneumonia: a comparison between seasonal influenza virus and H1N1 pandemic. Eur Respir J, 2011, 38: 106 -111.

[14] Zambon MC, Stockton JD, Clewley JP, et al. Contribution of influenza and respiratory syncytial virus to community cases of influenza - like illness: an observational study. Lancet, 2001, 358: 1410 -1416.

[15] Cao B, Ren LL, Zhao F, et al. Viral and Mycoplasma pneumoniae community - acquired pneumonia and novel clinical outcome evaluation in ambulatory adult patients in China. Eur J Clin Microbiol Infect Dis, 2010, 29: 1443 -1448.

[16] Pandemic Influenza Experts Advisory Committee (Japan). Guideline for Antiviral Drugs [EB/OL]. [2007 -03 -26]

[17] Wright PF, Kirkland KB, Modlin JF. When to consider the use of antibiotics in the treatment of 2009 H1N1 influenza - associated pneumonia. N Engl J Med, 2009, 10: 361.

[18] McCracken J. Should noninvasive ventilation be considered a high risk procedure during an epidemic. CMAJ, 2009, 181: 663 - 664.

[19] Word Health Organization. WHO Guidelines for Pharmacological Management of Pandemic (H1N1) 2009 Influenza and other Influenza Viruses [EB/OL]. [2010 - 02]

[20] 韩磊，谢佳新，殷建华，等．一株新型甲型 H1N1 流感病毒 H275Y 的奥司他韦耐药变异分析．解放军医学杂志，2009，34：1403 - 1407.

[21] 中华医学会重症医学分会．成人严重感染与感染性休克血流动力学监测与支持指南．中华急诊医学杂志，2007，16：121 - 126.

[22] Davies A, Jones D, Bailey M, et al. Extracorporeal membrane oxygenation for 2009 influenza A (H1N1) acute respiratory distress syndrome. JAMA, 2009, 302: 1888 - 1895.

[23] Dellinger RP, Levy MM, Carlet JM. Surviving Sepsis Campaign: international guideline s for management of severe sepsis and septic shock: 2008. Crit Care Med, 2008, 36: 296 - 327.

[24] Topalian S, Ginsberg F, Parrillo JE. Cardiogenic shock. Crit Care Med, 2008, 36 (1 Suppl): s66 - s74.

[25] Martin - Leeches I, Lisboa T, Rhodes A, et al. Use of early corticosteroid therapy on ICU admission in patients affected by severe pandemic (H1N1) v influenza A infection. Intensive Care Med, 2011, 37: 272.

[26] 中国疾病预防控制中心．流感疫苗预防接种技术指导意见（2010 - 2011 年度）[EB/OL]．[2010 - 11 - 17].

# 普通感冒专家共识解读

普通感冒(common cold)是最常见的急性呼吸道感染性疾病，可造成严重的社会经济负担，并产生严重并发症。鉴于临床医生对普通感冒的认知程度存在一定差距，临床实践中存在重复用药、不恰当联合用药、滥用抗菌药物和抗病毒药物等情况。中国医师协会呼吸医师分会和中国医师协会急诊医师分会共同组织有关专家于编写了《普通感冒规范诊治的专家共识》[1](以下简称专家共识)，为更好帮助临床医生对专家共识的理解，特对专家共识进行解读。

## 第一节　专家共识要点

### 一、流行病学

(1)普通感冒发病率高，严重影响患者的健康和生活质量。

(2)普通感冒可以造成巨大经济负担。

### 二、病因学和病理生理学

(1)普通感冒大部分是由病毒引起的，鼻病毒是引起普通感冒最常见的病原体。

(2)普通感冒的危险因素包括季节变化、人群拥挤的环境、久坐的生活方式、年龄、吸烟、营养不良、应激、过度疲劳、失眠、免疫功能低下等。

(3)感冒的病理生理：①病毒进入人体到达咽喉部腺体区；②病毒与气道上皮细胞特异性结合；③病毒在呼吸道的上皮细胞

及局部淋巴组织中复制，引起细胞病变及炎症反应；④病毒感染后释放各种炎性介质；⑤炎性介质导致血管通透性增加，出现呼吸道症状，并产生发热、全身疼痛等全身症状。

## 三、临床表现

(1)普通感冒症状主要分为鼻部卡他症状和全身症状。

(2)无并发症的普通感冒一般5～7天后可痊愈。

(3)体检可见鼻腔黏膜充血、水肿、有分泌物，咽部轻度充血，胸部体检多无异常。

## 四、实验室及辅助检查

(1)外周血常规：白细胞总数不高或偏低，淋巴细胞比例相对增加，重症患者可有白细胞总数和淋巴细胞数下降。

(2)病毒学检查：临床上一般不开展普通感冒的病毒学检查，主要用于流行病学研究。病毒学检查包括病毒特异抗原及其基因检测、病毒分离、血清学检查。

## 五、诊断与鉴别诊断

(1)普通感冒主要依据典型的临床症状诊断，并在排除其他疾病的前提下确诊。

(2)普通感冒的鉴别诊断有流行性感冒、急性细菌性鼻窦炎、过敏性鼻炎、链球菌性咽炎、疱疹性咽峡炎。

## 六、普通感冒的治疗

(1)治疗原则：由于普通感冒目前尚无特效的抗病毒药物，故以对症治疗、缓解感冒症状为主，同时注意休息、适当补充水分、保持室内空气流通，避免继发细菌感染。

(2)普通感冒患者使用药物治疗时应首选口服药物，避免无根据的盲目静脉补液。

(3)普通感冒的药物治疗应以对症治疗药物为主。临床常用的药物种类有：减充血剂、抗组胺药、镇咳药、祛痰药、解热镇痛药等。普通感冒用药不应超过7天，如果1周后不适症状仍未明显好转或消失，应及时去医院明确诊断，给予进一步检查及治疗。

(4)普通感冒是一种自限性疾病，多由病毒感染引起，抗菌药物不能杀灭病毒，故不建议用抗菌药物治疗普通感冒，且抗菌药物预防细菌感染是无效的。

(5)不同的普通感冒患者症状存在个体化差异，应采用不同的有针对性的解决方案。

## 七、预防

(1)普通感冒密切接触会有传播的可能，故要注意相对隔离。

(2)勤洗手是减少患感冒的有效方法。

(3)加强锻炼，增强体质，生活规律，改善营养状态；避免受凉和过度劳累有助于降低易感性，是预防普通感冒最好的方法。

(4)年老体弱易感者应注意防护，感冒流行时应戴口罩，避免在人多的公共场合出入。如条件许可，可服用经临床验证有效的、可提高免疫功能的药物，如细菌菌体成分复合物的药物。

(5)导致普通感冒的病毒及血清型众多，且RNA病毒蛋白频繁变异，因此很难研发出感冒疫苗。流感病毒疫苗对普通感冒无效。

## 第二节　专家共识解读

### 一、流行病学

(一)专家共识要点

(1)普通感冒发病率高,严重影响患者的健康和生活质量。

(2)感冒可以造成巨大经济负担。

(二)专家共识解读

人每年患普通感冒平均2~6次,儿童平均6~8次。国外统计资料显示,普通感冒在美国是每年超过2 500万人次,是就诊最常见的原因之一[2]。2006年,广东市居民普通感冒发病调查显示,普通感冒发病率为83.27%[3]。普通感冒表现为喷嚏、鼻塞、流涕、咽痛、声嘶、咳嗽、发热、头痛等各种症状,以及诱发的气管炎、支气管炎、中耳炎等并发症和原发疾病恶化,影响患者的健康、睡眠、工作、学习和社交,增加患者的经济负担。

在影响患者健康和生活质量的同时,普通感冒也给社会带来巨大经济负担。2010年,对我国北京、上海两地79家医院治疗普通感冒的调查[4]发现,北京、上海两地普通门诊看一次普通感冒的平均药费分别为91.07元和97.67元,专家门诊看一次普通感冒的平均药费分别为89.66元和92.24元,且患者门诊候诊时间长。而且目前我国普通感冒治疗存在诸多问题,主要分为三个方面:抗菌药物的滥用,不同复方药物的不恰当联合与重复用药,抗病毒药物的使用。由此可见,普通感冒同样需要规范化的治疗。

### 二、病因学和病理生理学

(一)专家共识要点

(1)普通感冒大部分是由病毒引起的,鼻病毒是引起普通感冒最常见的病原体。

(2)普通感冒的危险因素包括季节变化、人群拥挤的环境、久坐的生活方式、年龄、吸烟、营养不良、应激、过度疲劳、失眠、免疫功能低下等。

(3)普通感冒的病理生理：①病毒进入人体到达咽喉部腺体区；②病毒与气道上皮细胞特异性结合；③病毒在呼吸道的上皮细胞及局部淋巴组织中复制，引起细胞病变及炎症反应；④病毒感染后释放各种炎性介质；⑤炎性介质导致血管通透性增加，出现呼吸道症状，并产生发热、全身疼痛等全身症状。

(二)专家共识解读

(1)普通感冒的病毒：普通感冒大部分是由病毒引起的，鼻病毒是引起普通感冒最常见的病原体，30%～40%的感冒患者是由鼻病毒引起，其他病毒包括冠状病毒、副流感病毒、呼吸道合胞病毒等。引起普通感冒的病毒种类、特点及病毒传播途径见图12－1、图12－2。

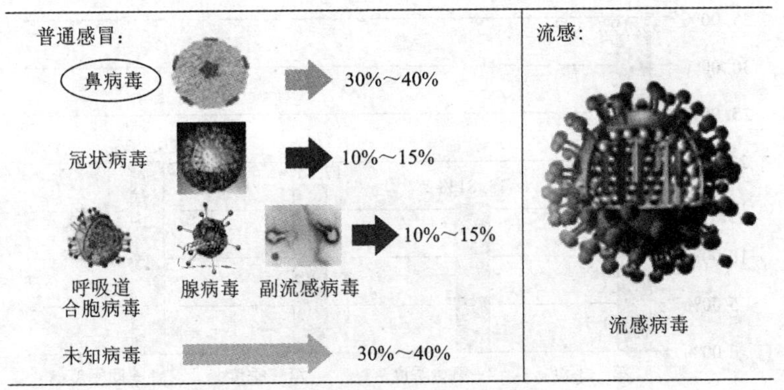


图12－1　感冒的病毒传播途径

| 病毒 | 传播方式 | 潜伏期 | 季节性 |
|---|---|---|---|
| 鼻病毒 | 空气/大粒子飞沫 | 2～7 d | 初秋/晚春 |
| 冠状病毒 | 空气(可能) | 2～4 d | 冬季/早春 |
| 流感病毒 | 空气/小粒子飞沫 | 1～4 d | 冬季/春季 |
| 呼吸道合胞病毒 | 大粒子飞沫/直接接触受感染的患者 | 4～5 d | 秋季至春季 |
| 副流感病毒 | 大粒子飞沫/直接接触受感染的患者 | 3～10 d | 1.2 型—秋季<br>3 型—整年 |
| 腺病毒 | 空气/直接接触受感患者 | 4～14 d | 晚秋/晚春 |

**图 12－2　普通感冒的病毒传播途径**

(2)危险因素：冬春季是感冒的好发季节，低年龄组尤其是10岁以下年龄组是感冒的好发人群。普通感冒的罹患率见图 12－3。

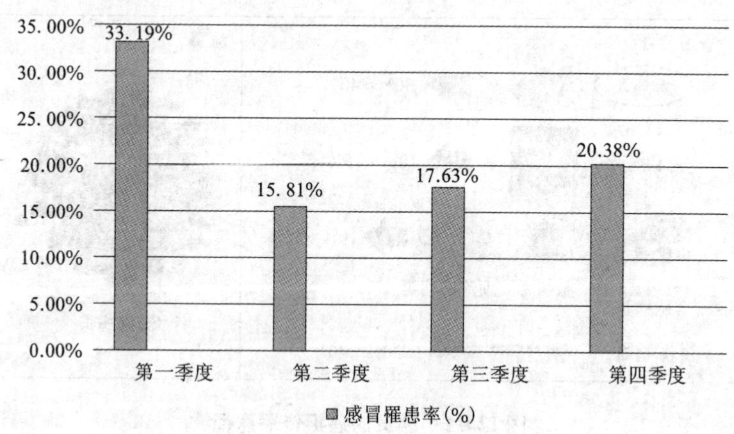


**图 12－3　普通感冒的罹患率**

(3)病理生理：普通感冒诱发机体产生一系列的病理生理反应，从而导致相应的症状，其病理生理机制如图 12－4 所示。

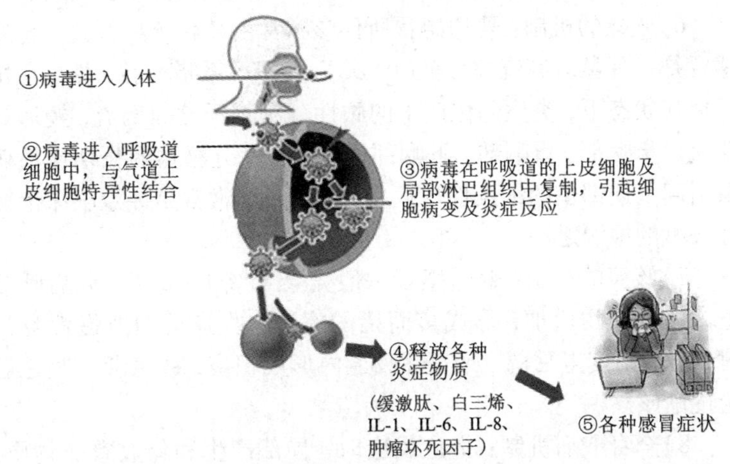


**图 12－4　普通感冒的病理生理机制**

1)打喷嚏、流涕的机制：炎症反应时，肥大细胞释放的组胺可刺激广泛分布于鼻黏膜的三叉神经的感觉神经末梢，冲动传至脑干处的喷嚏中枢后，作用于呼吸肌引起打喷嚏；作用于面部肌肉引起闭眼等动作；同时冲动还可传至副交感神经产生乙酰胆碱，作用于鼻腺引起流涕。

2)鼻塞的机制：具有舒血管作用的炎症介质，如缓激肽的产生，鼻瓣狭窄部位充血。

3)流泪的机制：鼻泪导管可由于导管周围鼻充血而被阻塞，导致了眼泪蓄积和流泪的症状。

4)咽喉痛的机制：咽喉痛的症状极有可能是因为前列腺素和缓激肽对气道感觉神经末梢的刺激导致的，而痛感则分布在鼻咽部的脑神经调节。

5)声音嘶哑的机制：先有病毒入侵，随之激发细菌感染，容易引起喉黏膜的急性炎症，声带与喉黏膜充血水肿，分泌物增多，稠厚不易咯出，黏附于声带表面，故感冒后易出现声音嘶哑。

6)咳嗽的机制：普通感冒所伴咳嗽常由鼻后滴流引起。普通感冒是一种鼻后滴流综合征(PNDS)。PNDS 系指鼻腔、鼻窦在慢性炎症状态下，炎症部位产生的脓性分泌物经鼻腔倒流，经后鼻孔流入鼻咽部、口咽部、下咽部，这种脓性分泌物的长期慢性刺激引起上述部位的继发性炎症及相关症状，常常是导致临床上慢性咳嗽的根源之一。

7)咳痰的机制：普通感冒一般先会干咳 1 ~ 2 天，此后呼吸道内的分泌物增加，形成多而稀的痰液。炎症后期或慢性炎症时，痰液则变得黏稠，此时呼吸道内形成积痰，故患者干咳之后会逐渐咳黏稠痰。

8)全身酸痛机制：炎症反应时，局部产生和释放致痛物质，如前列腺素(PG)、缓激肽和组胺。

9)发热机制：当外源性致热原进入机体后，可刺激中性粒细胞产生和释放内热原(白介素 1)。内热原可通过血脑屏障，作用于下丘脑体温调节中枢，使 PG 合成与释放增多，引起产热增加，散热减少，导致发热。

## 三、临床表现

### (一)专家共识要点

(1)普通感冒症状主要分为鼻部卡他症状和全身症状。

(2)无并发症的普通感冒一般 5 ~ 7 天后可痊愈。

(3)体检可见鼻腔黏膜充血、水肿、有分泌物，咽部轻度充血，胸部体检多无异常。

### (二)专家共识解读

普通感冒最常见的症状是鼻塞、流鼻涕、打喷嚏和流眼泪。

严重者除发热外，可感乏力不适、畏寒、四肢酸痛和头痛及食欲不振等全身症状。普通感冒是一种自限性疾病，若无并发症，一般5～7天可自愈。老年人和儿童容易出现感冒并发症。若伴有基础疾病的普通感冒患者则临床症状较重、迁延，容易出现并发症，使病程延长。体检可见鼻腔黏膜充血、水肿、有分泌物，咽部轻度充血，胸部体检多无异常。伴有基础疾病或出现并发症者可以查到相应体征。普通感冒的临床表现可参考图12－5。

FNP FPEN IAFP

**Table 1 Symptoms of the Common Cold**

| Common/Early | Other |
|---|---|
| • Sore throat | • Headache |
| • Rhinorrhea | • Hoarseness |
| • Watery eyes | • Arthralgia |
| • Nasal congestion | • Sinus congestion/pain |
| • Sneezing | • Ear pressure |
| • Coughing | • Nonproductive cough |
| • Malaise | • Fever |
| • Fatigue | • Myalgia |

| 常见/早期症状 | 其他症状 |
|---|---|
| 流鼻涕 | 头痛 |
| 流眼泪 | 声嘶 |
| 鼻塞 | 关节痛 |
| 打喷嚏 | 鼻窦充血/疼痛 |
| 咳嗽 | 耳部压痛 |
| 喉咙痛 | 干咳 |
| 不适 | 发烧 |
| 疲劳 | 肌肉疼痛 |

**图12－5 普通感冒的临床表现**

## 四、实验室检查

（一）专家共识要点

(1)外周血血常规：白细胞总数不高或偏低，淋巴细胞比例相对增加，重症患者可有白细胞总数和淋巴细胞数下降。

(2)病毒学检查：临床上一般不开展普通感冒的病毒学检查，主要用于流行病学研究，包括病毒特异抗原及其基因检测、病毒分离、血清学检查。

（二）专家共识解读

(1)外周血血常规：因普通感冒多为病毒感染，所以白细胞总数正常或偏低，伴淋巴细胞比例升高。应注意，在某些极重度感染时，白细胞总数可能降低，伴淋巴细胞数目下降。

(2)病毒学检查：因病毒类型繁多，且明确类型对治疗无明显帮助，一般无需明确病原学检查，故临床上一般不开展普通感冒的病毒学检查。必要时可用病毒特异抗原及其基因检测、病毒分离、血清学检查等确定病毒类型。

## 五、诊断与鉴别诊断

（一）专家共识要点

(1)普通感冒主要依据典型的临床症状诊断，并在排除其他疾病的前提下确诊。

(2)感冒的鉴别诊断有流行性感冒、急性细菌性鼻窦炎、过敏性鼻炎、链球菌性咽炎、疱疹性咽峡炎。

（二）专家共识解读

(1)普通感冒主要依据诱发因素、急性起病和临床表现并结合取外周血血常规和胸部X线检查进行诊断。常见的临床表现有：①鼻塞、流涕、喷嚏；②咽痛、咽部充血、水肿；③干咳；发热；④肌痛[9]。外周血血常规改变包括：白细胞总数不高或偏低，淋巴细胞比例相对增加，重症患者可有白细胞总数和淋巴细胞数下降。X线胸片检查一般无明显异常。

(2)感冒的鉴别诊断

1)普通感冒与流行性感冒的鉴别诊断

流行性感冒起病急，具有较强的传染性，以全身中毒症状为主，呼吸道症状较轻，普通感冒与流行性感冒的鉴别诊断见表12－3。

**表 12－3　普通感冒与流行性感冒的鉴别诊断**

| 症状 | 普通感冒 | 季节性流感 |
|---|---|---|
| 发热 | 少见 | 常见 |
| 鼻塞 | 很常见，且通常在 1 周内症状自然缓解 | 常见 |
| 打喷嚏 | 常见 | 常见 |
| 咽痛 | 常见 | 常见 |
| 头痛 | 少见 | 非常常见 |
| 咳嗽 | 通常为间断的、排痰性（有黏液产生）咳嗽 | 通常为间断性干咳 |
| 寒战 | 少见 | 有轻－中度恶寒症状 |
| 疲倦 | 疲倦症状较轻微 | 通常为中度疲倦，且常伴有乏力 |
| 胸部不适 | 少见 | 中度胸部不适，如果症状加重，请马上就医 |

（2）感冒与急性细菌性鼻窦炎、过敏性鼻炎、链球菌性咽炎以及疱疹性咽峡炎的鉴别，见表 12－4。

1）急性细菌性鼻窦炎：鼻窦炎是指鼻腔黏膜及至少一个鼻窦发生的炎症和感染。为临床常见病，多由病毒引起，并发细菌感染者，称为细菌性鼻窦炎。致病菌多为肺炎链球菌、非典型流感嗜血杆菌、肺炎双球菌、葡萄球菌、大肠埃希菌及变形杆菌等。确诊主要依据包括：脓涕（黄色或绿色、黏稠）、磨牙疼痛及单侧面颊胀痛、单侧上颌窦压痛，症状缓解后再次加重。次要依据包括：上呼吸道感染史、流脓涕史、减充血剂疗效差、前屈位头痛、X 线透视异常。影像学检查：放射线成像混浊、窦黏膜增厚窦腔密度增高或窦内液平等，超声及 CT 检查异常。一般来说，主要确诊依据有 2 项以上为阳性，或主要依据 1 项为阳性加次要依据

2 项以上为阳性，或检查示鼻腔及鼻窦化脓者常可确诊。急性细菌性鼻窦炎无并发症者，通常不行 X 线照片及超声检查；CT 常用于复发及慢性感染患者的病情评估与监测[10]。

**表 12－4　感冒与急性细菌性鼻窦炎、过敏性鼻炎、链球菌性咽炎以及疱疹性咽峡炎的鉴别**

| 症状 | 感冒 | 急性细菌性鼻窦炎 | 过敏性鼻炎 | 链球菌性咽炎 | 疱疹性咽峡炎 |
|---|---|---|---|---|---|
| 季节性 | 春/冬 | 春/秋/冬 | 季节性或持续性 | 冬/春 | 夏 |
| 持续时间 | 平均 7 天 | >10 天 | 不定 | 7 天 | 约 7 天 |
| 咽痛 | 是 | — | — | 是 | 是 |
| 流鼻涕 | 是 | 是 | 是 | — | — |
| 鼻涕颜色 | 白色 | 黄/绿 | 清涕 | — | — |
| 鼻涕性状 | 清或黏稠 | 黏稠 | 清，水状 | — | — |
| 鼻塞 | 是 | 是 | 是 | — | — |
| 打喷嚏 | 是 | — | 是 | — | — |
| 咳嗽 | 是 | 有时 | 有时 | 偶有 | — |
| 不适 | 是 | 是 | 有时 | 是 | 是 |
| 疲乏 | 是 | 有时 | 有时 | 有时 | 是 |
| 头痛 | 有时 | 有时 | 有时 | 有时 | 有时 |
| 肌痛 | 有时 | — | — | 是 | 有 |
| 发热 | | 是 | — | 是 | 有 |
| 耳痛/闷胀 | 有时 | 有时 | 有时 | — | — |
| 面部闷胀 | 有时 | 是 | 是 | — | — |

续表 12－4

| 症状 | 感冒 | 急性细菌性鼻窦炎 | 过敏性鼻炎 | 链球菌性咽炎 | 疱疹性咽峡炎 |
|---|---|---|---|---|---|
| 眼鼻痒 | 有时 | — | — | — | — |
| 吞咽困难 | 有时 | — | — | 是 | 是 |
| 嗅觉减退/嗅觉障碍 | 有时 | 是 | 有时 | — | — |
| 口臭 | — | 有时 | — | — | — |
| 牙痛 | — | 有时 | — | — | — |
| 恶心/呕吐 | 偶有 | — | — | 是 | — |
| 腹痛 | 偶有 | — | — | 是 | — |

2）过敏性鼻炎：过敏性鼻炎是发生在鼻黏膜的变态反应性疾病，以鼻痒、喷嚏、鼻分泌亢进、鼻黏膜肿胀等为主要特点。过敏性鼻炎的诊断依据为：①临床症状：喷嚏、清水样涕、鼻塞、鼻痒等症状出现2项以上（含2项），每天症状持续或累计在1小时以上，可伴有眼痒、结膜充血等眼部症状；②体征：常见鼻黏膜苍白、水肿，鼻腔水样分泌物，酌情行鼻内镜和鼻窦等检查；③皮肤点刺试验阳性；④血清特异性IgG检测可作为诊断的实验室指标之一。确诊需根据临床表现与皮肤点刺试验。

3）链球菌性咽炎：主要致病菌为A型β－溶血性链球菌。是咽黏膜、黏膜下组织及其淋巴组织的急性炎症，常为上呼吸道感染的一部分，多发生于冬、春季节，可散发或流行，具有一定的传染性。根据病史及临床表现诊断此病较容易，但应注意并发症的诊断及与急性传染病的前驱症状相鉴别，对小儿尤其重要。感染发生后，咽峡部黏膜急性充血肿胀，黏液腺分泌增多，黏膜表面覆有稠厚黏液，黏膜下血管及黏液腺周围有淋巴细胞浸润。咽壁淋巴组织亦充血肿胀，严重者可见有白色点状渗出物。扁桃腺充血肿胀，其表面可见隐窝，隐窝口内有脱落上皮、细菌及代谢产物和渗出液形成黄白色小点，如融合成片，则形成假膜，炎症侵入扁桃腺实质，使整个扁桃腺肿大，淋巴滤泡内有化脓现象，颈部淋巴结亦肿大。

4）疱疹性咽峡炎：疱疹性咽峡炎是由肠道病毒引起的以急性发热和咽峡部疱疹溃疡为特征的疾病，以粪－口或呼吸道为主要传播途径，感染性较强，传播快，呈散发或流行，夏季为高发季节，一般病程4～6日，重者可至2周。咽痛程度较重，多伴有发热，病程约1周；有咽部充血，软腭、腭垂、咽及扁桃腺表面有灰白色疱疹及浅表溃疡，周围环绕红晕；病毒分离多为柯萨奇病毒A。可根据症状和特征性口腔内黏膜损害作出诊断。

## 六、治疗

### （一）专家共识要点

（1）治疗原则：由于感冒目前尚无特效的抗病毒药物，故以对症治疗、缓解感冒症状为主，同时注意休息、适当补充水分、保持室内空气流通，避免继发细菌感染。

（2）感冒患者使用药物治疗时应首选口服药物，避免无根据的盲目静脉补液。

（3）普通感冒的药物治疗应以对症治疗药物为主。临床常用的药物种类有：减充血剂、抗组胺药、镇咳药、祛痰药、解热镇痛药等。普通感冒用药不应超过7天，如果1周后不适症状仍未明显好转或消失，应及时去医院明确诊断，给予进一步检查治疗。

（4）普通感冒是一种自限性疾病，多由病毒感染引起，抗菌药物不能杀灭病毒，故不建议用抗菌药物治疗普通感冒，且抗菌药物预防细菌感染是无效的。

（5）不同的感冒患者症状存在个体化差异，应采用不同的有针对性的解决方案。

（二）专家共识解读

(1)普通感冒的治疗以对症治疗、缓解感冒症状为主，不建议使用抗菌药物。

(2)感冒患者使用药物治疗时应首选口服药物，避免无根据的盲目静脉补液。静脉补液仅适用于以下几种情况：①因感冒导致患者原有基础疾病加重，或出现并发症需要静脉给药；②由于患者严重腹泻或高热导致脱水、电解质紊乱，需补充水和电解质；③胃肠不适、呕吐而无法进食，需要通过补液维持身体基础代谢。

(3)普通感冒后不同症状的对症处理流程[11]：

1)鼻部症状处理流程见图 12-6。

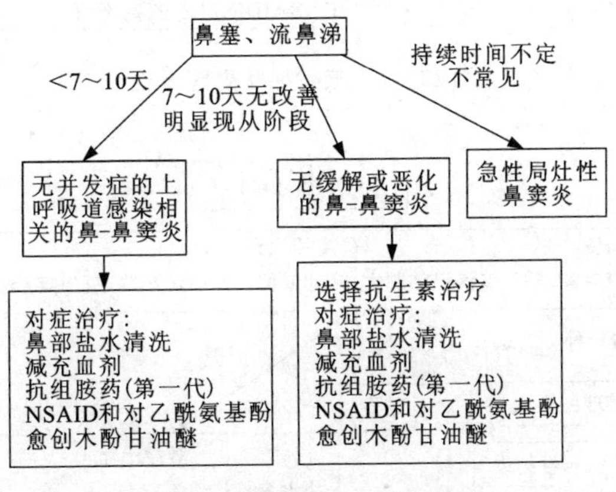


**图 12-6　鼻部症状处理流程**

2)咳嗽症状处理流程见图 12-7。

3)咽痛症状处理流程见图 12-8。

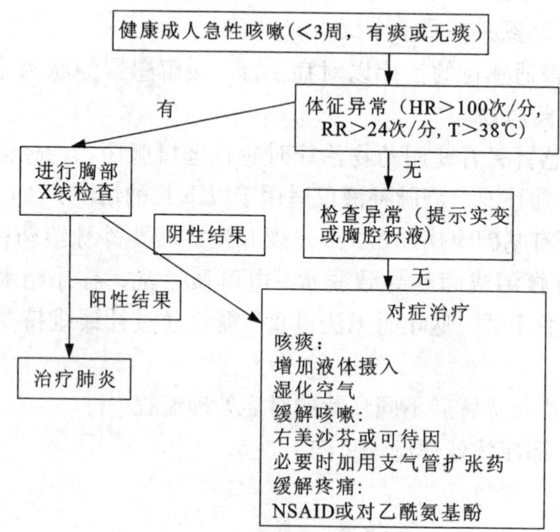


**图 12-7　咳嗽症状处理流程**

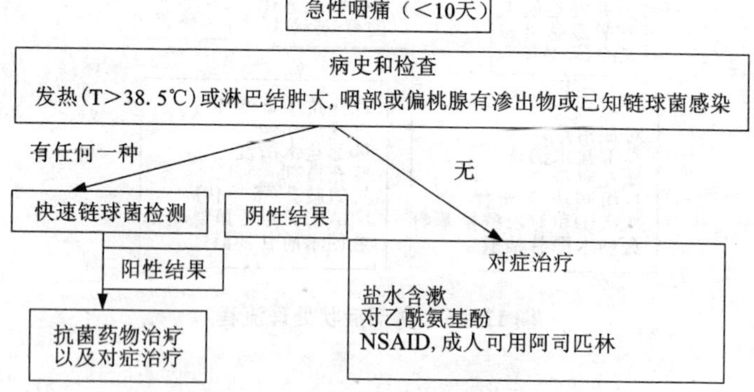


**图 12-8　咽痛症状处理流程**

(4)普通感冒临床常用的药物种类如下：

1)减充血剂：伪麻黄碱能选择性收缩上呼吸道血管，对血压的影响较小，是普通感冒患者最常用的减充血剂(见表12－5)。其他缩血管药物(如麻黄素等)，缩血管药如超量使用，可导致血压升高等，应特别注意。缩血管药一般连续使用不宜超过7天。减充血剂伪麻黄碱作用机制见图12－9。

**表12－5　伪麻黄碱和麻黄碱的作用特点**

| 作用特点 | 伪麻黄碱作用强度 | 麻黄碱作用强度 |
|---|---|---|
| 抗呼吸道与鼻充血 | 强 | 强 |
| 升压、增强心率 | 弱(是麻黄碱作用的1/5～1/4) | 强 |
| 扩张支气管平滑肌 | 弱(是麻黄碱作用的1/2) | 强 |

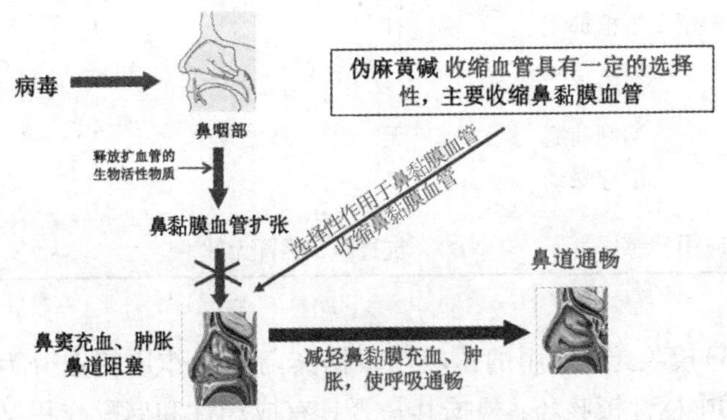


**图12－9　减充血剂伪麻黄碱的作用机制**

2)抗组胺药：第一代抗组胺药，如马来酸氯苯那敏和苯海拉明等，具有穿过血脑屏障、渗透入中枢神经细胞与组胺受体结合的能力，因其具有一定程度的抗胆碱作用，有助于减少分泌物、减轻咳嗽症状，因此推荐其为普通感冒的首选药物。第二代抗组胺药尽管具有非嗜睡、非镇静的优点，但因其无抗胆碱的作用，故不能镇咳。抗组胺的鼻喷剂局部作用较强，而全身不良反应较少。抗组胺药的常见不良反应包括嗜睡、疲乏等，从事车船驾驶、登高作业或操作精密仪器等行业工作者慎用。普通感冒引起的急性咳嗽（以及 PND 和清喉）可选择第一代抗组胺药 + 减充血剂治疗[14]。各种抗组胺药物作用的比较及第一代抗组胺药的药理作用见表 12－6 及图 12－10。

**表 12－6　抗组胺药物作用的比较**

| | | 第一代抗组胺药 | 第二代抗组胺药 |
|---|---|---|---|
| 代表药物 | | 马来酸氯苯那敏<br>苯海拉明 | 西替利嗪<br>氯雷他啶 |
| 药理作用 | 中枢抑制导致嗜睡 | 有 | 无 |
| | 抑制前庭治疗晕动 | 无 | 无 |
| 临床应用 | 感冒 | 抗过敏，感冒无效 | |

3）镇咳药：常用的镇咳药根据其药理学作用特点分为两大类：①中枢性镇咳药：根据其是否具有成瘾性和麻醉作用又可分为依赖性和非依赖性两类：a. 依赖性镇咳药，如可待因。由于可待因具有成瘾性，仅在其他治疗无效时短暂使用；b. 非依赖性镇咳药，多为人工合成的镇咳药，如右美沙芬，是目前临床上应用最广的镇咳药。右美沙芬直接作用于咳嗽中枢，快速镇咳。英国

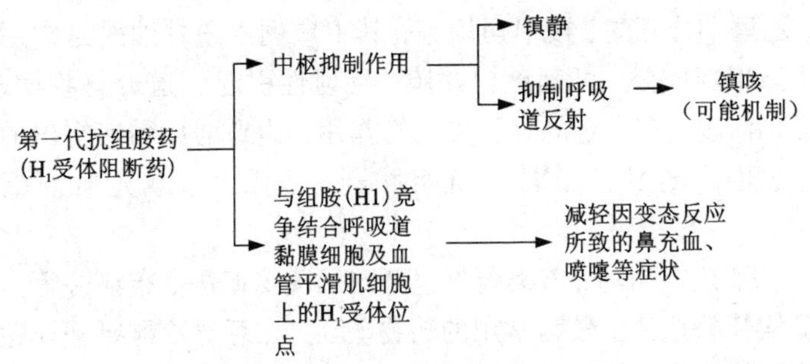


图 12－10　第一代抗组胺药的药理作用

胸科学会(BTS)指南指出：阿片类镇咳药可待因和福尔可定疗效并不优于右美沙芬，且不良反应更多，不推荐用于咳嗽治疗[16]；②周围性镇咳药：a. 那可丁，阿片所含的异喹啉类生物碱，作用与可待因相当，无依赖性，对呼吸中枢无抑制作用。适用于不同原因引起的咳嗽；b. 苯丙哌林，非麻醉性镇咳药，可抑制外周传入神经，亦可抑制咳嗽中枢。中枢性镇咳药的药理作用和临床应用见图 12－11。

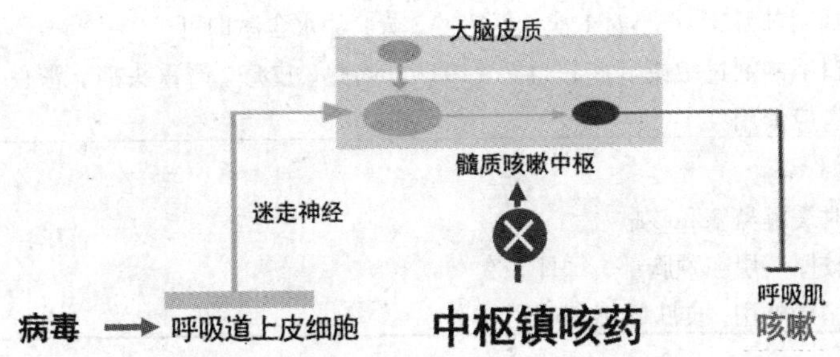


图 12－11　中枢性镇咳药的药理作用和临床应用

4）祛痰药：常用祛痰药包括愈创木酚甘油醚、氨溴索、溴乙新、乙酰半胱氨酸、羧甲司坦等；其中愈创木酚甘油醚是常用的复方感冒药成分，可刺激胃黏膜，反射性引起气道分泌物增多，降低黏滞度，有一定的舒张支气管作用，达到增加黏液排出的效果。愈创木酚甘油醚常与抗组胺药、镇咳药、减充血剂配伍使用。

5）解热镇痛药：该类药物包括对乙酰氨基酚、布洛芬等。对乙酰氨基酚是其中较为常用的药物，但应注意对乙酰氨基酚超量使用可能造成肝损伤甚至肝坏死。有报道，布洛芬可增加感染的严重性。

6）感冒的其他对症治疗：感冒的其他对症治疗见表12－7。

**表12－7 感冒的其他对症治疗**

| |
|---|
| 全身性镇痛药：<br>缓解头痛和躯体疼痛<br>推荐布洛芬、萘普生和对乙酰氨基酚，儿童不能使用阿司匹林 |
| 口咽制剂：<br>暂时性缓解咽痛<br>口咽制剂每3～4小时1次，不超过2天；盐水含漱即可<br>对口咽制剂过敏或咽痛超过7～10天、高热、皮疹、严重头痛、恶心/呕吐者应禁用 |
| 涂剂：<br>暂时缓解鼻塞和咳嗽<br>涂较厚一层在颈胸部，每日3次<br>仅用于外用，皮肤敏感者停用 |

5. 关于感冒后应用抗菌药物问题

感冒主要由病毒感染引起，不应常规使用抗菌药物。Meta分析显示：抗菌药物治疗不能缩短感冒的病程[15]。

6. 特殊人群用药注意事项

特殊人群患有感冒，主要是指患者感冒时已有基础性疾病，例如患者有心血管病、癫痫、慢阻肺等。同时，特殊人群还包括孕妇、哺乳期妇女、从事高空作业、驾驶机动车等人员和操作精密仪器的工作者。这些特殊人群用抗感冒药物治疗应注意以下事项(见表12-8)。

**表12-8 特殊人群用药注意事项**

| 特殊人群 | 用药注意事项 |
|---|---|
| 伴心脏病、高血压患者 | 慎用含麻黄碱和盐酸伪麻黄碱的抗感冒药 |
| 伴癫痫患者 | 慎用含马来酸氯苯那敏的抗感冒药，因易诱发癫痫发作 |
| 伴慢性支气管炎和肺炎患者 | 慎用含可待因和右美沙芬的抗感冒药，以免影响痰液排出 |
| 从事驾驶、高空作业或操作精密仪器等工作者 | 避免服用含有马来酸氯苯那敏、苯海拉明的抗感冒药 |
| 孕妇、哺乳期妇女 | 慎用感冒药物。妊娠3个月内禁用愈创木酚甘油醚。哺乳期妇女避免使用苯海拉明、氯苯那敏、金刚烷胺等，因其可通过乳汁影响幼儿 |
| 肝肾功能不全、血小板减少、有出血症状、溃疡病 | 慎用含有对乙酰氨基酚、阿司匹林、布洛芬等成分的感冒药 |
| 甲亢、糖尿病、缺血性心脏病及前列腺增生 | 慎用含有伪麻黄碱成分的感冒药 |

## 七、预防

（一）专家共识要点

(1)普通感冒密切接触会有传播的可能，故要注意相对隔离。

(2)勤洗手是减少患感冒的有效方法。

(3)加强锻炼，增强体质，生活规律，改善营养状态；避免受凉和过度劳累有助于降低易感性，是预防感冒最好的方法。

(4)年老体弱易感者应注意防护，感冒流行时应戴口罩，避免在人多的公共场合出入。如条件许可，可服用经临床验证有效的、可提高免疫功能的药物，如细菌菌体成分复合物的药物。

(5)导致感冒的病毒及血清型众多，且 RNA 病毒蛋白频繁变异，因此很难研发出感冒疫苗。流感病毒疫苗对普通感冒无效。

（二）指南要点专家共识解读

普通感冒密切接触会有传播的可能，故要注意相对隔离，避免受凉和过度劳累有助于降低易感性，是预防感冒最好的方法。目前尚无专门针对普通感冒的特异性抗病毒药物，普通感冒无需使用抗病毒药物治疗，过度应用抗病毒药物有明显增加相关不良反应的风险。

## 八、小结

感冒是最常见的急性呼吸道疾病，其诊断应基于临床诊断。目前感冒尚无有效的抗病毒药物治疗，治疗应以对症为主。第一代抗组胺药 + 伪麻黄碱可有效缓解感冒症状。感冒治疗中应合理联合用药，避免重复用药和滥用抗菌药物。特殊人群用药应注意不良反应发生。日常生活中，勤洗手，加强锻炼，增强体质有助于预防感冒的发生。

# 参考文献


[1] 中国医师协会呼吸医师分会，中国医师协会急诊医师分会．普通感冒规范诊治的专家共识[J]．中华内科杂志，2012，51(4)：330－333.

[2] Treating the common cold. An expert panel consensus recommendation for primary careclinicians. 2004；5(4)：1－16.

[3] 郭汝宁，康敏，郑慧贞．2006 年广州市居民普通感冒发病及就诊行为分析[J]．华南预防医学，2008，34：46－52.

[4] 李璐埸，姚宝莹，刘晓慧，等．京沪两地看病调研[J]．首都医药，2010，17：13－18

[5] Bennett Lorber. JGIM. 1996，11：229－236

[6] European Journal of Internal Medicine 15(2004)79－88

[7] 郭汝宁，等．2006 年广州市民普通感冒发病及就诊行为分析[J]．华南预防医学，2008；34(4)：46－48，52.

[8] Jointly sponsored by the Illinois Academy of Family Physicians/Family Practice Education Network (IAFP/FPEN) and FnP Associates. Vol 5(4)：October 2004.

[9] 王曾礼等．呼吸疾病诊疗手册[M]．北京：人民卫生出版社，2000，10.

[10] 吴瑛，马爽．急性细菌性鼻窦炎[J]．中国实用乡村医生杂志，2005；6：62－64

[11] Colorado Clinical Guidelines Collaborative (2010)

[12] Woo T，et al. Journal of Pediatric Health Care. 2008；22，73－79.

[13] 史宇翔等，中美两国 OTC 药物中伪麻黄碱的应用[J]．中国药师，2001；4(3)：225－6.

[14] 中华医学会呼吸病学分会哮喘学组．咳嗽的诊断与治疗指南(2009 版)[J]．中华结核和呼吸杂志，2009，32(6)：407－413.

[15] Gadomski AM，et al. Potential interventions for preventing pneumonia among young children：lack of effect of antibiotic treatment for upper respiratory infections Pediatr Infect Dis J. 1993；12：115－120.

[16] Morice AH，et al. Recommendations for the management of cough in adults[J]. Thorax 2006；61(Suppl I)：i1－i24.

**图书在版编目(CIP)数据**

呼吸系统常见疾病最新诊治指南解读/罗红，吴尚洁主编.
—长沙：中南大学出版社，2017.3

ISBN 978-7-5487-2724-8

Ⅰ.①呼... Ⅱ.①罗... ②吴... Ⅲ.①呼吸系统疾病-常见病-诊疗 Ⅳ.①R56

中国版本图书馆 CIP 数据核字(2017)第 040992 号

**呼吸系统常见疾病最新诊治指南解读**

罗 红 吴尚洁 主编

□责任编辑 谢新元
□责任印制 易红卫
□出版发行 中南大学出版社
社址：长沙市麓山南路 邮编：410083
发行科电话：0731-88876770 传真：0731-88710482
□印 装 长沙印通印刷有限公司

□开 本 880×1230 1/32 □印张 14.75 □字数 368 千字 □插页
□版 次 2017 年 3 月第 1 版 □印次 2017 年 3 月第 1 次印刷
□书 号 ISBN 978-7-5487-2724-8
□定 价 40.00 元